조현병과 망상장애의

인지치료

GUIDES TO INDIVIDUALIZED
EVIDENCE-BASED
JACQUELINE B. PERSONS.
SERIES EDITOR

David G. Kingdon MD
Douglas Turkington MD

이상수 옮김

조현병과 망상장애의 인지치료

첫째판 1쇄 발행 2015년 10월 10일
둘째판 1쇄 인쇄 2019년 3월 08일
둘째판 1쇄 발행 2019년 3월 15일
둘째판 2쇄 발행 2021년 7월 21일

지 은 이 데이빗 킹던, 더글라스 터킹턴
옮 긴 이 이상수
발 행 인 장주연
출 판 기 획 임경수
내지디자인 조원배
표지디자인 김재욱
발 행 처 군자출판사(주)
　　　　　등록 제4-139호(1991. 6. 24)
　　　　　본사 (10881) 파주출판단지 경기도 파주시 회동길 338(서패동 474-1)
　　　　　전화 (031) 943-1888　팩스 (031) 955-9545
　　　　　홈페이지 | www.koonja.co.kr

ISBN 979-11-5955-423-0
정가 28,000원

조현병과
망상장애의
인지치료

저자 소개

데이빗 킹던, MD

영국 국립 보건성 정신보건과에서 일하는 정신건강의학과 전문의이며, 영국 사우스햄튼 대학의 교수로 재직하고 있다. 지난 수십 년 동안 정신보건 분야의 정책과 심한 정신증 환자의 인지치료에 관한 여러 논문과 교과서 및 단행본을 출판했다. 킹던 박사는 영국 보건성의 자문의로 정신건강 서비스 분야의 정책입안에도 관여해왔으며, 『정신의학과 인권에 대한 유럽 전문가 그룹 위원회』의 의장으로도 활동하고 있다.

더글라스 터킹턴, MD

영국 타인강 인근 뉴캐슬의 왕립 빅토리아 병원에서 자문조정정신의학을 담당하는 정신건강의학과 전문의이며, 뉴캐슬대학교의 신경과와 정신건강의학과 교수로도 재직하고 있다. 터킹턴 박사는 인지치료학회(Academy of Cognitive Therapy)의 창립 위원으로 지난 15년동안 조현병의 인지행동치료를 주제로 수많은 강의와 워크샵을 진행했다. 뉴캐슬 인지치료센터의 치료자들과 공동으로 정신증상의 새로운 CBT 접근법을 개발하는 다양한 실험을 해오고 있다. 지역사회에서 정신보건간호사들이 조현병 환자에게 CBT를 할 수 있게 하는 야심찬 프로젝트도 그가 주도하고 있다. 터킹턴 박사의 주된 연구 분야는 스키마(사고의 틀) 취약성이 정신증상의 내용으로 어떻게 반영되는지와 조현병 환자에서 외상후 스트레스 장애와 사회불안을 다루는 것이며, 음성증상과 치료 순응도를 높이기 위한 치료기법 개발에도 관심이 있다.

추천사

정신건강의학과 의사들은 조현병을 약물치료 외에 다른 치료로는 만족할만한 치료적 성과를 낼 수 없는 질환으로 여기곤 한다. 하지만, 이것은 명백한 오해다. 조현병을 앓는 이들은 사회기술훈련, 토큰 경제 프로그램 및 환자의 거주환경에서 지나친 감정 표출(expressed emotion)을 감소시키는 기법 등 여러 심리사회적 치료를 통해 도움을 얻고 있다.[1] 이 책은 조현병에 있어 근거중심 기반의 최신 심리사회적 치료법 중 하나인 인지치료를 다루고 있다. 인지치료는 다른 심리사회적 치료법과 같이 심리사회적 관점에서 아주 흔히 이해할 수 없거나 난치라고 여겼던 악화 증상마저도 실제로 환자와 치료자가 공동운명체가 되어 증상과 싸워 이길 수 있게 한다.

이 책은 '근거중심치료에 대한 개별적 안내서'란 부제를 단 시리즈 간행물의 하나로 학문적 상아탑의 연구 성과들로부터 임상현장의 최전선에 이르기까지 근거중심적 치료가 확산되기를 바라는 취지에서 기획되었다. 이 책은 다른 간행물에서처럼 치료적 개입을 다룰 뿐 아니라, 치료의 바탕이 된 도식화 역시 상세히 다루었다. 그런 유용한 정보를 바탕으로, 임상가들은 무턱대고 치료에 덤벼드는 것이 아니라, 치료에 적용할 수 있는 도식화를 근거로 환자의 개별적인 특성과 필요에 맞게 유연하면서도 체계적인 이론에 기반한 접근을 통해 환자의 치료를 최적화시킬 수 있다.[2] 이 책에서 저자들은 조현병의 심각도와 아형 그리고 증상에 따른 명확한 인지행동 사례도식화를 제시해 주고 있다.

---

1. Kopelowicz, A., Libermann, R.P., & Zarate, R.(2002). Psychosocial treatments for schizophrenia. In P.E. Norman & J.M. Gorman(Eds.), A guide to treatments that work(2nd ed.). New York: Oxford University Press.

2. Persons, J.B.(in press). Empiricism, mechanism, and the practice of cognitive-behavior therapy. *Behavior Therapy*.

그런 점에서, 이 책은 조현병 환자를 치료하고 있는 임상의들에게 든든한 지원군이 되어 줄 것이다. 나아가 조현병 환자들 이외에 불안증과 우울증으로 고통받고 있는 환자에게도 적용할 수 있는 도식화 사례가 제공되는 점은 이 책이 더욱 소중한 이유가 될 것이다. 예를 들어, 조현병의 음성 증상을 도식화하고 관리하는 전략적 사고들은 다른 근거중심적 치료법에 반응이 없는 우울증 환자들에게 적용해볼만하다. 또한 아무 것도 하지 않는 수동증상과 고군분투하고 있는 성격장애 환자들에게도 인지적 기법이 유용하게 적용될 수 있다. 이 책에서 논의된 기법들은 경계성 인격장애, 양극성 장애 환자에서 나타나는 정신병적인 증상을 치료하는 데에도 도움이 될 수 있다. 나아가 흔히 망상과 망상적 사고를 보일 수 있는 불안장애, 신체 추형장애, 식이장애와 우울증 환자들에서도 폭넓게 적용될 수 있는 근거가 마련되어 있다. 예전에 내 환자가 정신병적 증상을 보일 때는 나는 약물처방을 할 수 있는 전문의에게 의뢰하는 것말고는 딱히 방법이 없었다. 하지만 이 책을 읽고나서, 종전에 내가 가졌던 생각이 확 바뀌었음은 물론이다. 약물이 치료에 중요한 부분을 차지하는 것을 부인하는 것은 아니지만, 당면한 정신증상에 맞서, 가장 먼저 드는 생각은 '인지행동모델에 따라 이 증상을 어떻게 도식화할 수 있을까? 그리고 그 도식화에 따라 어떤 치료적 개입을 적용하는 것이 더 나을까?'라는 것을 고려하게 되었다는 점이다. 언뜻 보기에도 확연히 다르지 않은가? 그런 점에서, 나는 이 책에서 소개된 증상에 근거한 도식화와 관련된 치료기법들이 매우 탁월하며 유용하다는 것을 직접 체험한 셈이다.

이 책의 저자들은 조현병에 대한 이해가 깊고, 조현병 환자들을 마음 속 깊이 공감해주는 전문의들로, 이 책을 통해 평생 환자들이 보다 의미있고 만족스런 삶을 살 수 있도록 증상을 조절하고 돕는 정신과의사로서의 사명을 충분히 잘 감당하고 있음을 보여준다. 조현병 환자들 중 일부는 약을 먹지 않고도 이런 목표를 달성할 수 있을 것이다. 하지만 일반적으로, 최근의 연구들에서 조현병은 약물치료와 인지치료와 같은 심리사회적 치료를 병행할 때, 가장 좋은 치료 효과를 낼 수 있다는 점을 꼭 기억해야 한다.

킹던 박사와 터킹턴 박사가 이 책을 통해 조현병과 정신증상을 앓는 환우들의 치료에 획기적인 도움을 줄 것임을 믿어 의심치 않으며, 이런 추천사를 쓸 수 있는 기회가 주어져 매우 기쁘다.

Jacqueline B. Persons, PhD
샌프란시스코 인지치료센타

한글판 서문

제가 이 책을 출판한 뒤로 책에서 소개한 치료기법들이 여러 분야에서 다양하게 적용되었고, 현재는 많은 나라에서 CBT가 임상진료지침으로 확고히 자리잡아가고 있습니다. 치료효과에 대한 근거들이 널리 입증되고, 영국, 네덜란드, 파키스탄, 중국에서 이뤄진 연구들은 지역사회나 문화적 차이가 있는 나라에서도 별 무리없이 사용되고 있음을 보여줍니다. 물론 인지치료기법들은 정신증 경과의 여러 단계에서, 예를 들어 조기정신증뿐만 아니라 정신증이 지속되는 시기에도 적용할 수 있습니다.

몇 해전에 저는 한국에서 열린 학술대회에 초청을 받아 영국과 한국의 인지치료의 유사점과 차이점을 논의할 수 있는 기회가 있었습니다. 치료서비스는 영국과 큰 차이는 없었다고 생각되었습니다. 특히 정신증의 인지치료(CBTP)를 위한 지역사회 셋팅은 순조롭게 진행된다는 인상을 받았습니다. 하지만, 입원환경에서 환자들은 자신의 믿음에 관해 그리고 자신들이 입원하면 안되는 이유들에 대해 충분히 논의해볼 수 있는 인지치료를 제대로 받지 못하고 있음을 알게 되었습니다. 이런 점들은 그들의 믿음을 탐색하는 치료적 관계에 대한 토대가 될 수 있으며, 적어도 치료목표를 향해 상호협력하는 자세만 가져도 그들이 증상을 보다 잘 이해할 수 있는 소중한 기회가 될 수 있습니다. 영국에서 정신증에 동반된 물질남용은 큰 문제가 되고 있는데, 이는 초기 아동기 외상, 특히 성적학대나 감정적 학대의 문제도 마찬가지입니다. 한국에서 이런 요인들이 환자에게 얼마나 많은 영향을 주었는지는 확실히 알기 어려웠습니다. 이 책에서 외상관련 정신증과 약물관련 정신증은 비중있게 다루었지만, 저는 이것이 논의할만한 타당한 분류가 되기를 희망합니다.

그동안 조현병의 개념에 대해 영국에서 지속적으로 논의를 해왔는데, 한국에서도 비슷한 문제제기가 있었다고 알고 있습니다. 그나마 정신분열병보다 조현병이, 정신질환보다는 정신증이 좀더 수용적인 용어이기에 좀 더 받아들이기 쉽고, 물론 여전히 만족스럽지는 않지만, 전반적인 정신병리적 결과와도 합치되며, 타고난 유전적인 요인도 함축하는 좀 더 넓은 의미가 있다고 여겨집니다.

저는 정신건강의학과 전문의인 이상수 선생이 이 책의 한글판 번역을 끝냈다는 소식을 듣고 매우 기뻤습니다. 부디 이 책에 소개된 여러 기법들이 임상에서 널리 사용되어, 정신증도 정상적으로 회복되어 일상적인 사회생활이 가능하다는 올바른 인식이 정립되기를 바랍니다.

2015년 9월
데이비드 킹던(David Kingdon, MD.)

http://www.som.soton.ac.uk/about/staff/listing/profile.asp?dgk
http://www.emotionalwellbeing.southcentral.nhs.uk/

역자후기

영화배우 로빈 윌리암스는 자신의 약물중독을 이렇게 설명했었다. "벼랑 끝에서 아래를 바라보고 있자면 목소리가 들리는 것 같은데, 그게 바로 '뛰어' 하는 작은 목소리에요. 그 목소리는 '딱 하나만 더' 먹으라고 유혹하는 목소리랑 같은 목소리인데, 딱 하나만 더 먹는 것으로 끝낼 수 없는 중독자에게는 불가능한 요구죠." 그는 감당하기 어려운 공포와 불안을 떨구어 보고자 알코올로 안식처를 대신했다고 이야기한 적도 있다.

지금으로부터 13년 전인 2006년 정신과 레지던트 시절, 벅찬 기대를 갖고, 미국 정신의학회 연례학술대회(American Psychiatric Association, APA)에 참가했었다. 글렌오 가바드, 아론 벡, 스티븐 스탈 등 교과서에 나온 선생님들을 현장에서 보고 그 분들의 강의를 들으며 마냥 신기해했었지만, 무엇보다 Cognitive-Behavioral therapy for psychosis: Basic Techniques for Psychiatrists 소규모 워크숍에서 정신증에서 인지치료가 생생히 적용되는 현장을 볼 수 있었던 것이 조현병의 인지치료와의 첫 인연으로 기억된다. 90분 동안 열강을 한 강사들의 영국식 억양과 워크숍 방에 꽉 찬 청중들이 인상깊었었는데, '아, 조현병 환자들을 위해서도 인지치료가 저런 개념으로 적용될 수 있고, 도움이 될 수 있겠구나' 라고 배우면서도 '어떻게 저런 생각을 할 수 있을까? 정신과의사의 창의적인 역량에 따라 정신치료도 예술과 같은 경지가 될 수 있겠다. 여기오길 잘했다'고 어렴풋이 생각했었던 것 같다. 그날의 감상을 구체적으로 추적해보기 위해서 뭔가 끄적거린 낙서라도 있을까 싶어 당시 APA 브로슈어를 꺼내 확인해 보았는데, 세상에나 그날의 강사들이 바로 이 책의 저자들인 데이빗 킹던과 더글라스 터킹턴 박사였다는 것을 지금 확인하고, 약간 소름이 돋는다고 해야 하나. 그저 우연한 만남이 아니었음을 깨닫는다.

하지만, 대학병원에서 수련을 받으면서도 불안과 공황, 강박증과 비만환자에게 인지치료를 시도했던 경험이 있었지만, 막상 조현병에 인지치료를 하게 된 것은 3년간의 군병원에서 복무를 마치고 거제에 있는 21세기 한일병원에서 근무할 때였다. 때늦은 감이 있겠지만, 그곳에서 신기한 광경들을 볼 수 있었는데, 권영탁선생님의 '정신분열병을 이겨낸 사람들' 이란 책을 보고, 전국에서 몰려든 환자들이 개방병동에서 생활하는 모습이었다. 얼마 전까지 젊은 군인환자들을 보다가 나이대가 엇비슷한 젊은 조현병 환자들을 보니 친근하기도 하고, 이들에게 무슨 도움이라도 주고 싶다는 생각에 자발적으로 조현병의 인지치료를 시작했었던 것이 이 책을 번역하는 계기가 되었다.

참고한 원서들 중 하나가 바로 이 책이었는데, 치료를 실제로 해보면서 어떤 식으로 치료가 되는지 감을 잡을 수 있었고, 시행착오 끝에 인지치료가 증상의 감소뿐만 아니라 병식향상에 상당한 도움이 된다는 것을 몸으로 체득한 시절이었던 것 같다. 당시 많은 환자들로 정신이 없었기는 해도 그 시절은 정신과 의사로 한층 성장할 수 있는 귀한 시간이 되었음을 느끼며, 자신의 환자들에게 마음껏 인지치료를 해 볼 수 있도록 묵묵히 응원해준 권영탁선생님께 감사한 마음이 든다. 그분과 같이 근무하는 동안 약물치료와 재활치료 등에 관해 많이 배울 수 있었다.

인지치료를 통해서 약물용량을 줄일 뿐 아니라, 최적의 최소유지용량을 달성해 음성증상을 극복하고 사회적 낙인을 극복하는데 도움을 받을 수 있다는 생각에 이르자, 만성병원에 근무하는 여러 정신과 봉직의사들이 같이 읽었으면 좋겠다는 순진한 생각으로 번역작업에 착수하기로 결심했었지만, 불의의 교통사고를 당하면서 그 계획은 자칫 없던 일이 될 뻔했다.

당시 심한 허리통증으로 장시간 앉아있기가 불편한 상황에서 출판사와의 약속기한을 넘기면서까지 수차례 교정 작업을 했음에도, 출간 뒤 오자가 있음을 알고, 얼굴이 화끈거려, 다시는 번역은 하지 말아야지 후회하던 차였다. 그런데 5개월 전 출판사로부터 책이 다 팔렸다는 믿기지 않는 소식을 들으면서, 다시 제대로 번역을 해보겠다는 마음이 들었다.

그리고 보니, 그동안 이 책은 환자들로부터 많은 사랑을 받은 책이 되어 있었음을 깨닫는다. 그들과 책을 한줄 한줄 읽으며 치료 작업을 하면서, 잘못된 번역에 대한 질타도 있었지만, 몇 번 읽었더니 무슨 말인지 알겠다고 말해주는 고마운 환자들도 있었고, 환청이 내면의 소리임을 이제야 알겠다고, 진한 고마움을 표시하는 환자들도 있었다. 이 지면을 빌어 그분들과 이 책의 저자들에게 진심으로 감사하다고 말하고 싶다.

환자들로부터 받은 피드백을 정리하면, 다음과 같은 것들이다. 기억나는 것들만 적어보면 이렇다.

- '자신과 똑같은 내용들이 있더라.'고 말한다. 병식이 조금씩 생기게 되는 것이다.
- 환자들이 공부하려는 태도와 자세를 보인다. 그리고 증상에 대해 궁금해 한다. 이건 뭔가요? 질문하는 호기심을 보인다.
- 약물용량이 현저하게 줄어든다. 클로자릴 복용하는 환자도 예외는 없었다.
- 환자 스스로 알아차린다는 표현이 늘어나, 재발의 위험이 감소된다.
- 삶의 질이 높아진다. '저도 해볼래요.'
- 다른 환자들, 어려움이 빠진 다른 환자들에게 진심어린 충고와 조언을 하기도 한다. '저는 그랬어요. 지금은 극복하려고 해요. 용기를 내요.'라고 다른 환자들에게 말해주었다고 한다.
- 약이 자신에게 도움이 많이 되고 있다는 것을 알 것 같다고 느낀다.
- 환청에 좌지우지 되지 않는다. '이제는 별 생각이 없어요. 전에는 무시하려고 해도 무시가 안되었는데, 그런대로 돼요. 그렇다고 아예 없어진 것은 아니에요.'등등

분명 독자들도 이 책을 읽고, 이런 효과들을 누릴 수 있게 되기를 바란다. 치료가 매번 성공적이지만은 않다. 어떤 때는 잡담이 섞인 인지치료가 되기는 하지만, 치료적인 관계를 맺어가며, 증상이 약화되고 더불어 사회적, 직업적 기능을 회복시켜 재활시키는 노력을 강화시키고, 환자가 갖고 있는 잠재력과 역량강화를 통해 결국 삶의 질을 향상시키는 노력으로 이어지도록 하는데 인지치료가 어떤 치료보다 강력한 무기가 됨을 깨닫는다. 체계적인 망상과 환청에도 환자들은 자신만의 이야기의 시나리오들이 있기 마련이다. 퍼즐의 조각을 맞추듯 라디오의 주파수를 맞추듯이 잘 듣다보면, 그들의 내면을 이해하고, 이야기가 형성되고 전개되는 약간의 빈틈을 파고들어 도움을 줄 수 있는 부분이 여전히 존재함을 깨닫고, 해 볼 수 있는 것들을 시도할 수 있다.

Queen의 보헤미안 랩소디의 가사들을 들으며, 환청의 성질을 이해하며, 그 중에서도 내면의 목소리가 여러 다른 목소리를 들을 수 있으니 때로는 너무 고치려고 하는 모습보다 '아 내 안의 이런 내가 있구나.'라고 인정해주고, 건강한 동기를 찾아 긍정적이고, 건설적이고 균형적인 방향으로 삶을 이끌어가는 노력을 격려하기도 한다. 그러다보면 어느새 자신의 환청이 내면의 소리인 것을 알겠다고 의연한 표정으로 대처하는 모습을 보이는데, 이런 모습을 보는 것만으로도 의사로 하여금 벅찬 감동을 느끼게 한다.

책을 읽다보면, 저자들이 가르쳐준 기법들 말고도, 진료실에서 활용하는 새로운 기법들이 떠오름을 경험해볼 수 있을 것이다. 나 역시도 이것을 임상에서 적용해 봤던 것이 소중한 경험적 자산이 된 것 같다. 책이나 다른 예화에서 보고 배운 것들이나 환자를 위해 도움이 될 만한 것은 뭐든지 동원해서 하다보면, 다른 기법들이 계속 떠오르는 것을 경험해 볼 수 있을 것이다. 여러 시행착오 끝에 레퍼토리로 자주 사용하게 되는 옆집 강아지 기법이나 환청의 소리를 조절하는 리모컨 기법, 김유신 장군의 결연한 대처기술 등은 나중에 기회가 되면, 정리해서 풀어낼 생각이다. 이 책의 저자들이 독특하게 주장한 임상적 분류체계 중 외상성 정신증에 EMDR 트라우마 치료법을 적용해볼수도 있겠다. 이 책에서 봤듯이, 내담자들이 어린시절의 트라우마 경험에 노출되는 비율이 높고, 그런 경험이 환청의 내용에 반영되는 경우가 많다. 자신이 감당할 수 없는 환청의 경험 자체가 트라우마가 될 뿐 아니라, 병원에 강제입원한 경험자체로 외래치료를 꺼리는 경우가 많다. 무엇보다 이 책이 조현병 환자들을 돌보는 정신건강의학과 선생님들과 임상심리사, 그리고 정신건강복지관련 간호사와 사회복지사와 같은 치료진들에게 조금이나마 도움이 되었으면 한다.

부족하지만, 여러 해 동안 사랑받은 고마움을 생각하며, 재번역하는 과정을 거쳤다. 생각보다 시간이 많이 걸렸지만, 이제야 독자의 기대에 부응해 그동안 느꼈었던 얼굴의 화끈거림이 조금 덜해지기를 바랄 뿐이다. 고생해준 군자출판사 편집팀에도 감사를 드린다.

인지치료는 스스로 배워서 할 수 있는 치료법의 역량이 제법 많다고 생각한다. 환자분들 또한 예외가 아닐 것이다. 이 책을 읽는 환자분들과 가족 분들이 모두 스스로 치료자가 되고, 소중한 자기 자신을 잘 돌볼 수 있는 역량을 계발해 진정으로 건강하고, 행복하고, 성장하는 삶을 살 수 있게 되기를 바란다.

삶에 의문이 생기거나, 자신이 너무 강해지는 것 같을 때마다 다음을 떠올려라.'가장 가난하고 약한 이의 얼굴을 떠올려보고, 지금 하려는 일이 그에게 조금이라도 보탬이 되는 지 물어보라' (by 마하트마 간디)

2019년 3월
좀 더 나은 삶을 소망하는 이들과 함께
통통샤인 정신건강의학과 원장 이 상 수

서문

이 책은 조현병 환자들을 위한 인지치료 지침서이다. 저자들은 조현병을 인지치료로 효과적으로 치료될 수 있다는 현재의 연구 성과를 바탕으로 치료법을 소개했으며 치료과정에서 사례도식화를 통해 의사와 환자가 함께 치료작업을 해 나가는 것이 중요함을 강조했다. 이 매뉴얼은 우울증, 사회불안증, 강박장애, 외상후 스트레스장애나 경계성 인격장애와 같은 다른 질환에서 정신증상이 동반될 때에도 효과적으로 적용될 수 있지만, 정신증이 동반된 위의 질환에서 효과를 보여주는 근거는 아직 부족한 실정이다. 전통적으로 조현병의 원인은 완벽히는 밝혀지지 않았지만 질병의 진행과정과 관련된 생물학적 현상으로만 간주해 왔다. 그 결과 전통적인 수련 프로그램에서조차 정신증상은 심리적으로 이해할 수 없으며 다른 어떤 심리적 개입에도 별 효과가 없다는 애기를 들을 수 있었다. 하지만 뇌졸중에서 약물치료가 기본적인 치료이기는 하나, 물리치료를 통해서 대처능력과 근력을 강화시켜 상당한 정도의 치료적인 이익을 도모할 수 있는 것처럼, 인지치료 역시 같은 맥락으로 설명할 수 있겠다. 하지만 조현병에서 인지치료는 훨씬 더욱 체계적이며 약물의 효과를 한층 강화시킨다는 점에서 훨씬 매력적인 치료법이다.

그러나, 많은 정신과 의사들이 아직도 환자가 보고하는 정신증상의 내용은 무시하는 것이 상책이며, 정신증상을 받아주거나 심리적인 개입을 하려는 시도는 자칫 증상을 악화시키거나 불편을 가중시킬 수 있다고 오해한다. 그 결과, 우리 앞에 많은 당면한 문제들이 해결되지 못한 채 그대로 남아있게 되었다. 이런 관점은 일면 조현병 환자들이 전에는 이렇게 자신을 불편하게 만드는 고통스런 증상을 탐색하거나 이해받는 경험이 거의 없었음을 의미한다. 그런 것이 별로 도움이 되지 않을 거라 믿기에 환자들은 정신증상을 조절하기 위해서 자신이 갖고 있는 내적자원을 활용하거나 자신의 믿음이 올바른 것인지 제대로 검증해보려는 시도조차 하지 못했을 것이다. 이런 상황에서 의사들은 원래 그런 거라고 얘기하며 증상을 얘기할 때마다 약을 올리는 것 외에는 뾰족한 대안이 없었던 게 사실이다. 약물 용량이 올라가면, 약물로 인한 부작용, 즉 정좌불능증이나 진정, 체중증가, 떨림, 집중력과 기억력 장애 등의 문제를 초래할 수 있다.

하지만 지난 십 년 동안, 조현병에 대한 심도있는 논의가 진행되면서 조현병이 초래하는 불편감과 장애에도 불구하고 해 줄 수 있는 것들이 아직 남아 있다는 점은 무척 다행스런 일이다. 1장에선 조현병에 관해 반드시 알아야 할 정보와 인지치료가 조현병과 관련된 증상, 조현병의 임상유형에 따라 어떻게 적용되는지 설명할 것이다. 아울러 우울증, 불안증, 공포증과 경계성 인격장애와 같은 다른 정신과적인 문제와 어떤 관련이 있는 지 알아볼 것이다. 1990년 초반 이후로, 인지치료의 기법들이 조현병 증상의 심각도와 질병부담을 효과적으로 줄인다는 사실이 여러 연구들을 통해 입증되고 있다. 양성 증상과 음성 증상, 우울증과 병식이 여러 인지치료기법을 통해 호전되고, 치료효과는 단기간 동안 유지되는 것을 볼 수 있다(2장 참조). 연구를 통해, 정신증상이 어떻게 생기고, 유지되는 지, 그리고 어떤 모습과 내용으로 나타나는지를 설명하는 인지모델을 만들어 낼 수 있었다. 이런 인지모델은 원래 우울증, 침습적 사고, 공황과 외상의 인지모델에서 폭넓게 사용되었던 것으로, 취약성-스트레스 모델에 입각해서 관계에 대한 태도를 결정하는 핵심믿음이 생기고, 취약성으로 정신증상이 발현되는 것을 설명해 준다.

치료자들은 조현병 환자와 가족, 그리고 환자의 특정한 요구와 경험에 대해 서로 의견을 나누며 평가를 내린 후(5장) 개인별로 맞춤화된 도식화를 만든다(6장). 사례를 통해 본 정신증상은 형식이나 내용면에서 이해할 수 있는 면이 많다고 느낄 것이다. 일면 '요리책'과 같은 이런 접근은 환자와 치료자가 함께 협업을 할 수 있게 하며, 도식화에 따른 적절한 증상 개입으로 치료적 관계의 질을 높인다(4장). 또한 환자가 처한 개인적 어려움을 감안한 접근방식은 환자의 치료환경과 동원할 수 있는 내적자원이 얼마나 있는 지를 주의깊게 고려한다(7장). 조현병에서 도식화에 근거한 인지치료를 적용했을 때 이상적으로 항정신병약물 용량이 줄어들고, 보호자도 치료자로서 정상화기법(8장)과 같은 증상교육에 참여하면서 약물용량을 줄이는 역할을 일부 감당해 낼 수 있다. 그리고 망상에 대처하는 법(9장)과 환청을 다루는 법(10장), 그리고 다른 사고장애(11장)의 대처방식들을 배울 수 있다. 음성 증상(12장) 역시 전략적으로 잘 다룰 수만 있다면, 더 이상 치료적인 비관론에 해당되지 않는다.

조현병과 동반된 우울증과 중독물질사용 장애(13장) 역시 논의해 두었다. 인지치료는 초기에 치료적 효과를 달성하는데 중요한 역할을 할 수 있다(3장). 그리고 재발방지에 관련된 주제들과 치료종결에 대한 논의(14장)도 마찬가지로 상세히 실어두었다. 치료적 난관이 생겨 문제가 지속되거나 치료의 정상적인 패턴을 벗어나는 문제상황을 다룰 수 있는 접근법 역시 기술해 두었다(15장).

정신증에서 흔히 보게 되는 비관론은 인지치료가 가져온 치료적 낙관론에 의해 점점 과거의 위세를 잃어가고 있다. 조현병과 정신증을 앓고 있는 환자와 그 가족들에게 정신 건강관련 의료 혜택이 골고루 돌아가기를 바라며, 정신증도 효과적인 치료가 가능하며 이해가능한 질환이라는 인식이 보편화되기를 바라마지 않는다. 저자들은 이 책이 그런 도움을 주는 안내서가 되기를 소망한다.

감사의 글

이 책을 만드는 데 있어 도움을 주고, 편집조언을 아끼지 않은 Persons과 Guilford 출판사의 편집장인 Kathryn Moore에게 고마움을 전한다. 조현병의 인지행동치료가 나오기까지 많은 분들의 노력이 있었고, 참고문헌에 고마운 분들의 이름을 실어두었지만 특히, Aaron Beck 의 지지와 영향과 격려에 특별히 감사를 드린다. 가장 고마운 이들은 수 년동안 우리에게 많은 것을 가르쳐준 환자들이다. 정신증상이 환자들을 아주 고통스럽게도 하지만, 때로는 자신의 삶을 돌아보는 계기와 희망적인 경험이 되기도 하는데 그런 면에서 그런 점들을 잘 이해하면서 증상과 함께 살아가는 그들의 삶이 없었다면 이 책은 결코 빛을 보지 못했을 것이다.

목 차

저자 소개

추천사

한글판 서문

역자 후기

서문

감사의 글

01장   조현병이란 무엇인가? ·· 1

02장   조현병은 과연 난치병인가? 치료 효과에 대한 근거 ········· 39

03장   정신증의 조기중재 ··· 51

04장   치료적인 관계 ·· 59

05장   평가 ··· 77

06장   개인화된 사례 도식화와 치료 계획 ·························· 95

07장   내담자를 인지치료에 준비시키기 ················· 109

08장   정신건강교육과 정상화 해석하기 ················· 117

09장   망상의 사례 도식화와 개입 ················· 135

10장   환청의 사례 도식화와 개입 ················· 167

11장   사고 방해, 수동 현상과 형식적 사고장애 ················· 179

12장   음성 증상 ················· 193

13장   공존 질환 ················· 209

14장   재발 방지와 치료 종결 ················· 223

15장   치료 중 생기는 어려운 문제 ················· 233

부록 1   전국민 정신건강 평가 척도 ················· 249

부록 2   정신증상 평가 척도(정신증상 평가척도) ················· 251

부록 3   정신증 평가 척도에 대한 설명 ················· 257

부록 4   정신건강교육 자료집 ················· 261

부록 5   사례도식화 시트와 일지 ················· 273

찾아보기 ················· 279

01장

조현병이란 무엇인가?

조현병은 약 백 년 전에 조발성 치매(dementia praecox)로 처음 소개된 이후로 원인과 분류의 관점에서 논란이 있어 왔다. 조현병은 흔히 오해가 많은 질환이면서, 낙인의 영향력도 상당한 질환이다. 수십 년 전부터 조현병은 상대적으로 신뢰할 만한 진단 기준을 통해 진단했고, 현재는 국제질병분류 체계(ICD)에 의해서 실제적 진단으로 그 실체를 인정받고 있다. 하지만, 이 진단 안에는 다양한 모습으로 보여지는 환자군을 포함하고 있어 광범위한 치료적 접근을 필요로 한다. 실제로, 조현병을 최초로 명명한 Bleuler[1]는 조현병을 '조현병 집단'으로 불렀다. 다양한 모습으로 나타나는 증상으로 인해, Persons[2]과 Bentall과 그 동료들은[3] 환자를 볼 때, 진단을 하기보다 환각, 망상과 사고장애와 같은 증상에 따라 환자를 주의 깊게 봐야 한다고 주장했다. 조현병 진단 안에 임상적인 하위군의 존재를 고려하는 중간 입장도 있다(1장 후반 참조). 그러므로 조현병은 다음의 진단, 아형, 그리고 증상이란 이 세 가지 관점에서 이해할 수 있을 것이다. 이런 접근법은 현재까지는 상호보완적인 의미로 받아들여진다.

● 조현병을 넓은 진단적 범주로 보는 관점은 의사소통, 교육과 연구에 있어 유

---

1. Bleuler, E.(1911). Dementia praecox or the group of schizophrenia. New York: International Universites Press.

2. Persons, J.B.(1986).The advantages of studying psychological phenomena rather than psychiatric diagnoses. *American Psychologist*, 41, 1252-1260.

3. Bentall, R.P., Jackson, H.F.,& Pilgrim, D. (1988). Abandoning the concept of "schizophrenia": Some implications of validity arguments for psychological research into psychotic phenomena. *British Journal of Clinical Psychology*, 27, 303-324.

용하다. 조현병 환자군의 임상적인 특징(발병 나이 등)에 대한 연구 및 치료결과를 1장과 2장에서 설명했다.

- 임상적 하위군을 나누려는 관점은 조현병의 임상양상이 아주 다양해서 증상군을 하나로 묶는 방식을 통해 나중에 치료에 도움을 주기 위함이다. 예를 들어, 환각은 서로 다른 환경에서 일어날 수 있고 다른 증상과도 관계된다. 난폭한 증상이 나타나 매우 고통스러울 수 있으며, 외상적 사건이 생길 것을 대비한 직접적인 개입이 필요할 수 있다. 그렇지 않으면, 환자들은 환청을 '국가정보원'의 짓으로 해석하는 체계적인 편집 망상을 보일 수 있고, 그런 경우에 우선 해야 할 일은 환청에 대한 직접적인 개입을 하는 것보다 그 밑바닥의 망상체계에 대한 믿음을 다루는 것이다.
- 각각의 증상 중심의 접근법 역시 의미가 있다. 증상을 식별해내는 것은 상대적으로 쉽고 이해하기도 쉬워 개인별로 맞춤화된 사례 도식화에 근거한 심리학적 치료법으로 사용될 수 있다.

이 장에서 우리가 다룰 내용은
1. 조현병의 특징(조현병의 증상과 인구학적 정보)
2. 조현병의 인지모델(취약성-스트레스 도식화를 바탕으로 생물학적, 사회적, 심리학적 취약성이 개인의 스트레스 혹은 스트레스가 많은 환경과 상호작용하여 조현병이 발병한다는 이론)
3. 임상적 하위군으로 나눠 환자를 보는 실제 사례
4. 정신증상을 이해하는 새로운 방법에 관한 것이다.

조현병의 특징

조현병의 경과는 대체로 잘 알려져 있지만 불행히도 시간이 지나도 거의 바뀌는 것이 없는 것으로 인식된다. 약물치료와 심리사회적 치료를 병행한 새로운 치료법이 분명 경과에 영향을 주기 시작했지만, 그 효과를 입증하기에는 아직 시기상조다. 전통적인 정신의학이 가르치는 대로라면, 이 질병에 걸린 환자들 중에서 20% 정도는 완치가 되고, 20%는 악화는 되지 않지만 반복적인 재발을 보이며, 40%는 악화된 상태로 재발되고, 20% 이하는 만성적인 경과를 밟거나 거의 회복되지 않는다. 이런 전통적인 가르침은 실제보다 더 비관적인 전망일 뿐이라는 근거를 밑에 언급해 두었기는 하지만 조현병의 임상 양상은 질병의 단계와 증상의 복잡성에 따라 매우 다양할 수 있다는 데에 전혀 의문의 여지가 없다.

증상학

조현병 환자들은 환각(환청, 환시(환영), 환촉 등)과 망상, 사고장애와 병식의 결여 등 다양한 정신증상을 경험한다. 이런 증상은 음성 증상(무논리증, 감정의 둔화, 무의욕증, 사회적 위축)과 대개 함께 나타나며 일차적인 증상으로 여겨지지만 우울증이나 약물복용 후에 이차적으로 증상이 생길 수 있다(각각의 정의는 12장을 참고). 인지적 결함은 생각을 방해하는 증상으로 주의력 장애, 단기기억력 장애, 얼굴표정을 알아채지 못하는 것을 포함하며, 사회적 상황에서 적절히 대응하지 못해 환자의 사회적 고립을 지속시킨다.

조현병은 특정 증상의 유무에 따라 정의된다. 증상과 기간 요건이 충족되면 미국 정신의학회의 정신장애 및 진단 통계 편람(DSM-5)과 WHO의 국제 질병분류 체계(ICD-10)의 진단기준에 따라 진단을 내릴 수 있다. ICD-10 기준에 의하면, 매우 분명한 조현병의 증상이 한 개가 있거나 2개의 덜 분명한 증상이 한달 내내 있어야 한다. DSM-5 진단기준에서는 다섯 가지 증상들 중 2가지 이상의 증상이 한달 이상 존재하면서, 사회적, 직업적 기능이 손상되어 업무능력이나 대인관계가 악화된 모습을 보이며, 6개월 이상 병의 징후가 지속되어야 하며 그 중 한 가지는 환청과 망상과 와해된 행동 중 하나여야 한다.

조현병의 증상은 다음을 포함한다.
- 자신의 생각이 말소리처럼 들림
- 제 3자 환각(자신에 관해 말하는 목소리나 뒷담화)
- 자신이 무엇을 하고, 무슨 생각을 하는 지에 대해서 남들이 전부 다 알고 있는 것처럼 지속적으로 논평하는 형태의 환각
- 신체적 환각(외부에서 들어오는 것 같은 느낌을 경험하지만, 다른 사람들은 그렇게 생각하지 않음)
- 사고 철수(누군가 자신의 생각을 밖으로 뽑아간다는 믿음) 혹은 사고 주입의

망상(다른 누군가의 생각을 자신에게 주입한다는 믿음)

- 사고 전파의 망상(자신의 생각이 방송으로 전파되어 남들도 다 알 수 있다는 믿음)
- 망상적 지각(다른 사람들과 똑같은 것을 듣고 보더라도 망상적인 의미에만 집착하고 타인이 이해하지는 못하는 믿음)
- 수동 망상(만들어진 행동이나 사고 또는 감정으로 자신의 행동과 생각과 감정이 외부의 어떤 힘이나 타인에 의해서 조종된다는 믿음)

음성 증상과 발병 중기 이후의 경과에 대한 언급이 DSM-5에는 나와 있지만, ICD-10에는 나와 있지 않다. 이런 진단 분류 체계의 도입은 진단의 신뢰도를 높였지만, 진단이 과연 타당한지에 대해서는 여전히 논란이 없지는 않다. 다시 말해, 조현병을 진단해내는 징후와 증상에는 대략 합치된 의견을 보이지만 조현병의 원인과 예후 및 치료 반응의 관점에서 진단이 얼마나 유용한 의미가 있는지는 여전히 불확실하다. 1970년대 조현병의 진단이 강화되기 전에는 유럽보다 미국에서 조현병 진단이 훨씬 더 많았다. 절충된 진단기준과 대규모 국제 역학 연구의 도입으로 조현병의 발병률이 전세계적으로 약 1% 정도로 비슷하다는 것이 밝혀졌다.[4]

하지만, 진단기준에 나오는 증상 외에 다른 증상들도 얼마든지 생길 수 있고, 이런 증상들이 훨씬 더 고통을 주거나 환자나 가족에게 불편과 지장을 초래할 수 있다. 예를 들어, 자살을 지시하는 환청 ('넌 쓸모없다'거나 '죽어버려'라는 타인의 목소리가 들림)이나 사고장애(사고의 흐름을 따라가기 힘듦)와 같은 정신증상과 우울증, 불안, 강박증, 사회불안증과 광장공포증과 같은 비정신병적 증상들도 여기에 해당된다.

인구학적 정보

전체 인구 중 0.5~1%가 인생의 어느 시기에 조현병이 발병한다. 물론 발병율은 일년에 인구 10만명당 10~20명 정도로 매우 낮은 것으로 되어 있다. 남성과 여성의 발병율 차이는 없지만 여성이 남성에 비해 발병시 평균나이가 3~4년 정도 늦은 것으로 되어 있다. 그리고 농어촌산간지역보다 도시지역에서 발병률이 더 높다. 개발도상국보다 선진국에서 발병이 많고, 사회경제적으로 더 가난한 지역에서 삽화적 재발과 만성

4. Boydell, J., Van Os, J., McKenzie, K., et al. (2001). Incidence of schizophrenia in ethnic minorities in London: Echological study into interactions with environment. *British Medical Journal*, 323, 1336.

적 악화, 높은 자살위험율을 보인다. 조현병 환자들은 우리가 예상하는 것보다 더 높은 사망률을 보이는데 여러 다른 이유들을 생각해 볼 수 있으나, 상당수가 자살이 원인인 것으로 여겨진다. 특히 젊은 남성에게서 증상이 재발하거나 반복되는 자해의 증거들이 있다면, 자살사망의 위험인자로 유의해서 볼 필요가 있다.

단언컨대, 조현병은 심리적, 경제적, 사회적으로 인간을 가장 황폐화시키는 정신질환이다. 건강비용으로 추산한 세계은행의 질병부담통계를 보면, 조현병이 13번째로 가장 지출이 많은 질병이라고 한다. 조현병 환자를 바라보는 전통적인 관점은 그들은 일을 할 수 없고, 의미있는 대인관계를 맺을 수 없으며 고립되는 삶의 나락으로 떨어져 노숙자 생활을 면치 못한다는 것이었다. 하지만 이런 부정적인 선입견은 계속 도전받고 있다. 최근에 조현병으로 진단된 환자들을 15년째와 25년째 경과를 장기관찰한 연구결과에선 거의 50%가 양호한 임상적 결과를 보인 것으로 확인되었다.[5] 장기적인 관점에서 그 결과가 어떠하든지, 조현병과 조현병과 연관된 정신장애(조현정동장애, 양극성장애, 망상장애) 환자와 관련된 지역사회 정신건강재활관련 업무량이 적지 않은 것을 볼 때, 지역사회에서의 이들의 재활이 그리 나쁘지 않다는 것을 추측해 볼 수 있다.

조현병의 인지모델

조현병을 설명하는 모델은 생물학적, 사회적, 심리적 개념이 모두 들어가 있다(표 1.1). 생물학적 모델에서는 신체적인 원인 예를 들어 뇌구조와 뇌기능의 이상, 유전학, 출생시 손상, 비정상적인 발달이나 바이러스 감염 등이 조현병의 원인과 관련있다고 설명한다. 사회적 모델에선 가난, 도심과 문화의 영향, 가족이나 사회적 압력 등과 같은 환경적 영향력을 중요하게 다룬다. 심리적 모델은 대인관계의 복잡성을 고려하는 다양한 관점을 다룬다. 이 모델 중 어떤 것도 실제 연구 결과를 설명하거나 다른 결과를 입증할 수 있는 데에 한계가 있기 때문에 조현병의 원인을 설명하는 단일한 모델로 받아들여지진 않고 있다. 그런 대안으로, 취약성과 스트레스 간의 상호작용을 근거로 각각의 요소를 모두 포함하는 새로운 모델이 제안되었다. 여기서 말하는 취약성은 생물학적 원인 즉 유전적인 성향이 있거나, 타고난 심리적인 특징 또는 자궁내 태아환경

---

5. Harrison, G., Hopper, K., Craig, T., et al.(2001). Recovery from psychotic illness: A 15 and 25 year international follow-up study. *British Journal of Psychiatry*, 178, 506-517.

표 1.1 정신증의 취약성-스트레스 모델

조현병에서 정신증상은 여러 취약성이 합쳐져 생긴다.
- 생물학적 요인(유전적)
- 사회적 요인(도시 거주)
- 심리적 요인
  - 외부 귀인 편향
  - 결론으로 속단내리기
  - 타인의 상황을 헤아리는 것이 어려움
  - 부정적이거나 혼란된 자기에 대한 믿음

개인에게 유의미한 스트레스는 그 형태와 심각도, 관련성 또는 '미칠 것 같은 공포'나 낙인화의 두려움과 같은 발생가능한 결과들로 더욱 가중될 수 있다.

이나 발달초기동안 사회적인 환경에 기인한 누적된 약점의 총합이다. 여기서 스트레스란 감염이나 약물 중독같은 생물학적 원인의 스트레스 뿐만 아니라, 심리적, 사회적 스트레스를 모두 포함한다. 망상의 인지모델은 최근에 Garety[6], Beck와 Rector[7]가, 환각의 인지모델은 Morrison[8]이 제안했다. 이런 이론들은 생물학적, 심리적, 환경적 모델에 입각해서 최근의 연구결과를 이해하려는 시도로 보여진다.

생물학적 취약성

확실히 조현병은 유전적인 취약성을 가진다. '다중충격(multiple-hit)' 이론에 따르면, 조현병은 독립적으로 작용하는 적은 수의 유전자가 부가적인 효과를 내기 때문에 발병한다고 본다. 조현병에 유전적인 취약성이 관련있다는 증거는 쌍둥이 연구에 근거를 둔다. 부모가 모두 조현병 환자인 경우, 태어난 자녀가 조현병이 걸릴 위험은 거의 50%에 달한다. 한 영향력있는 추적연구에서 쌍둥이가 모두 조현병에 걸릴 위험은 일란성인 경우 36%였고, 이란성인 경우는 14%에 달했다. 이 결과는 조현병에서 유전성이 중요하다는 것을 입증하는 것이지만, 유전적으로 동일한 쌍둥이 중에서 단지 3분의 1 정도가 발병된다는 사실은 환경적인 요인도 발병에 적지 않게 관여함을 시사

6. Garety, P., Kuipers, E., Fowler, D., et al.(2001). Cognitive model of the positive symptoms of psychosis. *Psychological Medicine*, 31(2),189-195.

7. Beck, A.T., & Rector, N.A. (2002). Delusions: A cognitive perspective. *Journal of Cognitive Pschotherapy*,16(4),455-468.

8. Morrison, A. P.(1998). A cognitive analysis of the maintenance of auditory hallucinations: Are voices to schizophrenia what bodily sensations are to panic? *Bahavioural and cognitive Psychotherapy*, 26,289-302.

해준다. 입양연구에서도 유전적인 요인을 입증해 주는데, 쌍둥이를 다른 가정에 입양해서 양육한 경우, 동일한 환경에서 같이 양육한 군과 비슷한 정도로 정상보다 좀 더 높은 발병율을 보였다. 이런 연구들은 관련된 다른 요인도 부분적으로 원인일 수 있다는 점에서 한계점이 있다. 예를 들어, 조현병인 엄마가 더 불량한 산전 관리를 받았을 가능성이 있고, 진단에 있어서 신뢰성의 결여 역시 문제삼을 수 있겠다. 쌍둥이는 분명히 많은 면에서 흔치 않으며, 특히 그들이 갖게 될 정체성의 문제는 조현병 발병의 민감성에 영향을 미칠 수 있다. 다른 관점에서 보자면, 조현병 인구의 89%가 부모가 조현병이 아니다. 81%는 그들의 일차친족에서도 조현병이 전혀 없고, 63%는 정신증에 대한 가족력이 전혀 없었다. 그래서, 현재까지 합치된 의견은 조현병이 있는 어떤 사람들에게서 유전적 취약성이 존재하고, 독립적으로 활동하는 다수의 유전자에 환경적인 요인이 덧붙여져서 조현병이 생기는 것으로 이해되고 있다.

또한 조현병 발병에는 출생시 외상이나 모태의 바이러스 감염과 같은 생물학적인 소인도 작용한다. Geddes와 Lawrie[9]는 임신과 출산시 합병증이 조현병의 발병률을 20%까지 올릴 수 있다고 추정했다. 더 구체적으로, Verdoux와 연구진들은[10] 22세 이전 조현병이 발병된 환자가 그 이후에 발병된 환자보다 출생시 비정상 태위였던 병력이 더 높았고, 제왕절개출산으로 인한 합병증의 병력이 있었던 확률이 10배나 더 높았다고 밝혔다. 저산소증을 초래할 수 있는 지연분만과 같은 산과적 합병증이 있는 사람에서 조현병이 걸릴 위험은 없는 군에 비해서 4배나 높았고 산과합병증의 병력은 40%의 조현병 환자들에게서 발견됐다. 여기서 조현병 발병군에서 심리사회적 요인으로 인해 산과적 합병증이 높아졌을 가능성을 혼란요인으로 고려해야 하겠다.

또한 계절적인 요인도 제기된다. 조현병이 발병한 사람들의 생일을 조사해보니 늦은 겨울이나 봄에 태어나는 경향이 유의하게 높았다. 홍역, 인플루엔자, 수두와 같은 바이러스 질환이 유행하는 시기에 태어난 아이들에서 나중에 조현병의 발병율이 높아지는 것으로 나타났다. 이런 방식으로 발병 위험이 증가하는 것을 확인할 수 있는 요인은 많지는 않을 것으로 추정된다. 하지만, 이런 위험요인들은 유전적인 위험요인과

---

9. Geddes, J.R., & Lawrie, S.M. (1995). Obstetric complications and schizophrenia: A meta-analysis. *British Journal of Psychiatry*, 167, 786-793.

10. Verdoux, H., Geddes, J.R., Takei, N., et al. (1997). Obstetric complications and age at onset in schizophrenia: An international collaborative meta-analysis of individual patient data. *American Journal of Psychiatry*, 154(9), 1220-1227.

상호작용해서 조현병의 취약성을 유의하게 높일 것으로 생각된다. 조현형 인격 성향을 가진 사람(사고나 정동에 있어서 비정상적이며 특이한 행동을 보임)은 조현병이 있는 가계에서 훨씬 더 많이 나타나는데, 아마도 이런 인격 성향은 잠재되어 있는 독립적인 위험요인의 취약성을 보여주는 표지자로 생각된다. 조현병 환자들 중에 뇌실의 크기가 증가하는 결과들 역시 취약성이 증가된 소견으로 볼 수 있다. 하지만 한편으로 많은 조현병 환자들에게서 명백한 생물학적 혹은 유전적인 소인이 발견되지 않고 있다. 그런 경우에, 초기 어린 시절의 외상 혹은 장애와 관련된 개인의 사회적 혹은 심리적인 취약성이 향후 조현병의 발병과 어느 정도 관련이 있을 지는 확실히 알기 어렵다.

사회적 취약성

조현병은 시골 지역보다 도시지역에서 더 흔한데, 이것은 아마도 병을 앓게 되면서, 시골에서 도시로 이주하게 되는 경향을 고려한다고 해도 거의 사실인 것처럼 여겨진다. 앞에서 언급한 다른 취약성은 산부인과 진료 접근성이 떨어지는 도심의 빈민가에서 생기는 것 같다. 그런 지역에서는 사회적인 박탈과 다양한 형태의 학대의 위험이 상존하기 마련인데, 결과적으로 스트레스를 높여 편집증과 같은 부정적인 스키마(사고의 틀)를 형성해 정신증상을 고착화시키는 경향이 있다. 또한 이런 곳일수록 불법마약을 구하기 쉬운 지역이기도 해서, 이런 요인이 비슷하게 증상을 활성화시키거나 지속시키는데 영향을 줄 수 있다. 참고로, 영국의 도심지역은 조현병의 발생률이 높은 갓 이민온 사람들과 망명신청자들의 거주지역이 되어 왔다. 특히 마약문제는 문화적 갈등과 사회적 소외, 인종차별과 관련된 갈등을 겪는 이민자 2세들에서 흔하다.

심리적 취약성

조현병을 발병하도록 하는 일부 심리적인 취약성은 지난 수십 년 동안 연구가 잘 되어왔다. 예를 들어, 좋은 일에 대한 칭찬을 별 것 아닌 것으로 치부하거나, 부정적인 사건을 개인적 책임으로 전가해 자신을 비난하는 경향과 같은 인지적 왜곡을 일으키는 사고 과정이 존재할 수 있다.[11] 외현화와 개인화는 '마음이론' 결핍과 관련된다. 기본적

---

11. Bentall, R. P., & Kinderman, P. (1998). Psychological processes and delusional beliefs: Implications for the treatment of paranoid states. In T. Wykes, N. Tarrier, & S. Lewis(Eds.), *Outcome and innovation in the psychological treatment of schizophrenia. Chichester*, UK: Wiley.

으로 이런 능력의 결핍은 다른 사람들의 입장과 처지를 이해하는 능력 즉 공감능력에 있어 전반적인 문제가 있을 가능성을 포함한다. 이런 증상은 또한 편집증적 사고가 참 자기와 이상화된 자기 사이의 불일치를 줄이기 위해 방어적이 되거나 적응적일 수 있다는 점에서 자기에게 어느 정도 도움이 될 수 있다. 조현병 환자는 부정적인 사건을 외부의 탓으로 돌림으로 자존감을 지킬 수 있다.[12] 즉 잘못된 일을 자기 탓이 아닌 남탓으로 돌리는 방식이다. 일부 환자는 우울감이나 불안감과 같은 불편한 감정을 느끼지 않거나 자존심의 상처를 받지 않으려고 망상이나 환각을 만들어내는 성향이 있을 수 있다.[13] '나는 쓸모가 없다', '나는 뭔가 부족한 사람이다.' '나는 사랑 받을 가치가 없다.'거나 '나는 나쁜 사람이다'라는 근원적인 믿음으로부터 자신을 지켜내기 위해 체계적이고 과대적인 내용을 담은 망상에 집착하기도 한다.

한편으로 공황장애와 강박장애에서 보이는 침습적 사고와 조현병의 정신증상이 비슷한 면이 있지 않을까 해서 수행된 비교연구가 있었다.[14] 두 경우 모두에서 침습적 사고는 이를 경험하는 사람의 입장에서 원치 않는 증상이며, 받아들일 수 없고, 통제할 수 없는 증상으로 인식된다. 환각과 강박사이의 본질적인 차이가 있다면, 환각은 마음의 밖에서 나오는 것처럼 외부귀인이 되는 반면에 강박은 그 원인을 주로 내부로 귀인하는 것에 들 수 있다.[15] Morrison[16]은 환청과 같은 양성 증상은 환자가 조절할 수 없는 침습적 사고라고 정의했고, 이 사고를 잘못 해석하는 심리적 취약성으로 인해 환자에게 고통과 장애가 생긴다고 주장했다.

특정한 편집 망상을 보이는 개인에서 전형적인 인지 왜곡이 관찰되기도 한다. 예를 들어, 부족한 정보만으로 결론을 내버리는 임의추론이 흔하고, 그렇게 내린 결론을 다른 이들보다 더 강하게 고수한다.[17] 이런 망상은 환청이나 불안의 신체적인 증상을 처음

12. 11.과 같음

13. Turkington, D., & Siddle, R. (1998). Cognitive therapy for the treatment of delusions. *Advances in Psychiatric Treatment*, 4, 235-242.

14. 8.과 같음

15. Kingdon, D. G., & Turkington, D. (1998). Cognitive behavioral therapy of schizophrenia: Styles and methods. In T. Wykes, N. Tarrier, & S. F. Lewis(Eds.), *Outcome and innovation in the psychological treatment of schizophrenia*. Chichester, UK: Wiley.

16. Morrison, A. P. (2001). The interpretation of intrusions in psychosis: An integrative cognitive approach to hallucinations and delusions. *Behavioral and Cognitive Psychotherapy*, 29, 257-276.

17. Garety, P., & Freeman, D. (1999). Cognitive approaches to delusions: A critical review of theories and evidence. *British Journal of Clinical Psychology*, 38(2), 113-154.

경험하는 사람들이 증상에 관해서 제대로 알지 못한 상태에서, 증상을 어떻게든 이해해 보려는 과정에서 형성된다. 망상의 내용은 전형적으로 주변 문화의 영향을 받기 마련이고, 불법체류, 납치나 인공위성 관제, 레이저 고문 등의 다양한 내용으로 나타난다.

Chadwick과 연구진[18]은 자신이나 타인을 부정적으로 보는 성향이 있었다고 보고했는데, 이른바 '억울한 나'와 '못난 나'로 구분했다. 이들 심리적 특징은 유전적으로 결정되는 취약성일 수도 있지만, 어린 시절의 특정한 스트레스 요인이나 상황에 의한 결과 또는 이 둘이 상호작용해서 생긴 결과일 수도 있다. 자신이 어떤 상황에 처해 있다고 생각하는 것이나 그 상황 속에서 나타나는 지배적인 문화를 반영하는 믿음은 자기 자신에 대한 믿음의 내용이나 그 믿음을 지속시키는 확신의 정도에 분명 영향을 준다.

스트레스 요인

스트레스성 생활 사건이나 상황들은 다양한 형태로 존재한다. 여기에는 사랑하는 누군가를 죽음으로 상실한 애도반응처럼 명백히 고통을 주는 일도 있지만, 낮근무에서 밤으로 근무시간이 변하거나 대학 진학으로 멀리 이사를 가야하는 것처럼 정신건강에 그리 큰 영향을 주지 않는 것처럼 보이는 것들도 포함된다. 마약이나 알코올 남용도 독립적인 스트레스 유발요인으로 평가된다. 사람들이 특정한 시기에 어떤 상황을 맞아 이런 스트레스에 민감해지는 것은 과거 중요한 사건의 영향 탓도 있다.

비난하며 욕하는 환청을 호소하며, 낮은 자존감과 우울감을 보이는 환자들 가운데 치료 도중에 어린시절 성적학대를 당했다거나 청소년기 집단따돌림과 괴롭힘으로 인한 마음의 상처가 있었다고 고백하는 경우가 많다. 어린 시절 받은 외상은 조현병에서 진단적 기준이 되는 환각[19]과 관련이 있다.[20] 그런 경우에 욕하는 환청을 불러일으키는 부정적인 생활 사건이 있는 경우가 대부분이다. 환자는 그런 환청에 수년동안 고통받다가 도저히 견딜 수 없을 때에야 병원에 오게 되거나 가족들에 의해서 강제로 끌려오

---

18. Chadwick, P., Birchwood, M., & Trower, P. (1996). *Cognitive therapy of voices*, delusions and paranoia. Chichester, UK: Wiley.

19. Heins, T., Gray, A., & Tennant, M. (1990). Persisting hallucinations following childhood sexual abuse. *Australian and New Zealand Journal of Psychiatry*, 24, 561-565.

20. Ross, C. A., Anderson, G., & Clark, P. (1994). Childhood abuse and positive symptoms of schizophrenia. *Hospital and Community Psychiatry*, 45, 489-491.

는데, 자신이 그것을 다룰 줄 알 수 있을 정도로 충분히 강해졌다고 생각이 들기 전까지 자발적으로 병원에 가는 것을 단호히 거부한다. 환청은 자신을 왕따시켰던 가해자나 강하게 비난했던 사람들의 목소리로 재현되며, 종종 환시나 어떤 이미지의 형태로 보이기도 한다.

문제는 내담자와 임상의사 모두 그런 외상적 기억을 물어 보거나 드러내는 것을 꺼려한다는 것이다. 자칫 외상적 사건을 건드려 불면증이라도 유발되면 환각경험이 악화되는 것은 아닐까 하는 부담이 있어서일지도 모르겠다. 종종 강박적 사고와 강박적 행동도 보일 수 있다. 이런 경우에는 정신증상의 내용과 일치하는 학대 경험과 관련된 체계적인 사례도식화를 통해 외상을 재평가하면서 외상에 대한 고통을 그와 관련된 수치심, 분노와 같은 부정적인 감정과 '쓸모없음'과 관련된 믿음을 함께 다룬다. 그런 고통스런 증상을 겪는 환자들은 재입원과 자살시도가 잦고, 특히 비난하고 지시하는 환청을 경험하는 환자는 관련된 우울증으로 인해 자살위험이 매우 높은 편이다. 또한 환자들은 정신병동에 입원했다는 낙인효과로 개인적으로도 상처를 안고 살아갈 수 있다. 불행히도 우리가 보게 되는 많은 취약한 환자들은 강도, 구타와 성폭행과 같은 부정적 사건을 경험하며, 반복되는 학대적 관계의 표적이 되고 있다.[21] 다시 말해, 이런 사건들이 정신증을 직접적으로 유발하는 것은 아니더라도, 환각과 피해망상과 음성증상을 악화시키는 요인으로 작용할 수 있다.

추측컨대 가장 강력한 지속인자는 엄청난 스트레스 요인보다 스트레스 경험 자체에 내재된 정신증상에 대한 환자의 믿음인데, 그 믿음이 환자가 당하는 고통을 증폭시킨다. Birchwood가 발표한 사례[22]에서처럼, 환청이 전지전능한 힘이 있다고 믿는 사람들은 특히 잘못된 대처방식을 행동화하기 쉬운 경향이 있다. 이들은 목소리의 주인공이 강력한 영적인 존재라고 믿기도 한다. 반면에, Romme과 Escher[23]는 환청에 적절한 대처방식을 보이는 환자들을 조사해보니 그들은 환청을 '어린 시절 잠재된 목소리'나 '성장 과정의 일부'로서 받아들이던가 '초심리학적 재능'과 같이 훨씬 덜 위협적인 설명을 하는 것과 관련이 있다고 발표했다. 일부 환자들에게 조현병을 생물학적인 배경

---

21. Walsh, E., Moran, P., Scott, K., et al. (2003). Prevalence of violent victimization in severe mental illness. *British Journal of Psychiatry*, 183, 233-238.
22. Birchwood, M., & Chadwick, P. (1997). The omnipotence of voices: Testing the validity of a cognitive model. *Psychological Medicine*, 27, 1345-1353.
23. Romme, M., & Escher, A. (1989). Hearing voices. *Schizophrenia Bulletin*, 15, 209-216.

에서 설명하면, 자신을 좀 덜 수치스럽게 여기거나 자신의 증상을 좀 더 조절할 수 있다는 느낌을 받는다. 그러나 전자의 믿음을 고수하게 될 때, 대부분이 우울하고, 무력해지거나 소외감을 느끼게 된다. 중요한 것은 증상으로 인해 기능장애가 지속되더라도, 내담자의 신념을 갖고 함께 작업을 하는 것이고, 증상에 대한 환자의 믿음을 개인에게 최적화된 적응적인 신념체계로 바꿔주는 것이다.

취약성-스트레스 모델

조현병의 취약성-스트레스 모델이란 쉽게 말해 취약성과 스트레스가 함께 조현병의 특징적인 증상을 일으킨다는 것이다. 망상과 환청이 뒤에서 설명하게 될 임상 하위군에서 보이는 증상과 같이 나타나게 되는 것은 환자가 갖고 있는 취약성과 경험하는 스트레스의 성질에 따라 달라질 것이다. 취약성을 타고난 개인이 예를 들어 유전적인 취약성의 가중치가 있고, 적절한 산과적 처치를 받지 못했고, 부정적인 스키마가 있다면, 약물남용과 외상 혹은 여러 사회적 문제들이 중첩되는 환경적 스트레스 요인의 영향을 받아 정신병적인 특징이 나타나기 시작한다. 앞서 언급한 부정적인 스키마가 유지되고 적절한 관심이나 지지를 받지 못한 채, 마약을 복용하며, 일반적으로 빈곤한 사회적 환경에서 부당한 대우를 받게 되면 정신병적인 상태가 지속될 수 있다.

그런 환경적인 요인에다 정신병적인 경험에 대한 지나친 공포가 스트레스 상태를 더욱 악화시킬 수 있다. 하지만, 편집성 사고와 일시적인 환청경험은 놀랍게도 겉으로 보기에 멀쩡한 보통 사람들에서도 흔한 것으로 보고된다.[24] 이런 '정신병적'인 증상은 강박사고처럼 흔하고, 보통은 부정적인 방식으로 해석된다. 이것은 그런 증상을 아주 몹쓸 증상으로 낙인시켜 버리는 서구문화에서 특히 그렇다. 성과에 대한 압박감에 불면증을 겪고 가성환각을 경험했던 어떤 사람이 자신의 증상을 다음과 같이 표현했다.

"정말이지 누가 나한테 말하는 것처럼 들렸어요. 내 이름을 정말 부른 것 같았다니까요. 이러다가 미치는 것은 아닐까? 걱정도 됐어요. '내가 이렇게 멘붕에 빠지면, 틀림없이 직장에서 쫓겨날텐데, 그럼 사람들이 나를 어떻게 생각할까? 아마도 나를 정신병원에 입원시키려 들겠지, 그러면 깜깜하고 좁은 방에 갇혀있고 주

---

24. Johns, L. C., & Van Os, J. (2001). The continuity of psychotic experiences in the general population. *Clinical Psychology Review*, 21, 1125-1141.

사나 맞으면서... 내 인생은 여기서 끝났구나'란 생각이 들더라구요."

이 장면에서 우리는 갑자기 낯선 경험을 하게 되면, 일어나지 않을 일도 일어날 것처럼 과도하게 걱정하면서 불안해지고, 결국 더 심한 불면증도 생길 수 있음을 이해할 수 있다. 이런 과정이 환각 경험을 유지하거나 악화시키는 요인으로 작용할 수 있다. 자신이 만약 '정신분열'되거나 '미쳤다'고 생각하며, 다른 사람들과는 뭔가 본질적으로 달라졌다는 확신이 들면, 그런 자신을 바라보는 타인의 석연치 않은 반응을 통해 그런 신념이 한층 더 강화될 수 있을 것이다. 이 책의 8장에서 나오는 '정상화해석'(normalization)에서 사람이 극심한 스트레스에 처하게 되거나 인질로 잡힌 극한 상황에서에서 일시적 환각 경험이 일어날 수 있다는 것을 설명할 것이다. 그런 사실을 안다면, 그저 '스트레스를 받고 있구나!' 이해하며 넘어갈 수 있을 것이다. 그런 환경에 처한 이들이 그런 걸 경험하는 고통의 정도가 다를 뿐, 사람자체가 달라져 버린다는 것은 아닐 것이다. 다시 말해 우리가 만약 똑같은 어려운 상황에 처한다면, 적은 취약성이 있더라도 극심한 스트레스 때문에 이들이 경험하는 증상이 동일하게 생길 수 있다는 것이다.

정신증 환자를 만나 치료를 시작하면서, 초기에 정상화 해석[25]을 시도해야 하는 분명한 이유가 여기에 있다. 정상화 해석을 통해 환자의 불안은 줄어들고, 환자와 치료진간의 상호협력은 늘어난다. 또한 정상화 해석은 정신증상을 유지하는 과정에서 불안을 감소시켜 치료 초기에 환각적 경험의 강렬함을 줄여주는 치유 경험을 할 수 있게 해준다. '사고주입망상'이나 '관계사고'와 같은 증상도 비슷한 재앙화의 주제로 종종 나타나기에 이런 정상화 해석이 큰 도움이 된다.

정신증상과 공황증상에서 재앙화사고는 보이지 않더라도, 환청을 이용해 '안전행동'을 추구하는 것에 적극적일 수 있다.[26] 안전행동이란 환자가 경험하는 증상의 고통을 줄이려고 환자 스스로 고안해 낸 것이지만 기본적으로 회피행동을 통해 오히려 환청경험을 증가시키고 적어도 지속시키도록 만든다. 이런 상황에서 환청은 위험 신호로 인식되고, 환자는 이런 불편한 경험과 맞서거나 증상을 간직하고 싶지 않기에 환청이 일어날 수 있는 어떤 상황 자체도 회피하려 든다. 만약 어떤 사람이 사회적인 상황

---

25. Kingdown, D, G., & Turkington, D. (1994). Cognitive behavior therapy of schizophrenia. New York: Guilford Press.

26. Morrison, A. P.(1998). A cognitive analysis of the maintenance of auditory hallucinations: Are voices to schizophrenia what bodily sensations are to panic? *Bahavioural and cognitive Psychotherapy*, 26,289-302.

에서 환청을 듣게 됐다면, 그런 사회적인 만남 자체를 적극적으로 피하려 할 것이다. 안전 행동이 자기 딴에는 증상을 경험하지 않으려고 시도한 것이지만, 이런 식으로 안전행동을 하게 된다면, 환청을 없애버릴 수 있는 기회 자체를 가질 수 없거나, 이런 증상이 나타날 때마다 그 사람의 고유한 습관적 대처방식으로 굳어지게 된다. 재앙화사고로 인해 정신병적 증상이 악화되는 경험을 하면서 안전행동을 할 때, 전보다 더 강렬한 고통스런 정신병적 경험을 하는 경우도 있다. 안전행동을 멈추는 방법은 무엇일까? 그것은 안전행동보다 더 나은 대응전략이 있을 때에 가능하다. 정상화 해석을 하고, 환청 일기를 써보는 것은 증상에 대한 접근을 보다 용이하게 하고, 안전행동을 단계적으로 차단하는데 효과적으로 사용될 수 있다. 또한 치료 회기 내에서 단계적인 과제를 수행할 때 증상을 효과적으로 조절관리할 수 있다.

그러므로 환자가 자신에게 어떤 민감한 취약성이 있으며, 자신이 경험했던 스트레스가 상호작용을 통해 영향을 주었다는 것을 이해하기 시작하면 그 때부터 작은 변화가 시작될 것이다. 이런 이해가 가져올 두 가지 효과는 다음과 같다.

첫째, 혼란된 정신상태에 대한 의미를 재평가해서, '나는 보통 사람들과 다르지 않다', '내가 왜 기분이 나빴는지를 알겠어'처럼 안심을 시켜주고 낙인의 위험을 없애준다.

둘째, 고통스런 증상과 장애를 줄여주는 '문제해결법', '환청의 대처전략', '확고한 믿음을 시험해보기' 등과 같은 특정한 치료적 개입의 토대가 된다.

임상적인 증상분류

Crow[27]는 조현병에서 양성과 음성 증상이란 개념을 처음으로 도입했고, 개별 증상에 따라 각기 다른 신경학적 기전이 작용할 것이라고 제안했다. 첫 발병 때, 음성 증상이 주로 나타나는 경우에 입원치료를 통해서도 좋아지지 않으면, 병의 경과가 좋지 않았다.[28] Liddles[29]과 Barnes는 만성조현병의 3가지 요인 모델을 주장하며, 그것은 각각

---

27. Crow, T.J. (1985). Molecular pathology of schizophrenia: More than one disease process? British Medical Journal, 280, 66-68.
28. Carpenter, W. T., Heinrichs, D. W., & Wagman, A. M. (1988). Deficit and nondeficit forms of schizophrenia: The concept. American Journal of Psychiatry, 145, 578-583.
29. Liddle, P. F., & Barnes, T. R. (1990). Syndromes of chronic schizophrenia. British Journal of Psychiatry, 157, 558-561.

망상과 환각의 지각장애와 사고장애에서 보이는 와해된 사고, 음성 증상이라고 제시했다. Bleuler[30]는 '조현병군'을 제안했고, 공교롭게도 그 이후로 임상적 하위군이 '단순형', '편집형', '파과형', '긴장형'으로 분류되었지만, 그런 구분은 임상적 치료에 있어서 별로 큰 도움을 주지는 못했다.

조현병의 인지치료에서는 첫 발병시 삽화를 주의깊게 관찰한 후, 적어도 4가지 공통적인 임상양상이 있고, 각기 다른 전략적 치료 계획이 필요함을 지난 수 년간의 연구결과로 밝혀냈었다.[31] 이들 임상 유형은 그동안의 여러 연수학회와 강의에서 임상 증례 토론과 문헌고찰을 통해 평가 및 검증과정을 거쳤다. 토론에 참여했던 참가자들은 이런 분류가 임상적으로도 잘 구분이 될 뿐 아니라, 환자의 증상과도 잘 맞아떨어진다는 점에 동의했다. 이런 아형에 대한 공식적인 연구가 현재 진행중인 것으로 알고 있다. 여기서 우리는 이런 분류기준을 적용한 임상사례를 통해 조현병이란 아주 복잡하고, 이질적인 질환을 어떻게 효과적으로 치료할 것인지를 보여줄 것이다.

민감성 정신증

민감성 정신증 환자들은 청소년기 혹은 초기 성인기부터 증상이 서서히 나타나기 시작해서 약 1년 이상 증상이 지속되고, 사회적인 상황이나 학교 공부에 힘들어하며, 집을 떠나는 것에 상당한 스트레스를 받으면서 대인관계에서 종종 좌절과 위기를 경험하기도 한다(표 1.2 참조). 그런대로 학교생활을 잘 하는 경우도 있지만, 어느 정도는 고립된 채로 보내며, 대개 이전에 잘 대처했던 상황에서 심각한 문제를 드러내고, 정규교육을 마치거나 그보다 낮은 학력수준을 두루 보일 수 있다. 그러나 학업 스트레스나 업무환경에서 오는 스트레스가 더해지면, 조금 더 나빠지기도 한다.

이런 환자들의 정신병적인 사고는 일시적으로 자신과 관련이 없는 것을 자신의 일로 연관지어 해석하거나 자신이 다른 사람들의 뒷담화의 소재가 되거나 라디오 심지어는 TV나 뮤지컬의 가사에도 자신의 이야기를 하고 있는 것처럼 믿는 관계망상으로도 나타난다. 증상이 주로 사고장애나 환각, 편집증의 양상으로 상당히 화려하게 나타

30. Bleuler, E. (1911). Dementia praecox or the group of schizophrenias. New York: International Universities Press.
31. Kingdon, D. G., & Turkington, D. (2002). A case study guide to cognitive therapy of psychosis. Chichester, UK: Wiley.

표 1.2 민감성 정신증의 특징

- 수줍음이 많거나 상대적으로 혼자 있으려고 함
- 10대 혹은 20대 초반에 서서히 발병
- 상대적으로 사소한 스트레스로 발병 (대학입학이나 취업으로 집을 떠나는 것)
- 보호자들이 보통 간섭이 많은 편임
  - 환자의 과거 수행 능력에 비추어 치료결과에 대해 야심찬 기대를 보임
  - 대체로 격려하고 지지적인 모습
  - '너무나 열심히 노력'하는 것으로도 보임
- 환자는 이런 가족의 태도에 부담을 느끼지만 가만히 있는 편임
- 관계사고와 관계망상이 흔하고 상당한 자극이 주어지면 사고 전파가 특히 자주 나타남
- 주로 음성 증상이 눈에 잘 띄는 편임

나다가 종종 음성 증상의 잔재를 남기고 가라앉는다. 당연히 가족이나 다른 보호자들이 이런 증상과 사회적, 직업적인 기능이 떨어진 것을 상당히 걱정하며 환자를 도우려고 뭔가를 열심히 해보지만 그런 노력은 별로 효과를 거두지 못한다(12장에서 논의).

▶ 사례 1: 종민(Gordon) ◀

말이 없이 조용해 보이는 18살의 듬직한 체격의 종민은 고교 졸업 후 생긴 우울감을 주소로 처음 정신건강의학과 의사에게 의뢰되었다. 원래 그는 은퇴한 변호사인 아버지(66세)와 학교 선생님인 어머니(57세)와 같이 살고 있었다. 경찰관인 그의 형(24세)의 말에 따르면, 그는 '잔머리를 굴려 학교를 중퇴'한 후 집에서 차로 두 시간거리인 곳에서 방을 얻어 여자 친구와 동거하고 있었다. 정신질환의 가족력과 발달과정의 문제는 없었고 집근처 초등학교를 졸업한 이후에는 기숙사생활을 하는 사립중고등학교에 진학했다. 그는 처음 4년 동안은 만족스러웠고 첫 시험에도 좋은 성적을 보였으며, 화학, 물리학, 심리학 심화반 과정에도 열의를 보였다.

그 과정을 1년 정도 한 후, 그는 학업이 자기의 적성과 맞지 않는다고 느꼈다.

그는 다른 친구들과 대화를 전혀 할 수 없다고 말하면서, 그걸 자꾸 반복해서 생각하며, 친구들은 자신보다 훨씬 더 잘 지내고 있다고 말했다. 그가 처음 우울하다고 느꼈을 때 잠들기가 어려운 수면장애를 겪었다. 종민은 '사람들의 삶의 방식과 배경을 분석하느라' 시간을 보냈다고 언급했다. 그러면서 자신은 지금 적응을

못하는 것 같으니 자살하는 게 낫겠다며 실제로 철길을 가로질러 건너 보기도 하고, 달려오는 기차에 투신을 할 생각도 해 보았다고 토로했다. 그는 타인의 생각에 동기화되는 상태를 만들면, 다른 이의 생각을 쉽게 알아낼 수 있다고 느꼈다. 학교에서 그에게 심리상담을 받아보라 권했고, 진료의뢰서에는 '동기부여에 상당한 어려움을 보임'이라는 내용만 적혀있었을 정도로 그는 자신의 정신병적 증상에 대해서 누구와도 대화하지 않았다.

종민은 온통 천연색으로 보이는 환시를 보기 시작했으며, 이런 색채의 패턴을 통해서 다른 사람들의 성격을 알아낼 수 있는 어떤 방법에 대한 기발한 생각이 떠오르는 것 같았다. 그 무렵에 종민은 자신을 비난하는 어떤 여성의 목소리를 들었고 더 이상 학업을 계속 할 수 없어서 집으로 돌아왔지만, 얼마 후 지역 전문대학 미디어 연구 강좌를 수강하는 모습도 보였다. 그는 여기서 그 학교 학생들과는 잘 지내는 것 같았지만, 학업 성적은 그다지 좋지 않았다. 종민은 16세 때, 가끔 대마초를 피우기도 했지만, 정신건강의학과에 오기 6개월 전부터는 대마초를 전혀 피우지 않았다.

첫 면담에서 그의 목소리는 활기가 있었고, 대화에 자발적인 모습으로 철학적인 단어를 섞어가며 자신은 다른 사람 목소리의 특징만으로 타인의 생각을 알 수 있다고 주장했다. 그 외 감정의 둔화와 학업의 어려움, 음성 증상으로 볼 수 있는 낮은 동기수준을 보였고, 정신건강의학과 의사는 그에게 앞으로의 임상적인 경과가 상당히 좋지 않을 수 있다고 평가했다.

부모 면담을 통해 삼촌이 25년전에 자살로 사망했다는 이야기를 들을 수 있었고, 부모는 자기 아들은 전에는 씩씩하고, 적극적이고, 사려깊은 아이라고 말했다. 하지만, 종민은 2년 전부터 상당히 내성적으로 변하더니 딴 생각을 자주 하며, 주변 사람들에게 쉽게 짜증을 내며 어머니에게 어떤 목소리가 들리는 것 같다고 불평했었다고 했다. 종민의 아버지는 정신과 치료에 대해 매우 부정적인 태도를 보였으나 아들의 장래만큼은 걱정스러워했다. 약물치료가 시작되었고, 이 시기에 저자가 근무하는 대학병원의 인지치료 클리닉으로 의뢰되었다.

그는 몇 달에 걸쳐 외래치료를 받았으며, 점점 우울해지는 것 같다가 운전 중 가벼운 접촉사고를 낸 이후로 증상이 더 심해졌다. 당시에 그의 아버지는 그 일로 그가 정신을 못차린다고 심하게 나무랐고, 집안 분위기는 살얼음판과 같았다. 종민은 항우울제를 처방받았고, 항정신병약물은 중단했다. 그는 지방 전문대학에서 학업을 계속 했고 처음에 성적은 아주 괜찮았지만, 자신의 성적에 대해선 별로라고 생각했다. 그의 계획은 4년제 대학에 편입하는 거였지만, 새벽에 자고, 오후 늦게 일어나는 생활을 하고 있었기에, 학교를 가지 못하는 날이 많았다.

여름방학 이후에 종민은 치료시간뿐 아니라 강의시간에도 빠지기 시작했다. 이에 대해 그는 당시에 잠깐 휴학을 생각했었다고 하고, 자기가 아는 친구들이 모두 멀리 진학을 해 버린 탓에 아주 가끔 얼굴을 볼 수 있을 뿐이어서, 자신은 세상과 담을 쌓고 지내는 것 같은 느낌이 든다고 했다. 그는 치료시간에 몇 번 결석을 하기 시작했고, 그의 부모는 아들이 누구와도 만나기를 거부한다고 알려왔다. 그는 이상한 기분이 들었고, 부적절한 생각을 떨쳐내지 못했다. 종민의 형과 어머니가 설득 끝에 간신히 그를 병원에 데려오긴 했지만, '내가 무슨 생각을 하든지 사람들이 내 생각을 들을 수 있고 아는 것 같다'면서 학교생활을 도저히 할 수 없다고 호소했다. 뒤범벅된 생각을 정리하는 데 약물이 어느 정도 도움이 될 것이라는 설명에 약물복용을 다시 시작했고, 잠시 동안 학교는 쉬도록 했다. 그는 약물을 먹지 않을 때는 방안에만 혼자 틀어박혀 있었고, 이를 무기력하게 지켜봐야 했던 부모님의 인내심은 거의 한계에 다다랐다. 그는 다시 학교에 나갔지만, 아니나 다를까 성적은 하위권이었고, 이 무렵 빈정대는 내용의 생생한 환청을 듣기 시작했다.

평가를 끝낸 후, 우리는 '지나친 자극'으로 인해 그가 자신의 기능을 적절히 발휘하지 못하고 있다는 치료 모델을 정립했고, 그에게 '스트레스 완충제'로서 항정신병 약물인 리스페리돈을 복용하는 것이 좋겠다고 권했으며 그도 설명을 듣고, 치료를 잘받겠다고 동의했다. 부모와 함께 면담을 했고, 음성 증상 모델에 대해 설명했다(12장 참고). 아들의 회복을 위해서 부모의 비현실적인 기대와 지나친 간섭을 줄이는 것이 최선이라는 점에 부모도 동의했고, 병을 치료하면서 종민이 일 년을 쉬는 것까지 동의했다. 이 무렵 그의 기분은 금방 좋아지는 듯 했다. 하지만 그는 여전히 '사람들 사이의 고유한 에너지 파장을 느낄 수 있다'(사고반향)거나 '내 생각과 다른 사람의 생각을 크게 들을 수 있다'(사고전파)고 주장했다.

몇 개월 동안 치료를 받은 뒤, 종민은 사고전파와 외부의 힘에 영향을 받는 행동 즉 자신이 조절할 수 없을 정도로 눈이 돌아가는 현상이 왜 생기고, 또한 그런 증상들이 스트레스에 따라 심해진다는 것을 이해하기 시작했다. 종민의 아버지는 전보다 한발 물러난 것처럼 행동했고 어머니는 가끔 아들의 불평과 투정에 힘들어하긴 했지만, 여전히 그를 믿고, 지지적으로 대했다. 그의 형은 가끔 그를 만나러 와서는 사고전파 증상에 그가 어떤 식으로 대처하는 지 테스트한다면서 그를 사람들이 북적대는 록음악축제나 지역 요트 전시회에 데려가곤 했다.

어느 덧 종민은 지역일자리고용센터에 들려 복지담당자를 만나, 구직에 도움을 받고 싶다고 말할 수 있는 수준에 도달했다. 그가 어디로 가서, 무슨 일을 하고, 과연 그런 업무에 잘 대처할 수 있을지 의논하는 데에만 몇 주가 걸렸다. 센터를 나오면서, 그는 길 반대편에 있는 어떤 젊은이들이 자신의 생각을 알고 있고, 자신을 비웃는 것 같다는 생각이 들었다. 순간 그런 것 같은 느낌이 들긴 했지만, 다행스럽게도 '과연 그럴까?'라며 객관적으로 다른 사람들과 이야기할 수 있는 여유가 생겼음을 알았다. 착실히 면접을 준비한 끝에 면접도 잘 치러낸 종민은 결국 컴퓨터 프로그래밍을 위한 한달 간의 수강기회를 얻었고, 무사히 과정을 마칠 수 있었다. 그 때 이후로, 종민은 어머니 친구의 사무실에서 시간제 근무를 시작했다. 그는 전보다 덜 고립되었고, 조금씩 호전을 보이고 있다.

약물 관련 정신증

약물 관련 정신증의 핵심적인 요인은 정신증상이 환각약물을 복용한 시점 이후로 생겼다는 관련성이 직접적으로 확인되는 경우다(표 1.3 참조). 코카인, 암페타민, 엑스타시 같은 마약이 가장 흔하지만, 고용량의 대마초도 정신증을 유발할 수 있다. 이런 마약을 지속적으로 복용하게 되면, 정신병적인 삽화가 더 자주 생길 수 있으며, 시간이 경과한 후에도 정신병적 증상이 마약을 복용하지 않고도 생길 수 있다. 예를 들어, 마약과 관련된 TV 프로그램을 시청하거나, 같이 마약을 복용했던 친구를 만나는 경우처럼 마약을 복용하지 않아도 유사한 증상이 지속되는 경우를 종종 볼 수 있다. 다시 말해, 단 한 번의 마약복용으로 정신증 삽화를 경험했다면 이후에 정신병적 증상이 나타날 수 있다. 증상이 지속되는 경우에 첫 발병시 보였던 증상을 부분적이나마 재현하는 경우가 많기 때문에 마약을 복용했던 당시의 행적을 꼼꼼히 되짚어 볼 필요가 있다. 이때 가족과 다른 보호자와 협력하는 것이 반드시 필요하고 일관되게 공감하는 작업이 필요하지만, 자주 혼란되며 공격적이기까지 한 환자를 다루는 것은 여간 어려운 일이 아니다. 적어도 치료 초기에, 환자의 협조를 얻어내는 것이 가장 중요하다.

표 1.3 **약물 관련 정신증의 특징**

● 첫 증상의 시작은 환각약물 복용 후 정신증이 발병함(암페타민, 코카인, LSD, 고용량의 대마초)
● 마약복용을 하지 않은 상태에서 재발과 증상이 지속됨
● 첫 내원시 성격장애나 약물남용으로 오진할 수 있음
● 환각과 편집증 등 첫 정신증 양상이 반복됨
● 보통 10대나 20대에 발병
● 반항적인 성격을 보임
● 가정이 파탄되는 경우가 흔함
● 보호자는 어떻게 도와야 할지 몰라서 환자에게 혼란된 메시지를 전달할 수 있음
● 치료에 상당히 비협조적인 경우가 흔함

▶ 사례 2: 영호(Craig) ◀

영호는 큰 키에 장발을 한 건장한 청년으로 일주일에 두 번씩 일어나는 생생한 '환각재현(flashback)' 증상으로 병원을 방문하였다. 그는 약물을 과량으로 복용하는 자살시도를 했지만 다행히도 심각한 손상이 진행되기 전에 발견되었다. 그는 환청이 들릴 때마다 머리를 벽에 박았고 전선줄로 목을 매다는 것까지 계획했었다고 했다.

영호는 원래 한적한 농촌 마을에서 태어났다. 그에게 형이 두 명 있었고 어머니는 그가 태어난 이후로 그를 전혀 돌보지 못했다. 아마도 어머니는 산후 우울증을 겪은 것 같고, 대신 그는 조부모와 많은 시간을 보냈다. 영호의 부모는 8세 때 이혼했고, 그는 아버지와 살기 위해 노팅험으로 이사를 가야했다. 물론 연휴에는 어머니와 만날 수 있었다. 그런 사정이 있었음에도, 그는 어린시절이 행복했었고, 가족과도 그럭저럭 잘 지냈다고 회고했다. 17세까지 학교성적도 상위권이었다. 졸업시험을 우수한 성적으로 통과한 후에 조현병의 양성 증상이 생겼지만, 대학진학을 위한 선행 과목을 수강했다. 그는 과거에 내과적 병력은 전혀 없었다고 했다.

영호는 14세부터 대마초를 피우기 시작한 후 LSD를 복용했고, 가끔은 헤로인까지 손을 댔다. 그는 정신병적인 증상이 생긴 이후로는 마약 복용을 자제하려고 했지만, 가끔은 친구들의 유혹에 넘어가기도 했었다. 아프기 전에는 여자친구도 여럿 있었다. 그는 아버지를 가끔 돕는 것 외에는 전혀 일을 하지 못했다.

영호는 17세에 약 석 달동안 자신의 머리 밖에서 메아리처럼 들리는 것 같은 환

청으로 병원을 찾았다. 그 목소리는 가끔은 자신의 생각을 따라하고, 자신에게 뭔가를 지시하기도 했으며, 심지어는 자살하라고 재촉하듯이 명령했다. 그는 그 목소리를 듣고 그대로 행동하게 될 것 같아 불안했고, 생각이 중단되거나 전파되는 것 같다는 생각이 들었다. 그는 어떤 비밀요원들에 의해 조종당하는 것 같고, 전기장과 같은 자신이 알지 못하는 방법으로 두 명의 요원에게 완전히 점령당한 느낌을 받았다. 그런 증상이 생기기 전에 4개월간 헤로인이나 LSD를 전혀 하지 않았고, 대마초는 2개월간 전혀 피우지 않았다고 했다. 그는 항정신병약물을 처방받고 몇 달 후 증상이 호전되었다. 이후 대학을 다니기 시작했지만, 여전히 사고전파와 혼란된 사고로 어려움을 호소했다. 약을 먹으면, 졸려서 공부를 할 수 없다고 약물을 중단했는데, 이후로 사고 주입, 신체망상, 자신의 생각이 들리는 증상도 경험했다. 하지만, 그는 대학을 계속 다니면서 시간제 일을 하려고 노력했다. 어느 날 그는 환청에 반응하여 TV와 CD 플레이어를 부수고 다시 정신건강의학과에 온 후, 리스페리돈으로 약이 바뀌었지만 정신과 약은 꾸준히 먹지 않았다.

영호는 자신의 형을 때리려고 하며, 아버지에게 칼을 휘두른 후에 다시 병동에 입원했다. 당시에 그는 약물을 과량복용하고 목을 맸지만, 다행스럽게도 심각한 손상이 오기 전에 발견되었다. 그는 환청에 반응해서 급기야는 6살된 여동생을 때리기도 했다. 그러나 입원한 후, 약물치료를 하며 병원에서 안정을 찾아갔다. 퇴원 후, 친구들과 같이 살기 위해 집을 나왔지만 학교수업을 따라가지 못해 결석을 하기 시작했다. 몇 주 후에, 그는 약물에 취한 채, 라디오를 부수고, 창문에서 떨어진 채 발견되었다. 영호의 사례관리자가 자활쉼터로 그를 옮겼고 거기서 마음을 고쳐 먹은 것 같았지만, 다시 약물을 과량 복용해 재입원했다.

입원당시 영호는 외계인이 자신과 얘기하고 있고, 친구를 죽이고 자살하라고 명령한다고 믿고 있었다. 그는 처방약물이 '청산가리'라고 주장했고, 사고 주입과 사고탈취에 대한 내용을 언급했다. 약물치료를 받은 후 호전되자, 퇴원 후 여자친구네 집으로 들어갔지만, 곧 헤어져서 다른 자활쉼터에서 몇 달간 지나게 되었다. 그런 후 2년 동안 아파트에 혼자 살았지만 마약을 복용하는 친구들과 계속 어울렸다. 얼마 지나지 않아 마약을 복용하고, 항정신병약물을 끊으면서 재발되었고 다시 입원하게 되었다. 그는 집에서 고함을 지르며 흥분했고, 자기 방에 우연히 난 화재에도 전혀 대응하지 못하고, 속수무책이어서, 안전을 위해서 입원조치가 불가피했다. 그는 TV를 보면 관계망상이 발전해서 TV를 전혀 볼 수 없었다. 또한 우울감과 자살사고 및 환청을 호소했다.

영호는 병원에서 약물을 복용하지 않을 것을 우려해 장기지속형 주사제를 맞고, 자활쉼터로 복귀했다. 학교에 돌아갔지만, 마약을 끊지 못한 것을 나중에 아버지가 알게 됐다. 영호는 심각한 사고의 장애를 보였고 엄청난 양의 술을 마셨다. 클로자핀을 투여했지만, 진정작용 때문에 복용을 거부했다. 어울렸던 친구들이 그를 멀리하자 4번째 입원을 했다. 입원 당시 그는 드라이버를 손에 들고 소리치며 뛰어다니면서, 동네 주민들을 위협하여 경찰에 체포되어 병원으로 연행되었다. 체포당시에 상당한 양의 코카인이 이웃 주민의 제보에 의해서 발견되었고, 자신의 집에 불을 지를 거라 위협했다. 하지만, 마약반응검사는 음성이었다. 그는 병원에서 나온 후, 자신의 집으로 돌아갔지만, 재활 프로그램에는 참여하지 않았다. 이후에도 몇 번에 걸쳐 심각한 약물과다복용으로 입원했지만, 번번히 마약반응검사는 음성으로 나왔다. 그가 인지치료에 의뢰된 것은 그 무렵이었다.

평가과정을 통해 지난 6개월의 기간 동안, 증상이 생기고 재발했던 상황을 잘 볼 수 있도록 그와 함께 사례를 재구성해 보았다. 이 작업은 탐색적이고 비판단적인 방식으로 진행되었고, 마약을 복용한 이유를 재검토하며, 문제점을 배우는 시간이었다. 현재 그는 이런 증상이 과거의 마약복용으로 생겼다는 것을 점차적으로 받아들이게 되었고, 뒤에서 다루게 될 여러 치료적인 작업에도 협조적으로 임할 수 있었다.

외상성 정신증

외상성 정신증은 경계선 인격장애(BPD)와 외상후 스트레스 장애(PTSD)의 연속선상에 있다. 어린시절이나 초기 성인기의 성폭행과 같은 외상 사건을 경험한 것이 경험한 것이 정신증의 발생과 상당한 관련성이 있는 경우에 해당된다(표 1.4 참조). 예를 들어, 가해자의 목소리나 낙태한 아이의 목소리가 환청으로 들리는 경우다. 이 목소리가 자신에게서 나온다고 생각하는 경계선 인격장애나 외상후 스트레스 장애와 달리 그것이 외부의 어떤 사람이나 특정기관에서 말하는 것이라고 외부로 원인을 돌린다면, 정신병적 증상이 되는 것이다. 조현병의 진단을 내릴 수 있는 사고전파나 편집증과 같은 정신병적 증상도 나타날 수 있다. 그러나, 이런 환자들과의 작업은 환청과 같은 정신병

표 1.4 외상성 정신증의 특징

- 환청
  - 모욕적이며, 공격적이며 성적인 내용의 환청
  - 2인칭으로(당신은 00라는 욕설)
  - 지시환청 ('자살해라', '자녀를 죽여라')
- 당사자는 충격을 받거나 이질적으로 느낌
- 반복적이며 불편함
- 병식이 생겼다가도 없어지는 등의 변동이 있음
- 자신을 비난함
- 성폭행에서의 외상후 스트레스장애와 관련됨
- 우울증에서 자살사고 및 우울한 사고를 보임
- 경계선 인격장애의 특징과 상당부분 겹침

적 증상을 이해할 뿐만 아니라 충동성과 버림받는 것에 대한 공포, 자해나 외상후 스트레스와 같은 복합적인 경계선 인격장애의 증상을 모두 감내해야 하기에 쉽지 않다.

▶ 사례 3. 민정(Gillian) ◀

민정은 31세에 처음으로 정신건강의학과에 내원하였다. 그녀는 정신건강복지법에 따라 경찰관이 의뢰하여 응급입원하였다. 입원당시 그녀는 지나치게 야한 복장에, 매우 진한 화장과 화려한 장신구로 치장하고, 휘황찬란한 색깔의 부적절한 옷차림새를 보였다. 그녀는 '생체공학적으로 제작되어 자신에게 이식된 팔'이 집에서부터 문제를 일으켰다고 언급했다. 신체검진결과 그녀는 반복적으로 머리를 감아 머리카락이 거의 다 빠진 상태였고, 마스카라를 심하게 해서 양쪽 눈에 결막염이 있었다. 부적절한 정동과 청결함에 대한 집착을 보였으며, 지속적으로 환청에 영향을 받는 듯 했다. 사실 그녀는 정신적으로 매우 힘들어했음에도 자해와 타해의 위험은 그렇게 크지 않은 것으로 평가되었다. 정신병적인 집착의 정도에 따라 건강상태가 악화되는 경향이 관찰되었다.

민정의 어린시절 동안 발달과정에 특별한 문제는 없었지만, 초등학교 때부터는 또래에 비해 학습진도가 느려 개인지도가 필요했었다. 성적은 좋지 못했고, 지능검사결과 경계선 지능으로 판정받았다. 그녀는 대부분의 시간을 부모님과 보냈다. 아버지는 류마티스 관절염으로 거동이 불편하셨고, 그녀 나이 22세때 갑자기 돌아가실 때까지 그녀가 주로 간병을 했다. 어머니는 아버지의 사망이후 가장의 역할을 하느라 가정부 일을 해야 했다. 민정이 29세때, 어머니가 갑자기 심장마비로 돌아가실 때까지, 그녀는 가정부일을 하는 어머니 곁에 늘 붙어다녔다. 당시 두 오빠와 두 언니는 이미 결혼하여 본가에서 멀리 떨어져 살았고, 결국 그녀는 심한 알코올 중독자였던 큰오빠인 민준(Jack)과 살게 되었다. 민준의 친구들은 술을 먹기 위해 집에 와서는 민정을 성추행하고 민준에게 돈을 주고 갔다. 그 돈으로 민준은 민정에게 보석과 상당히 야한 옷을 사주고 술친구들이 집에 왔을 때, 그녀에게 화장을 하도록 강요했다. 그녀는 성매매 접대부처럼 이용당했고, 반복적으로 성폭행을 당했다. 처음에 그녀는 강박적인 사고와 제의적인 행동을 보였고, 불안하고 우울감이 지속되었다. 이 증상으로 급격한 가성환각과 사회적 위축을 경험했다.

정신건강의학과에 내원했을 당시에, 민정은 지속되는 환청으로 고통을 받고 있었다. 환청은 2인칭의 명령조였다. 그 내용은 '너는 쓸모없어', '화장을 해라', '좀 괜찮은 옷을 입지?', '너는 걸레야', '더러운 년, 머리 좀 감아라' 등이었다. 그녀는 그 목소리가 100% 맞다고 믿었지만, 그 의미가 정확히 무엇인지는 알지 못했다. 때로 그녀는 시각적 이미지와 목소리를 동시에 듣는 환시를 경험했다.

민정은 항정신병약물로 약간의 증상호전을 보였지만, 환청과 음성 증상은 여전히 그녀를 괴롭히고 있었다. 평가과정에서 그녀는 여러 가지 과제를 비교적 잘 수행하는 모습을 보였다. 그녀는 결국 조현병의 진단하에 인지치료를 받기 위해 의뢰되었다. 민정은 클로자핀을 6개월 동안 복용하게 하고, 그 기간동안 반복적인 머리감기와 지나친 화장을 하지 못하도록 했으며 근처의 호스텔에 머물게 하면서 행동치료도 병행하기로 했다. 이를 통해 증상이 어느 정도 호전되었지만, 다음 평가에서 증상을 더 호전시키기 위해 인지치료모델을 갖고 치료작업을 시작했다. 이후의 경과는 이 책의 후반부에 기술하였다.

불안성 정신증

상당한 스트레스 반응으로 불안감과 우울감이 고조될 수 있다. 물론 우리는 이런 감정에 대해서 제대로 알지 못할 때가 많은 것도 사실이다(표 1.5 참조). 불안한 상황에서 어떤 '망상적 분위기'가 감지되면, 즉 뭔가 심상치 않은 일이 일어나고 있다는 느낌이 영적이거나 마술적인 의미로 다가온다. 그런 후 갑자기 자신에게 일어나고 있는 일

표 1.5 불안성 정신증의 특징

- 발병시기
  - 급성: 수일 혹은 수주 내에 발병
  - 20대 후반 이후나 상대적으로 늦은 나이에 발병
- 업무 부담과 같은 스트레스와 관련됨
- 고통스런 느낌이 나름 의미있는 어떤 설명으로 확고해지면서 동시에 불안이 경감됨
  - 망상적 지각 혹은 망상적 결론(예) '저 사람 때문이었군' '내가 구세주이기 때문에 핍박받고 있어'
- 혼자 고립되는 경우가 흔함
  - 거리상으로(혼자 살거나 직장도 집과 멀리 떨어져 있음)
  - 대인관계상으로(관계가 단절됨)
- 보통 과대망상이나 피해망상이 존재함
- 스트레스에 대한 반응으로 향후 추가 삽화가 발생함.

이 무엇인지, 자신이 왜 이렇게 느끼는지 그 이유를 알 것 같은 착각이 든다. 자신이 거의 고립될 수 밖에 없고, 신뢰하는 누군가와도 그런 고민을 나눌 수 없었던 이유는 가령 '그건 이웃들이 독을 타서 나를 죽이려고 하기 때문에', '그들은 나를 결코 좋아하지 않으니까', '그건 내가 고귀한 왕족의 혈통으로 타고난 것을 사람들이 시기하기 때문이야'라는 생각 때문이다. 그러면, 이런 생각의 결과로 다른 증상이 부수적으로 동반될 수 있지만, 주된 양상은 그 생각을 입증할 만한 증거가 부족함에도 아주 강한 신념의 형태로 지속됨을 볼 수 있다. 물론 그 믿음의 특징은 자기 딴에는 진실처럼 여겨지거나 어느 정도는 그럴 만하다고 이해할 수 있는 수준이겠지만, 그렇게 강한 확신이 들 정도로 그 생각을 뒷받침하는 증거는 충분하지 않다.

▶ 사례 4: 종국(Paul) ◀

가정의가 응급으로 종국의 집으로 왕진을 요청했기에 그의 집에서 처음 진료를 보았다. 당시 그의 나이는 28세였다. 아버지는 판사였고, 어머니는 변호사였는데, 지난 열흘동안 갑자기 달라진 아들 때문에 매우 걱정하고 있었다. 몇 주 전에 아들은 전에 사귀던 여자친구가 약혼했다는 사실을 알고 난 후 심란해하는 것 같았다고 했다. 그 이후에도 한참을 고심하다가, 취직을 해보려고 노력했지만, 잘 되지 않았다. 그는 미술에 학위가 있었지만 기대했던 것만큼 구직 시장은 그에게 호의적이지 않았고 그는 취업을 포기한 듯 보였다.

이런 문제에도 병원에 오기 열흘 전까지만 해도 잘 지내는 듯 보였다고 했다. 열흘

전에 종국의 형이 전자회사의 이사로 승진되었다는 소식을 듣고 난후, 갑자기 불안해 하면서 불면증을 보였고, 뭔가 고심하는 듯한 표정을 보였다. 내원 3일전에는 극도로 불안해하며 심장이 두근거리고, 속이 뒤틀리며, 온몸의 떨림 증상을 보였다. 얼굴빛이 창백해져갔고, 점차 방어적이 되며 사고가 흐트러지고 몹시 난처해하며 이틀 동안 거의 한숨도 자지 못했다. 그는 자신이 예전에 여자 옷을 입는 것을 좋아했던 것을 생각하고 자신이 여성으로 바뀌었다고 믿었다.

종국에게 물질남용의 과거력이나 정신과 질환의 가족력은 전혀 없었고, 출생시 손상이나 발달과정에 문제도 없어 보였지만, 남동생이 종국이 세살이었을 때, 보육원으로 입양되어 보내져야했다. 그는 이것이 어느 누구에게도 털어놓지 못하는 어두운 가족사의 비밀이라 얘기했다. 그는 고등학교까지는 공부는 상당히 잘했고, 대학진학에 별다른 문제는 없었다.

병동에 입원한 후, 그는 자신이 옷 가게에서 여성복을 입었던 장면이 찍힌 동영상이 있을 것이고, 그것이 유출되어 누군가가 그것을 보고 자신이 어떤 식으로든 피해를 봤을 거라고 억울해했다. 정신적 초조함이 조금 가라앉은 후에도, 종국은 자신이 점점 여자로 변하고 있으며, 그 동영상 속에는 몇 달 전 발생했던 총격사건의 참사를 미리 암시해준 증거들이 있었을 거라고 설명하며, 자신이 그 총격 살인자의 마음속에 살인을 할 생각을 심어주었다고 주장했다. 결과적으로 그는 총격사건으로 숨진 어린이의 희생에 대한 자신의 혐의가 입증되어 곧 경찰에 체포될 것이고 이후에 수감되면서 살인마로 기억되어 사람들에게 비난을 받을 것이라고 했다. 또한 그는 자신이 유명한 가요를 작곡했는데, 어떤 작곡자가 그 동영상을 보고나서 자신의 곡을 표절했다고 주장했다.

종국은 항정신병약물을 복용하고 나서 망상적 행동은 어느 정도 조절되었지만, 망상의 체계자체는 약물에 크게 영향을 받지는 않은 듯 했다. 자신이 받게 될 핍박이 임박했으므로 그가 혹시 자살을 감행하는 것은 않을까하는 우려가 있었다. 약물치료로 그의 사고장애와 정신적 착란과 심한 신체적 불안증상이 진정되긴 했지만, 망상이 여전히 그의 삶의 방식을 지배하고 있었기 때문에 삶의 질은 매우 떨어져 있었다. 그는 치료에 잘 듣지 않는 체계화된 망상에 자살위험까지 있어 결국 집중적인 인지치료를 받기 위해 의뢰되었다.

다른 가능한 임상군

상기 임상군 외에 다른 임상분류가 물론 있을 수 있지만, 일반적으로 조현병으로 진단할 수 있는 사람들은 앞서 언급한 4가지 분류 안에 대체로 들어가는 것 같다. 물론 일부 환자들은 한 가지 이상의 분류에 속할 수도 있다. 우리는 이런 분류가 그냥 조현병이라고 진단을 내리는 것보다는 환자들이 겪는 증상을 더욱 자세하고 정확히 묘사해주는 장점이 있어 치료적인 개입에 훨씬 유용하다고 생각한다. '정신질환'이란 용어 자체는 낙인효과 때문에 사람들에게 자주 문제를 일으키지만 만약 '사고지각민감성장애' 혹은 '심각한 불안장애'라는 식으로 특정 질환이나 문제로 대치하면 이런 문제를 경험하는 사람들에게 어감상이나마 좀더 수용적인 느낌을 줄 수 있다. 우리가 사용하는 용어를 쉽게 순화시키면 환자와의 의사소통을 증진시키고, 결국에 치료적인 개입과 상호이해를 높이는 데 기여할 것이다.

임상하위군이 어떤 식으로 생기는가에 대한 가능한 발생기전을 그림 1.1에 제시했다. 어떤 사람에게서 조현병이 생기는지, 우울증이나 경계선 인격장애나 약물의존이 생기고 혹은 아예 발병하지 않는지에 대해서 취약성과 스트레스에 대한 어떤 차이가 분명히 있을 것으로 여겨진다. 낙인효과는 병을 심화시키며, 원인을 외현화시키는 편견에 대한 경향(목소리를 다른 사람의 것으로 생각하거나 자신의 경험을 다른 사람들 탓으로 돌리는 것)을 강화시킬 수 있다.

조현병의 증상을 이해하기

조현병의 증상은 영향력있는 정신병리학자인 Jaspers[32]의 말처럼 '이해불가능한 것'으로 기술되어 온 것이 사실이다. 하지만, 그 이후로 많은 경험과 연구에 힘입어 조현병의 증상은 그보다 조금 더 이해할 수 있는 것으로 받아들여진다. 망상과 환각, 그리고 사고장애와 음성 증상을 이해하기 위해 제시된 인지모델을 그림 1.2에 요약해 놓았다. 한 가지 사례를 도식화하는 과정에서 원인, 역할, 증상의 의미와 증상을 유지하는 요인에 대한 개인에게 맞는 적절한 설명이 추가될 것이다.

---

32. Jaspers, K. (1963). General Psychopathology (J. Hoenig & M. N. Hamilton, Trans.). Manchester: Manchester University Press.

망상

환청과 더불어 정신증상의 핵심인 망상은 환자가 경험하는 목소리와 보여지는 현상에 대한 믿음으로, 기본적으로 그 현상을 경험하는 자체보다 중요한 의미로 부여되고 받아들여지는 것들이다. 비슷한 증상으로 사고추론과 수동현상(11장 참고)은 망상의 특정한 유형으로 볼 수 있다. 망상이라고 하는 짧은 단어안에는 자신에게 고통

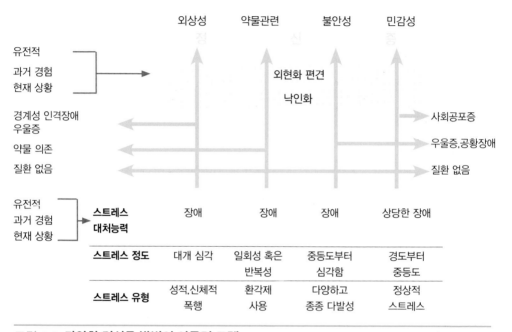

그림 1.1 다양한 정신증 발병의 이론적 모델

편집 망상	⇦	의미를 찾는 시도
		외현화 편견
		'억울한 나/ 못난 나'
과대 망상	⇦	낮은 자존감에 대한 방어(특별한 사람이 된다는 의미)
		다른 부정적인 믿음이나 상황에 대한 반응
환각	⇦	낙인효과/재앙화사고
		'안전행동'에 의해 강화
		'억울한 나/ 못난 나'
사고 장애	⇦	의미있는 자료와 관련된 과민각성반응 혹은 방어
음성 증상	⇦	불안이나 양성 증상에 대한 방어
		현재는 달성하지 못하는 기대에 대한 움츠러든 반응
		인지 장애

그림 1.2 증상에 대한 해석

을 주는 강력하고 지속되는 믿음이 중요한 타인과의 관계에 방해가 된다는 의미가 내포되어 있다. 더 자세히 말하면, 전통적으로 망상적 믿음은 잘못되고, 비합리적인 믿음으로 어떤 설명으로도 교정되지 않으며, 개인이 속한 문화적 배경과 맞지 않는 것이다. 우리는 이런 망상이 가지는 비합리성과 부정확성과 문화적 불일치성에 대해 그동안의 범주적인 추정에 문제가 생긴 것이라는 주장을 제기했었다. 하지만, 이 책에서 우리는 일반적으로 이상하게 여겨지는 망상이 아예 이해할 수 없을 정도로 부정확하지 않으며, 오히려 망상은 이해할 필요가 있고, 그 결과 역시 탐색할 필요가 있다는 점에 주목한다. 이런 설명에 부합하는 사례로 편집망상으로 입원한 환자의 이야기를 소개하려고 한다. 환자의 편집망상은 주로 그녀의 남편에 대한 이야기에서 주로 언급되었다. 그녀는 남편이 자신을 죽이려한다고 경찰에 고소했다. 그녀의 가족은 이것이 사실과 다르다며 반박했고, 그녀의 남편도 결백한 것처럼 보였으며, 오히려 그런 그녀를 무척 걱정하는 것 같았다. 그녀는 결국 약물치료를 받고 집으로 돌아갔는데, 그녀의 가정주치의가 염려했던 대로, 몇 개월 후 일반병동으로 입원하는 상황을 맞았다. 그런데, 공교롭게도 실제 남편이 그녀를 독살하려는 정황이 드러났고, 남편은 결국 살인미수 혐의로 체포되었다. 위와 같은 예는 정말 드문 예긴 하지만 훨씬 더욱 괴이하거나 겉으로는 어이없어 보이는 망상도 위처럼 개연성있는 사실로 밝혀질 가능성이 전혀 없는 것이 아님을 보여주는 전형적인 사례다. 그래서 적어도 어떤 사람이 무언가를 진실로 믿는 이유는 평가와 치료가 진행될수록 더욱 확연하게 판가름날 수 있을 것이다.

우리가 망상을 평가하고 이해함에 있어서 핵심적 고려사항은 다음과 같다.
- 강도: 그 믿음을 얼마나 강하게 믿고 있는지?
- 맥락: 그것이 그 사람의 처한 상황과 어떻게 관련이 있는지?
- 집착: 그 사람이 그 경험에 대해 얼마나 많은 시간을 집착하며 보내는지
- 그럴듯한 정도: 그 믿음이 얼마나 이해가능한 수준인지
- 개인화: 그 경험을 자신의 상황과 얼마나 많이 관련시키는지

망상이 생기는 이유는 여러 요인이 있고, 그런 강한 믿음이 확고해지며 거기에 환자가 몰두하는 데에도 여러 개인적 사정이 있을 것이다. 예를 들면, 어떤 망상은 환자에게 복잡한 상황이나 관계를 설명해주며 자신의 삶에서 질서와 의미를 부여할 수 있다.

이럴 때에는 자신과 관련된 믿음과 일치하는 것으로 볼 수 있다. 사회적, 문화적 고려사항 역시 환자의 망상에 훨씬 강력한 영향을 준다. 가령, 가족이나 동료에게 받아들여지고 싶은 애착 욕구가 망상 형성에 영향을 줄 수 있다. 자신과 관련된 망상적 믿음이 특별한 권력이나 위치, 왕족의 혈통이나 신성한 주제로 나타나는데, 초라해 보이는 자의식을 남들에게 돋보이고 싶은 인정 욕구가 숨어있다. 편집망상은 우울증을 흔히 동반한다. 이런 믿음은 불공정해 보이는 억울한 상황을 반영하고, 어떤 사건 즉 직장에서 기회를 놓친 것에 대한 책임을 자신에게 돌리기보다는 남들이나 어떤 기회 상황, 즉 시장 환경의 변화나 자신의 전문영역이 더 이상 필요로 하지 않게 되었다는 식으로 탓을 하며, 자기 나름대로의 대안적인 설명을 모색하는 것이다.

여기서 가장 중요한 점은, 환자의 상황과 증상을 망상이 시작된 첫 삽화를 중심으로 맥락에 맞게 구성해 보는 것인데 보통 이런 접근 방식은 망상적 믿음에 관한 의미를 찾아내는데 도움이 된다. 특히 어떤 망상이 굳게 형성되어 있거나, 망상의 개수가 많지 않는 경우에 도움이 된다. 가끔 정신병적인 상태가 심한 사람에게서 망상이 일시적이며, 그 강도가 약한 상태로 나타나는 경우도 있다. 이런 경우에 망상은 크게 의미있어 보이지 않더라도, 망상이 그 사람의 현재와 과거의 경험을 반영하는 경우가 많다.

환각

마음이 아닌 외부에서 들어오는 것 같은 환각은 인지모델에선 정확히 그 사람 자신의 생각에서 나오는 것으로 규정한다. 따라서 환각을 적절히 설명하자면, 내부에서 나오는 생각이 외부에서 들어오는 것처럼 느껴지는 현상으로 전통적으로 감각 기관에서 감지되는 자극이 없는데도 외부현실의 특징을 반영하는 생생한 경험을 환각으로 정의한다. 그래서 환청과 환시 및 신체적 환각은 그것이 외부의 실제적 사건과 연루되었을 때, 강력한 기분과 행동 반응을 유발하고 이는 전적으로 자신의 마음에서 나오는 인지적 현상임을 명심할 필요가 있겠다. 여기에선 환각에 대한 믿음이 핵심적이라 할 수 있다. 환자가 이것이 자신의 마음에서 나왔다는 것을 알아차리지 못하면, 물론 이런 일은 다반사지만, 주변에선 그것이 결코 사실이 아니라고 설명해줘도, 그런 경험을 뼛속 깊이 확신하게 되면서 혼란스럽게 되며, 고통을 겪는다. 병식을 가져야 하는 한 가지 이유는 보통 환자가 갖고 있는 믿음을 대체할 수 있는 대안적 믿음을 갖게 되면, 감정적 고통이 덜어지기 때문이다.

가장 흔한 환각인 환청은 보통 원치 않는 증상으로 나타나 상당한 고통을 초래한다. 그래서 일반적으로 환청은 병적인 것으로 여겨진다. 이것은 정신건강의학과 전문의나 정신보건관련 종사자들 뿐만 아니라 일반 대중들에게도 마찬가지다. Marius Romme[33]의 연구 성과로 인해 '환청을 듣는 사람들의 모임'이란 단체가 주목을 받게 되었는데, 이런 단체들의 활동을 통해 잘하면 '환청을 듣는 사람들도 있구나'라는 사실을 알게 되지만, 최악의 경우엔 오히려 잘못된 의미가 전달될 가능성도 있다. 이 모임의 임원들은 많은 사람들이 자신들이 중요시여기거나 긍정적으로 보는 것을 말소리로 들을 수 있다고 주장한다. 예를 들어, 혼자 쓸쓸이 지내는 환자는 옆에서 수다를 떠는 여성의 목소리를 들을 수 있고, 이것을 좋은 친구의 목소리인 것처럼 받아들인다는 것이다. 또 어떤 이들은 환청이 양가적으로 나타날 수 있다. 다시 말해 환청이 어떤 때는 긍정적인 효과를 주기도 하지만 어떤 때는 부정적인 속성으로 나타난다. 정신건강의학과에 내원하는 환자들의 경우 대부분, 부정적인 환청을 경험하지만, 어떤 면에서는 긍정적인 효과도 있을 수 있다. 따라서 환청을 전부 부정적인 것으로 간주하는 것보다는 개인에게 미치는 환청의 영향과 개인이 받아들이는 환청의 의미를 이해하는 것이 무엇보다 중요하다. 특히 환청이 모욕적이고 불쾌한 말소리로 들리는 경우에 더욱 그렇다. 환청이 줄어드는 어떤 순간에, 그동안 많은 시간을 환청과 싸우느라 시간을 보냈던 환자들은 오히려 외로움과 공허함을 호소하기도 한다. 행여라도 이것이 환청을 그대로 방치하는 이유가 돼서는 곤란하지만, 환청의 이런 속성은 분명히 파악하고 있으면, 상당한 도움이 된다.

보통 사람들도 다른 감각에 의해서 유발되는 정상적인 환각을 경험한다. 예를 들어, 혼잡한 출퇴근 시간에 창밖으로 차소리가 더 크게 들리는 상황에서 욕하는 환청이 생긴 사람의 경우가 그렇다. 이런 경우에, 집에 이중창을 설치한다면, 소음과 연관된 환청을 줄이는데 아주 효과적일 것이다. 이런 단순한 환경적인 개입은 정신건강 전문가들이 근본적인 치료법으로 여기지 않기에, 우선적으로 고려되지 않는다. 제한적인 평가가 이뤄지는 임상적인 환경에서 교통소음과 같은 유발인자는 확인하기 어려워, 당장 어떤 개입을 하기가 쉽지 않을 수 있다. 많은 이들이 불분명한 지속적인 소음인 '백색소음'이 있는 곳에서 환청을 경험한다. 예를 들어, 어떤 환자는 아파트 계단에서 누군가 콧노래를 부르는 환청을 경험했는데, 이것은 나중에 이웃집의 탈수기 소리인 것

---

33. 23과 같음.

으로 밝혀졌다. 이 경우에 이웃집에 찾아가 소음을 줄이기 위한 방법으로 탈수기 밑에 고무스펀지를 대도록 부탁을 드리자 그 이웃은 기꺼이 그렇게 해 주었고, 소음이 줄어드는 효과가 있었다. 물론 다른 방법도 생각해 볼 수 있지만, 그런 간단한 방법이라도 효과가 있다면, 치료에 있어 긍정적인 영향을 줄 수 있을 것이다. 치료자가 치료작업을 통해 환자들이 환청경험에 잘 맞서도록 격려해주면 환자들은 환청에 집중하는 작업을 통해 증상을 이해하고 증상을 다스리는 다양한 대처기술을 습득할 수 있다. 하지만 치료진이 환자를 앞에서 제대로 이끌어주지 않는다면, 앞서처럼 건설적인 방법으로 환청과 작업할 수 없을 것이다. 이런 작업에 전문의뿐만 아니라, 임상심리사, 정신보건간호사, 작업 치료사와 사회복지사들이 한팀이 되어 환자를 돕는다면, 환자가 증상으로 인한 고립된 상태에서 벗어나 그 낯선 경험을 스스로 조절할 수 있는 능력을 갖게 될 것이다.

인지적인 측면에서 환각은 형식과 내용면에서 흥미로운 주제임에 틀림없다. 먼저 형식적 특징을 따지자면, 조현병의 진단적인 환각은 제 3자 환각과 어떤 행동에 대해서 지속적으로 논평하는 환각과 사고반향이 포함된다. 이런 증상은 이전에 환자를 괴롭게 했거나 스트레스가 많은 상황에서 생겼던 자신의 내면의 소리이거나 일어났던 상황을 반복해서 재현하는 것이다. 제 3자 환각과 지속적인 논평환각은 언뜻 가족끼리의 대화라고 생각하면 이해가 쉽다. 예를 들어. '그 앤 아주 좋지는 않아. 알잖아.' '그 애는 또 집을 나갔대.'라는 식이다. 사고 반향은 자신의 생각이지만, 외부에서 들리는 것처럼 듣는 현상이다. 이런 증상들은 강박장애의 증상과 형식적으로 비슷한 면이 있다.

강박증의 정의 (괄호 안에 환각과의 차이점을 기술했음)
- 하고 싶지 않아도 비자발적으로 떠오르는 생각 또는 이미지(환각과 비슷한 점)
- 반복되며, 시도 때도 없이 나오며, 불쾌한 내용이 많다.(환각과 비슷한 점)
- 강박증 환자는 그 생각이 떠올라 괴롭지만, 그것이 자신의 생각인 줄 안다.(환각과 다른 점)

제 3자 환각은 강박 사고와 동일하게 폭력, 조종, 종교적, 성적인 내용, 청결과 같은 주제를 공유한다. 때론 이걸 마음에 담아두지 않으려고 그런 내용에 저항하려는 욕구를 보이는 것도 강박증과 비슷하다. 지속되는 논평환각은 가끔 다른 사람들이 자신의 불합리한 생각을 알게 될까봐 강박적으로 두려워하는 생각의 반향과 강박적인 우유부단함에서 조금 발전된 증상으로 보일 수 있다.

강박과 환각은 임상 진료상에는 거의 연속선상의 개념이긴 하지만, 환각은 그것을 자신의 생각에서 나왔다는 것을 알지 못하는 데에 강박증과 큰 차이가 있다. 이런 종류의 환각은 강박증과 비슷한 증상을 보이기 때문에 강박장애 증상의 한 스펙트럼에 있다고 여겨진다. 이런 이해를 바탕으로, 우리는 정상화 해석과 노출치료 그리고 관련된 스키마(조종, 책임, 사고-행동연결과 완벽주의)를 다루는 것이 조현병에서도 유용함을 짐작할 수 있다. 실제로 이런 기법은 조현병의 환각을 다루는데 있어 유용하게 쓰이고 있다.

조현병에서 보이는 일부 환각은 흔히 일어나긴 하지만, 조현병 진단에 결정적인 영향을 주지 않는다. 여기에는 2인칭 환각과 지시환각들이 속한다. 이들은 시각적 이미지와 연관되기도 하며, 환시와도 자주 관련된다. 이런 증상이 외상을 겪고 난 후 생겼다면, 조현병과 구분되는 환각으로 볼 수 있다. 장기간 환각을 경험하는 여성 환자의 약 3분의 2가 성폭행의 경험이 있었다는 사실이 연구결과로 밝혀졌다. 이런 환각은 보통 모욕적이며 질책하는 내용으로 환자에 관해 쓸모없다고 빈정대거나 성적인 주제로 동성애와 소아성애증 혹은 매춘에 대한 혐의를 제기하기도 하며, 자해를 하도록 명령하기도 한다. 그 말소리는 대부분 가해자의 음성으로 나타나고, 누군가 몸을 만지는 듯한 신체적인 환촉과 환후(냄새)로도 동반된다. 이런 환각은 외상을 재경험하는 '감각재현'이라 여겨지며, 종종 과잉된 자극과 함께 다양한 형태의 우울과 통증이 나타난다. 이 경우에 경계성 인격장애의 진단과 겹치기도 한다. 추가적으로 환청이나 사고방해와 같은 증상도 경험할 수 있다.

사고 장애

형식적 사고 장애는 매혹적인 증상일 수 있다. 형식적 사고가 느슨해지면, 평상시 느끼지 못했던 독특한 방법으로 언어의 풍부함을 탐색할 수 있게 하고, 새로운 단어와 표현들이 창조되기도 한다. 물론 이런 고차원적인 대화를 듣고 있어도 이해가 되지 않으면 꽤나 좌절스런 일일 것이다. 사고 장애가 있을 때 언어의 내용은 시적인 특징을 가지거나 난해하거나 언뜻 보기에 말도 안되는 궤변 같다.

인지모델에선 사고장애라는 명칭은 본질적으로 적절하지 않은 단어로 보고 있다. 우리가 직접 관찰할 수 있는 것은 환자의 사고가 아닌, 특이한 언어이기 때문에 '사고

장애'보다는 '소통 장애'로 보는 것이 합당하다고 생각한다. 환자들은 종종 어떻게든 소통하려 하지만, 가까스로 문제가 있다는 정보만 전달해줄 뿐이다. 말도 안되는 대화를 통해서 환자가 전하려는 생각은 비록 그 형식적 표현은 비논리적인 것 같으나, 한번 이해되기만 한다면 제법 논리적 흐름이 있음을 알 수 있다. 환자는 매우 빠른 속도로 주제를 짜맞춰서 얘기하며, 보통 사람들이 쓰는 일상언어도 매우 다른 뜻으로 사용하고, 단어의 전부나 일부를 갖고 기발한 합성어를 만들어 어법에 맞지 않게 사용하기도 한다. 그래서 치료진이나 가족들조차 이런 증상이 있을 때 환자와 대화하는 것을 아예 포기하거나 그저 넘기는 때가 많다. 하지만 이런 현상은 환자들이 말한 바가 무슨 뜻인지 모르기에, 이런 증상을 제대로 교정을 받거나 명확해 지도록 피드백을 받을 기회가 없음을 의미한다. 또한 환자들은 정반대로 전혀 소통하려 하지 않는 '사고내용의 빈곤' 양상도 보일 수 있다. 이것은 사회적 환경이나 자신을 둘러싼 환경적 자극이 많지 않아 말할 거리가 없어지는 사고의 결여현상이나 황폐화의 과정일 수 있다. 현저한 사고장애를 갖고 있는 환자들은 주제를 융합해버리거나 전혀 새로운 말을 만들어내는 '신어조작증'을 보이고 이것은 임상에서 상당한 주목을 끈다. 하지만 그들도 자신의 문제를 논의할 때 중요한 문제를 드러낼 수 있으며, 자신의 문제에 보다 근접해갈수록 더 초조해지면서, 사고장애는 더 크게 부각되며 원활한 의사소통을 방해한다. 명료화를 할 때는 보다 천천히 인내심을 갖고 하는 것이 도움이 된다. 사고의 와해를 초래하는 한가지 핵심적인 주제가 있을 수 있고, 환자가 사고연결이나 설명기법을 이용해서 증상에 집중할 수 있도록 도움을 받는다면, 일관성있는 설명을 맥락에 맞게 해줄 수 있다. 예를 들어 환자에게 X부터 Z까지 어떻게 알게 되었는지를 반복적으로 부드럽게 묻다보면, 환자는 이것들을 연결하는 빠진 Y에 대해서 설명하기 시작한다. 신어조작증 역시 이런 식의 접근으로 탐색하면, 빠진 Y에 대한 설명이 나올 수 있다. 증상의 밑바닥에 깔려있는 주제들은 대개 위협이 되거나 공포감을 주고, 고통스런 주제 중 하나이며, 이것과 관련된 사건이나 믿음이 확인되는 순간, 두려움이 점차 감소하며 대화의 일관성이 더 뚜렷해진다. 그 밑바닥에 숨겨진 위험과 위협의 주제는 잘못 인식되어진 것이거나 과장된 것이고, 치료를 통해서 점차 교정될 수 있다.

음성 증상
음성 증상은 겉으로 보기에 적절한 표현인 것 같지만, 용어자체로 절망적인 분위기를 물씬 풍긴다. 음성 증상은 무엇인가? 음성 증상은 표현이 단조롭고 의욕이나 동기, 감정의 변화를 보이지 않거나, 생각이 없거나 나사가 빠진듯 뭔가 없어 보인다는 뜻이지만, 이 경우에도 보이는 현상이 전부는 아니다. 그 현상 밑에는 고심하거나 관찰하는 의미의 차원에서 많은 정신적 작업이 진행되고 있다. 이렇게 음성 증상 밑에 존재하고 있지만 억제되어 있는 이들의 가능성과 에너지를 발산시켜 주는 것이 치료의 본질적인 목표일 것이다. 음성 증상의 모든 것들이 인지 행동적 요소를 공유하고 있어서 인지행동치료로 충분히 교정이 가능하다. 음성 증상을 정확히 평가하는 것이 사례도식화에 근거한 치료 계획 정립에 도움을 줄 것이다. 각각의 음성 증상은 다음과 같이 이해할 수 있다.

감정의 둔화

감정의 둔화는 얼굴표정이나 목소리 톤을 통해서 감정과 느낌을 드러내기 어려운 증상이다. 하지만, 환자가 왜 이런 문제를 갖게 되었을까 고심하는 것만으로도 충분히 가치있게 여겨지는 증상이다. 환자가 음성 증상을 보이는 데에는 다양한 이유가 있겠으나 환자 개인에 맞춰 이유를 찾아보는 것이 현명할 것이다. 환자는 전에는 자신의 현재 이런 모습이 어떤 식으로 보이는 지에 대해 생각해 본 적이 없어, 환자상태에 대한 직접적인 질문은 자칫 환자가 갖고 있는 사회적 체면마저 무너뜨릴 수 있다. 따라서 치료자는 이 문제에 상당히 신중하게 접근할 필요가 있겠다. 다른 증상에서처럼, 감정의 둔화는 생물학적 원인이 있기 때문에 변화를 위한 시도 자체가 별 효과가 없어 보인다. 하지만 여기에도 도움이 되는 심리적 요인이 존재한다.

감정의 둔화를 보이는 환자는 사실상 심리적 공황상태라 할 수 있다. 예를 들어, 이 증상은 애도반응처럼 효과적으로 다루기 힘든 과거의 외상적 사건과 관련될 수 있다. 아니면, 환자가 살아온 상황에서 적절히 학습된 행동일 수 있다. 가령, 눈물을 흘리거나 의견충돌을 보이는 것처럼 감정을 드러낸다는 것이 어떤 가족이나 문화권에서 처벌이나 욕을 먹을 수 있는 식으로 받아들여지는데, 그럴 때 마치 입술을 꾹 깨무는 것처럼 내색하지 않는 편이 더 자연스러운 반응일 것이고, 결과적으로 이런 감정표현을 억제하는 반응이 강화되었을 것이다. 조현병이 있는 환자 부모나 환자 자신들은 질병의 초창기에 가난이나 반복되는 애도반응이나 다른 외상적 사건으로 몹시 힘들어 했다면, 그런 감정의 둔화는 정상적인 반응으로 이해해 볼 수 있다.

그런 점에서 감정의 둔화는 환자가 겪는 모욕적이며, 질책하는 목소리나 생각에 대한 직접적인 대응반응이며 그런 세상을 겪은 후 보이는 '얼음장'처럼 굳은 표정은 겉보기에 너무 엄청나게 힘든 상황에 어떻게든 대처하는 시도로도 이해해볼 수 있다. 우울 증상 자체도 감정의 둔화의 모습으로 나타날 수 있고, 약물로 인해 감정의 둔화가 생길 수도 있다. 파킨슨증상은 항정신병약물, 특히 전형적인 약물에서 나타나지만, 비전형 약물이라도 고용량을 쓰게 되면 생길 수 있다. 이런 증상들이 다양한 범위에서 미묘한 방식으로 나타날 수 있지만, 특히 감정 표현의 감소는 약물 부작용으로 잘 알려져 있다.

무논리증

무논리증은 말의 양과 내용이 많지 않고, 사고진행에 방해를 받아 응답 속도가 느린 것을 의미한다. 하지만 무논리증이 사고의 결여나 의사소통의 장애일까? 우리는 어떤 사람이 생각하고 있다는 것을 어떻게 아는가? 증상이 있을 경우 인지적 결함이 동반될 수 있다는 것은 여러 신경심리검사 결과들이 뒷받침하고 있다. 하지만 말을 제대로 할 수 없다는 것은 심리사회적인 원인에서 비롯될 수 있다. 비난이 실제든 상상이든 간에 거기에 대한 반응이 아예 입을 다물어버리는 식으로 나타나게 된다. 물론 이것은 교사나 힘있는 직장상사나 가족구성원과 같은 특정한 개인에 대한 반응으로 시작될 수 있지만, 이 반응이 일반화되거나 어떤 상황에서 강화될 수 있다. 불안과 부담감을 느끼면, 확실히 의사소통이 원활하지 않고, 생각의 흐름이 끊어지고, 결국에 사고의 진행이 완전히 멈춘다(사고차단). 여러 힘든 시기를 겪으면서 삶의 무게에 힘겨워하며, 증상에 압도당해 탈진된 환자들은 자긍심에 상처를 받고 무논리증의 수렁에 빠지게 된다.

무의욕증

동기나 의욕이 없어지는 것은 아마도 조현병에서 볼 수 있는 가장 심각한 증상일 것이다. '일어나 뭔가를 하겠다는 생각도 들지 않는다'고 말할 정도로 무의욕증은 조현병의 증상 중 가장 절망적인 증상이다. 환자는 그냥 게을러 보이거나 느려 터져 어디를 가자고 해도 아무 데도 가지 않으려고 하는데, 아마도 '삶의 정지신호'에 걸려있다는 표현이 적절한 비유일 듯 싶다. 스트레스에 대한 반응으로 환자의 주의력과 집중력이 떨어지고, 뭔가 노력을 하면 할수록 압박감을 더욱 느끼게 되어, 주의집중력은 더욱 감소된다. 감소된 주의력으로 무슨 얘기를 들어도 기억하기가 쉽지 않고, 새로운 뭔가를 하려 할 때 그걸 떠올리기가 쉽지 않다. 양성 증상이 생기면 이 문제는 더 심각해진다. 노력하지 않는다는 것이 문제의 원인인 것 같지만, 항상 맞는 얘기는 아니다. 다양한 정도의 재능과 성취를 보인 사람들조차 무의욕증을 보일 수 있어서 과거의 어떤 성취를 하려고 했느냐는 중요한 사안은 아니다. 잘하고 있었던 일도 어느 시점을 계기로 급격히 못하게 되고, 전에는 잘했던 일이기에 사람들의 입방아에 오르면서 추가적으로 압박감에 시달리며 불안을 느끼게 된다. 점점 뭔가를 더 시도하면 할수록 성공적으로 과제를 마치지 못하는 일이 더 많아지면서 악순환의 고리에 빠지게 되고, 점점 좌절과 무력감을 느끼게 된다. 반복적인 실패를 경험하게 되면서 앞으로 더 잘 할 수 있다는 희망을 잃게 되고, 점점 더 뭔가를 안하려는 쪽으로 적응한다. 환자 주위의 어떤 사람들은 용기를 북돋으려 무심코 더 잘할 수 있을거라 말해보지만, 이것 자체도 부담감으로 작용할 수 있다. 우리가 속한 사회에도 취업과 결혼 및 자녀양육 등의 무수한 사회적 역할압력이 존재한다. 조현병이 있는 많은 환자들에서 이런 삶의 과제는 불가능한 목표가 아니라 곧 사라지는 악몽에 불과하다.

하지만, 일부 조현병 환자에서 취직이나 결혼을 하는 것은 자신들의 기능수준에 따라 달라져야 하고, 특히 경계성 지능을 갖고 있는 환자들에서 이런 목표는 지속적으로 지나친 목표일 수 있다. 환자들의 능력이 부족하다면, 당장 그런 정당하지 않은 요구를 받는 상황에서 벗어나야 하며, 지적으로나 정신적으로 학습에 장애가 있는 사람을 대하는 눈높이에 맞춰 그들에게 뭔가를 요구하는 것이 옳다. 이런 사회적 약자들에 대해서 특수교육과 다른 형태의 맞춤형 지원이 요구된다. 그런 환경에서 취직을 하거나 나머지 영역에서 어떤 성취를 해낸다는 것은 그들 자신의 관점의 수준에서 당연한 것이 아닌 예상치 못한 선물로 봐야한다. 그러나 조현병을 앓으며 기능의 장애가 있는 경우에 정상적인 교육과정을 마치는 경우에도, 환자에 대한 기대는 비현실적으로 높을 수 있다. 가능한한 목표는 일대일로 재검토하고, 개인적인 수준에서 적절히 조정될 필요가 있다.

무쾌감증

무쾌감증은 모든 활동이나 대인관계에서 관심이 줄어, 공허감만 남아있는 상태를 일컫는다. 기본적으로 우울증상이라기보다는 음성 증상의 하나로 여겨지기 때문에 우울증과는 다르지만, 우울증과 명확히 구분짓기가 쉽지 않다. 감정의 둔화와도 다르지만, 명확히 구분짓기가 어렵다. 무쾌감증은 황폐화, 절망감 그리고 무감각과도 관련이 있을 수 있고 우울증상과 잠재적으로 겹쳐서 나타날 수 있는 특징 때문에 많은 임상의들은 이것을 핵심적인 음성 증상으로 여기지 않는다. 우울증과 무쾌감증은 낙인화된 느낌을 여전히 준다는 점에서 비슷하지만, 무쾌감증은 우울증이 주는 사회적, 직업적 기능장애와 고통만큼 심각한 무기력함과 비참함을 초래할 수 있다.

주의력 결핍

조현병 환자에서 주의력과 집중력이 상당히 떨어져 있다는 많은 연구결과들이 있다. 급성기 조현병 삽화를 경험하는 어떤 환자와 단 몇 분을 같이 있어본 사람은 환자가 혼자 딴생각을 하는 것처럼 느꼈을 것이다. 이것은 뇌세포의 어떤 간섭현상 때문일까? 조현병이 있는 환자들은 정상군보다 심리검사 수행성적이 불량하다는 분명한 연구결과가 나와 있다. 환자들은 주로 집행기능, 주의력, 전반적, 공간적 작업기억에서 분명한 장애를 보인다. 이런 인지장애는 장기간의 병의 결과에 영향을 미치고 향후 직업 능력을 발휘하는 데 가장 중요한 예후인자로 생각된다. 따라서 환자가 환각에 어느 정도 몰두하고, 전환할 수 있는 지를 고려하는 것도 중요하다. 특히나 이런 환각이 생생하고 침습적인지, 망상도 동반된다면 내용이 강박적이거나 단순히 그냥 걱정만 줄곧 하는 정도인지 심지어 자신이 증상을 재미있어 하는 지 등을 고려해야 한다. 만약 경찰이 체포하기 위해 자신을 찾아온다거나, 세상의 종말이 임박했다는 생각이 든다면, 병원에서 치료받거나 검사를 받으려고 하는 것보다는 당장 그런 생각에 몰두해 있을 가능성이 높다. 그런 생각에 더 많이 몰두하면 할수록, 생각에 대한 생각이 꼬리에 꼬리를 물기 때문에, 자극은 과잉되고 주의력과 집중력은 흐트러지기 마련이다.

사회적 위축

사회적 위축은 지나친 자극에 대처하는 방식일 수 있다. 특별히 사회적인 상황에서 지나치게 받게 되는 자극은 유해한 스트레스 요인일 수 있다. 따라서 스트레스를 피하거나 스트레스에 대처할 수 있는 능력을 길러주는 것이 사회적 위축을 직접 다루기에 앞서 필요할 수 있다.

이런 음성 증상에 대한 이해를 바탕으로 한 인지모델은 음성 증상이 스트레스에 대한 생물학적인 취약성을 갖고 있는 환자에서 지나친 자극의 결과로 집중력 곤란이 나타난다는 점에 주목한다. 또한 환자들이 현재 달성하지 못한 현실의 기대에 대한 반응이 어떠하든지 간에 환자들이 갖고 있는 긍정적인 기능까지도 균형적으로 보고자 노력한다.

02^장

조현병은 과연 난치병인가?
치료 효과에 대한 근거

조현병 환자를 치료 함에 있어서 약물치료와 인지치료를 효과적으로 사용하는 것이 적절하다는 근거는 현재는 매우 강력한 지지기반을 갖고 있다. 이런 사실은 임상의사에게는 환자 진료에 긍정적인 도움을 줄 뿐만 아니라, 이 장에서 제공하는 정보 중 일부를 환자와 가족, 함께 협력하는 다른 의사와 공유한다면, 더욱 유용할 수 있다. 특히 이런 주장을 입증하는 근거와 함께 환자를 도울 수 있는 효과가 입증된 치료법이 있다는 것을 알게 되면, 개인의 문제들로부터 보다 더 잘 지내기를 원하고 훨씬 더 회복되기를 원하는 환자와 가족들에게 낙관적인 희망을 줄 수 있다.

항정신병 약물

항정신병 약물이 양성 증상과 재발을 줄이는 효과가 있다는 충분한 증거들이 있다. 1950년대에 클로르프로마진과 할로페리돌과 같은 약물이 도입된 이래로, 항정신병 약물은 정신증상을 앓고 있는 많은 환자들의 삶의 질을 향상시켜왔다. 이런 효과는 단지 초조증상에 대한 진정 작용 때문이 아닌 약물이 특정한 뇌 수용체에 작용해서 결국 정신증상에 영향을 주는 것에 기인한다. 하지만, 세월이 흘러 약물에 충분히 반응하지 않는 일부 환자들이 있고, 특히 음성 증상이 더 큰 문제라는 인식이 분명해지고 있다. 더구나 병식이 없어도 환자들은 약을 먹지 않게 되고, 다음과 같은 약물부작용이 나타나면 치료가 어려운 상황에 처한다.

- 진정 작용
- 기립성 저혈압(일어설 때 혈압이 뚝 떨어짐)
- 추체외로 부작용(떨림, 느림, 경직증이 파킨슨 증상과 비슷)
- 정좌불능증(가만히 앉아 있지 못하고 안절부절 못함)
- 지연성 운동장애(입주위나 몸통의 비정상적이며 불수의적인 운동반응이 나중에 생김)

항정신병약물은 재발을 줄이고 재원 일수를 낮추는데 여러 모로 효과적이지만 질병 자체의 경과를 바꿔주지는 않는다. 1988년, 클로자핀이란 약물이 다른 항정신병 약물이 달성했던 것 이상의 효과를 내는 것으로 밝혀졌다.[1] 클로자핀은 일부 환자에서 증상의 완전 관해(complete remission)를 가져왔고, 훨씬 많은 환자에서 전체 증상의 20%이상 상당히 호전되는 결과를 보였다. 음성 증상, 자살사고와 우울증에 대해서도 효과가 있었다. 하지만, 불행히도 백혈구에 심각한 영향을 줄 수 있다는 가능성이 있어 정규적으로 혈액검사가 필요하고, 과도한 침분비와 경련발작 그리고 진정작용과 같은 다른 부작용도 있다.

1990년대 이후에 클로자핀의 부작용은 줄이고, 긍정적인 효과를 재현하기 위해서 리스페리돈, 올란자핀, 퀘티아핀, 아미설프라이드, 지프라시돈, 아리피프라졸과 같은 비정형 항정신병약물들이 등장했다. 아쉽게도 클로자핀이 갖고 있는 특정 효과를 낸다는 근거들은 없지만 초기 항정신병약물들보다 부작용이 전반적으로 개선된 것은 사실이다.[2] 이런 비정형 약물들은 정형약물에서 볼 수 있는 인지결핍을 악화시키지 않고, 실제로 인지증상을 호전시킨다. 하지만, 이들 약물들도 동일하게 진정과 체중증가를 유발할 수 있다. 체중증가는 음성 증상과 우울증상을 악화시켜 자존감을 낮춘다. 비만은 전반적으로 건강에 부정적인 영향을 끼치고 질병이환율과 사망률을 증가시키는데 일조한다. 대체로 환자가 약물부작용을 약하게 경험한다면 약물복용의 순응도가 향상될 수 있다. 또한 약물을 규칙적으로 복용한 후 인지기능의 호전을 경험한다면,

1. Kane, J., Honigfeld, G., Singer, J., et al. (1988). Clozapine for the treatment-resistant schizophrenic. A double-blind comparison with chlorpromazine. *Archives of General Psychiatry, 45, 789-96.*
2. Geddes, J., Freemantle, N., Harrison, P., et al. (2000). Atypical antipsychotics in the treatment of schizophrenia: Systematic overview and metaregression analysis. *British Medical Journal, 321(7273),* 1371-6.

심리치료와의 상승효과를 기대해 볼 수 있을 것이다.

가족 치료

조현병 환자에서 인지치료를 시행하기 이전인 1980년대에는 가족행동치료에 대한 연구가 전성기를 구가했다. 미국과 영국에서 시행된 4가지 이상의 독립적이고 방법론 적으로 건전한 연구들은 가족치료에 대해 일관적으로 긍정적인 결론을 내었다. Leff[3] 와 Fallon[4]은 지나친 감정표출(Expressed Emotion,이하 EE)과 비난, 보호자의 과잉보 호를 개선시켰더니 2년 후 추적 관찰동안 재발을 예방하는 효과가 있음을 보여주었 다. Hogarty와 연구진[5]은 가족치료의 효과를 확증하면서 사회기술훈련만을 접목시키 는 것은 부가적인 이득이 없음을 보여주었다. Tarrier[6]는 가족치료가 재발률 감소에 긍 정적인 영향을 미친다고 재확인시켜주며 정신건강교육의 부가적인 효과는 미미하다 고 밝혔다.

물론 이런 결과와 상반된 연구들도 있다. McCreadie와 Robinson[7]은 감정표출이 지 나치거나 약한 친척들과 살고 있는 환자에서 재발률에 큰 차이가 없다고 밝혔다. 또 한, 지나친 감정표출에 노출되는 시간이 길다고 해서 재발률에 영향을 주지 않았다. 이런 결과를 이해해볼 수 있는 단서는 이 연구들에서 다른 연구들과는 달리 지나친 감 정표출이 재발상태에서 측정되지 않았다는 점이다. Vaughan & Leff의 연구[8]에서 재 발군은 보호자의 지나친 감정표출의 정도를 높이는 것으로 조사되었다. McCreadie와

3. Leff, J., Kuipers, L. , Berkowitz, R., & Sturgeon, D. (1985). A controlled trial of social intervention in the families of schizophrenic patients: Two year follow-up. *British Journal of Psychiatry, 146,* 594-600.

4. Fallon, I. R. H., Boyd, J. L., McGill, C. W., et al.(1985). Family management in the prevention of morbidity of schizophrenia: Clinical outcome of a two-year longitudinal study. *Archives of General Psychiatry, 42,* 887-896.

5. Hogarty, G. E., Anderson, C. M., Reiss, D. J., et al. (1991). Family psychoeducation, social skills training and maintenance chemotherapy in the after care treatment of schizophrenia: II. Two year effects of a controlled study on relapse and adjustment. *Archives of General Psychiatry, 48,* 340-347.

6. Tarrier, N., Barrowclough, C., Vaughn, C., et al. (1989). Community management of schizophrenia. A two-year follow-up of a behavioral intervention with families. *British Journal of Psychiatry, 154,* 625-628.

7. McCreadie, R. G., & Robinson, A. D. (1987). The Nithsdale Schizophrenia Survey VI, Relatives'Expressed Emotion: Prevalence, Patterns, and Clinical Assessment. *British Journal of Psychiatry, 150,* 640-644.

8. Vaughn, C., & Leff, J. (1976). The influence of family and social factors on the course of psychiatric illness. A comparison of schizophrenia and depressed neurotic patients. *British Journal of Psychiatry, 129.* 125-137.

Robinson[9]은 이 연구의 제한점으로 과도한 감정반응을 줄여주는 가족치료연구에서 충분히 적당한 대상군을 찾는 것이 매우 어려웠다고 밝혔다. 이 연구에서 조현병 환자의 87%가 지나친 감정표출을 보이는 가족과 함께 살지 않는 것으로 나왔다. 이 연구의 대부분의 가족이 감정표출상태는 안정되었고, 일부만 지나친 감정표출 상태에서 약한 감정표출 상태로 변동을 보였다. 지나친 감정표출을 보이는 가족과 사는 것은 재발과 관련있지만, 약한 감정표출 상태의 가족과의 동거는 재발예방과 관련이 있을 수 있다. 그럼에도 불구하고, 최근의 메타분석 연구[10]에 따르면, 가족치료는 조현병이 있는 일부 환자군에서 특히 지나친 감정표출상태의 가족이 있는 환자에서 재발을 유의하게 낮춰주는데 효과적임이 밝혀졌다.

지금까지 언급한 가족치료와는 반대로, 본질적으로 인지행동치료적인 특성의 가족개입과 탈원화와 병행한 정신역동적인 개인지지 정신치료가 핀란드에서 개발되어 '수요 적응모델'로 불린다.[11] 이 모델에 입각한 치료로 5년을 추적관찰한 결과, 46%가 정신병적인 증상이 없어졌고, 29%가 치료 이듬해에 취업에 성공했다.[12] 이런 증상관리적 차원의 완벽한 의료가 아직은 대부분의 국가에서는 요원한 일이지만, 이런 연구결과들이 계속 재현되기를 희망한다.

조현병의 인지행동치료

조현병의 인지치료는 조현병의 핵심증상을 치료하는 접근에 기초해서 개발되었고 (표 2.1), 망상(표 2.2)과 환각(표 2.3)의 개별 증상을 효과적으로 치료할 수 있다.

Beck[13]은 체계적인 편집망상이 있는 조현병 환자를 정신역동적인 의미를 바탕으로 인지행동적 기법을 적용해서 치료했다는 사례보고를 했다. 이 사례를 통해 그는 당시

9. 7)와 같음.

10. Pilling, P., Bebbington, P., Kuipers, E., et al. (2002). Psychological treatments in schizophrenia: I. Meta-analysis of family interventions and cognitive-behaviour therapy. *Psychological Medicine, 32,* 763-782.

11. Alanen, Y., Lehtinen, K., Rakkolainen V., et al. (1991). Need-adapted treatment of new schizophrenic patients: Experiences and results of the Turku Project. *Acta Psychiatrica Scandinavica, 83,* 363-372.

12. Salokangas, R., Rakkolainen, V., Stengard, E., et al. (1991). *Usien Skitsofreniapotilaiden hoito ja Ennuste: 5 Vuoden Seuranta. Helsinki*: Psykiatrian Tutkimussaatio.

13. Beck, A. T. (1952). Successful outpatient psychotherapy of a chronic schizophrenic with a delusion based on borrowed guilt. *Psychiatry, 15,* 305-12.

조현병에서 생소한 정신치료의 핵심적인 요소를 기술했고, 치료효과는 적어도 이 사례에서만큼은 뚜렷하게 있었다. 그는 환자와 만나면서 신뢰관계를 구축할 수 있는 역동적인 치료동맹을 공고히 하면서 환자와 함께 체계적인 편집망상이 생겼던 시점보다 앞선 선행 사건들의 순서를 되짚어보는 작업을 수행했다. 환자가 가해자의 행동과 연관된 증거를 차근차근 검토하게 되면서 점진적으로 현실검증력이 돌아오기 시작했다. 그는 환자의 가해자를 분명히 확인해가는 시도를 하고 나서 가해자의 옷차림과 얼굴표정과 전반적인 행동과 태도를 기록하게 했다. 환자는 치료회기중에 이런 작업을 한 뒤 치료자가 내준 과제를 통해 보여지는 모든 증거를 샅샅이 점검했다. 결국, 자신이 처한 현재의 환경이 생각보다 안전하다고 믿게 되면서, 환자는 정부비밀요원이라 여겼던 동네의 평범한 사람들의 행동을 유심히 관찰하는 데에 좀 더 대범해질 수 있었다. 그는 자신이 품은 의심을 점차 걷어내기 시작했고 마침내 자신이 가해자로 여겼던 모든 미심적인 것들을 다 벗어던질 수 있었다. 이 사례에서 망상이 치료되면서, 우울과 불안이 다시 생기지는 않았고, 추적기간동안 환자는 잘 지내면서 치료적인 효과가 지속되었다.

하지만, 1980년대 후반까지 이런 방식의 작업을 적용한 치료 사례는 더 이상 보고되지 않았다. 이 시기에, 저자들은 일반의사 및 외래나 입원병동으로부터 의뢰된 조현병 환자들을 대상으로 한 코호트 연구를 진행하고 있었다.[14] 이 연구에서 환자들은 다양한 정도의 인지치료와 표준치료인 약물치료, 낮병원, 지역정신건강센터 등의 치료를 받고 있었다. 인지치료적 접근 방식은 환자군과 보호자군에서 모두 받아들여졌을 뿐 아니라 대부분의 사람들이 자신의 다양한 증상과 정신증의 원인에 관해 토론하려는 적극성을 보였다. 연구결과 5년동안 재발율은 낮았으며, 자살과 살인사건은 없었고, 치료군은 상대적으로 소량의 유지용량으로 약물치료를 지속할 수 있었다.

같은 시기에, Tarrier와 연구진들[15]은 대처기술 향상법(Coping Skills Enhancement, 이하CSE)을 개발했다. Fowler와 Morley[16], Chadwick 과 Lowe[17]는 소수의 코호트 사

14. Kingdon, D. G., & Turkington, D. (1991). The use of cognitive behavior therapy with a normalizing rationale in schizophrenia: Preliminary report. *Journal of Nervous and Mental Disease, 179(4),* 207-211.

15. Tarrier, N., Harwood, S., Yussof, L. et al. (1990). Coping strategy enhancement(C.S.E.): A method of treating residual schizophrenic symptoms. *Behavioral Psychotherapy, 18,* 643-662.

16. Fowler, D., & Morley, S. (1989). The cognitive behavioural treatment of hallucinations and delusions: A preliminary study. *Behavioural Psychotherapy, 17,* 267-282.

17. Chadwick, P., & Lowe, E. F. (1990). Measurement and modification of delusional beliefs. *Journal of Consulting and Clinical Psychology, 58,* 225-232.

례연구를 발표했다. 1991년에 Roberts[18]는 망상이 사람의 생활사에 관련해서 어떻게 이해할 수 있는 수준으로 형성되고, 그런 이야기의 흐름이 어떻게 들어맞게 되는 지를 기술했다. Tarrier와 동료들은[19] 양성 증상을 줄이는데 CSE가 문제해결기법과 비교해서 어떤 효과가 있는지 무작위 대조군 연구(RCT)를 시행했다. 문제해결기법은 높은 치료 탈락율을 보였지만, CSE군은 망상 및 전반적인 간편정신장애척도(BPRS) 상으로 치료종료 및 외래 추적기간동안 증상 감소에 유의한 효과가 있었다. 하지만, 이후에 나온 연구[20]보다 5주간 10회기의 더 짧고, 집중적이며 증상에 맞춘 치료에도 불구하고, 전반적인 증상에 있어서 다른 것과 유사한 효과크기를 가지는 것으로 나왔다. 환각에 대한 초기 연구들은 집중과 분산기법이 모두 증상 호전을 가져온 것으로 조사되었다.[21]

Garety와 Hemsley[22]는 평균 16회기의 인지치료가 대조군보다 망상적 확신과 전반적인 BPRS의 증상, BDI로 측정한 우울 점수를 줄이는 데에 효과적이었다고 발표했다. Drury와 연구진[23]은 급성기 정신병적 재발 삽화를 치료하는 데에 있어서 지지적인 상담과 인지치료를 비교한 무작위 시험연구를 했다. 12주 인지치료가 종결된 후에 인지치료군은 전반적인 증상과 양성 증상 특히 망상에 있어 유의한 호전을 보였다. 최근에 생긴 정신병적 증상도 급성기병동에서 이뤄진 직접적인 인지치료로 효과를 보았다. 안타깝게도 치료적인 이득은 5년을 가지 못했고, 저자들은 효과를 유지하기 위한 추가회기가 필요하다고 제안했다. Lecompte와 Pelc[24]은 무작위 대조군 연구를 통해서

18. Roberts, G. A. (1991). Delusional systems and meaning in life- a preferred reality? *British Journal of Psychiatry, 14,* 20-29.

19. Tarrier, N., Beckett, R., Harwood, S., et al. (1993). A trial of two cognitive behavioural methods of treating drug resistant residual symptoms in schizophrenic peoples: I. Outcome, *British Journal of Psychiatry, 162,* 524-532.

20. Kuipers, E., Garety, P., Fowler, D., et al. (1997). London-East Anglia randomised controlled trial of cognitive-behavioural therapy for psychosis: 1. Effects of the treatment phase. *British Journal of Psychiatry, 171,* 319-327.

21. Haddock, G., Bentall, R. P., & Slade, P. D.(1996). Psychological treatment of auditory hallucinations: Focusing or distraction? In G. Haddock & P.D. Slade (Eds.), Cognitive Behavioural Interventions with Psychotic Disorders, London: Routledge.

22. Garety, P., & Hemsley, D. R. (1994). Delusions: Investigations into the psychology of delusional reasoning. Maudsley Monograph. Oxford: Oxford University Press.

23. Drury, V., Birchwood, M., Cochrane, R., et al. (1996). Cognitive therapy and recovery from acute psychosis: A controlled trial: I. Impact on psychotic symptoms. *British Journal of Psychiatry, 169.* 593-601.

24. Lecompte, D., & Pelc, I. (1996). A cognitive behavioral program to improve compliance with medication in peoples with schizophrenia. *International Journal of Mental Health. 25,* 51-56.

인지치료가 효과적이며 특히 비용대비 효과적이라고 발표했다.

또 다른 연구진[25]들은 인지치료의 비용대비 효과성을 예측하는 논문을 발표했다. 안정적인 정신증상을 치료하는 보통의 치료처럼 20회기의 인지치료가 효과적임을 보여주었다.

Tarrier와 연구진[26]은 인지치료를 지지적인 상담과 일반적인 치료와 비교하는 방법론적으로 잘 설계된 연구를 진행했고, 일주일에 2회의 집중적인 치료를 10주에 걸쳐 시행하였다. 조현병이 있는 환자를 무작위 분산시켜, 조현병의 집단군을 대표할 수 있도록 실험설계를 했다. 치료 3개월째 인지치료와 지지적 상담은 일반적인 치료보다 더 나은 결과를 보여주었고, 인지치료는 양성 증상에 유의한 효과를 보였지만, 지지적 상담은 효과가 없었다. 양성 증상은 인지치료를 받았던 환자들에서 50% 이상 호전되었던 반면, 일반 치료군에서 재발율과 병원재원기간은 상당히 늘어났다. 하지만, 이 연구에서 단기 집중치료는 치료종결후 1년이 지나서 지지치료의 효과와 유의한 차이가 없었다.[27]

Pinto와 연구진[28]은 클로자핀을 복용하기 시작하는 환자들에서 인지치료의 무작위 연구를 시행했다. 아쉽게도, 이 연구에서 클로자핀 부작용으로 인해 치료수준 이하의 용량을 제공한 환자들과 6개월 이상이 걸린 효과 시작시기로 인해 결과 해석이 어려운 점이 있다. 이런 혼란요인에도 불구하고 인지치료군은 전반적인 증상의 유의한 호전을 보였다. Sensky[29]는 일반적인 '친구되어주기' 기법과 인지치료의 무작위 대조군 연구를 시행했다. 치료종결 후 9개월이 지나도 인지치료군은 그 치료효과를 이어나갔지만, '친구되어주기'군은 효과가 유지되지 못하고 이전 수준으로 되돌아왔다.

25. Kuipers, E., Fowler, D., Garety, P., et al. (1998). London-East Anglia randomised controlled trial of cognitive-behavioural therapy for psychosis: III. Follow-up and economic evaluation at 18 months. *British Journal of Psychiatry. 173.* 6168.

26. Tarrier, N., Yusupoff, L, Kinney, C., et al. (1998). Randomised controlled trial of intensive cognitive behaviour therapy for patients with chronic schizophrenia. *British Medical Journal, 317.* 303-307.

27. Tarrier, N., Wittowski, A., Kinney, C., et al. (1999). Durability of the effects of cognitive-behavioural therapy in the treatment of chronic schizophrenia: 12 month follow up. *British Journal of Psychiatry, 174,* 500-504.

28. Pinto, A., La Pia, S., Mennella, R., et al. (1999). Cognitive-behavioral therapy for clozapine clients with treatment-refractory schizophrenia. *Psychiatric Services, 50,* 901-904.

29. Sensky, T., Turkinton, D., Kingdon, D., et al. (2000). A randomised controled trial of cognitive-behavioural therapy for persistent symptoms in schizophrenia resistant to medication. *Archives of General Psychiatry, 57,* 165-172.

Gumley와 동료들은[30] 인지치료가 재발에 있어서 긍정적인 이득을 보여주었음을 발표했다.

조현병의 인지치료에 대한 16개의 무작위 대조군 연구들 중에서, 종설 논문[31, 32]과 메타분석 연구[33]에서 양성과 음성 증상 모두에서 지속적인 증상이 있는 환자에서 치료의 효능을 확인할 수 있었다. 상기 연구들에서 치료 종결 후 6개월과 1년 후에도, 일부 환자들에서 1년 이상에서도 치료효과를 보였다. 하지만 대부분의 연구에서 장기 지속되는 효과는 없었는데, 이것은 추가 회기가 필요함을 시사해준다. 모든 대상군에서 약물치료를 부가적으로 처치하였다. 이런 사실은 항정신병약물이 증상치료와 재발 감소에 효과적임을 보여주는 강력한 근거에 기초한다. 인지치료는 약물치료를 하느냐 마느냐를 놓고도 생산적인 토론을 하는 데에도 큰 도움이 된다. (7장 참조). 인지치료는 약물치료의 성적을 좋게 하지만, 약물치료 단독으로 얻어지는 것 이상의 효과를 내는 것으로 보인다.

조현병 초기에서 인지치료의 효과는 크지 않지만, 한 연구에서 작지만 지속되는 효과가 있었음이 보고되었다.[34] 전구기(prodromal phase)에 인지치료를 사용하는 연구는 현재 진행중에 있으며[35], 리스페리돈을 병합했을 경우에 정신증으로 전환되는 시기를 지연시키는 효과가 있다는 연구가 있었다.[36] 이 두 가지 연구는 상대적으로 6개월 미만의 단기 치료를 적용했다. 치료시기동안에 효과는 있었지만, 장기적인 지속 효과는 없었다.

30. Gumley, A., O'Grady, M.(2003). Early intervention for relapse in schizophrenia: Results of a 12 months randomized controlled trial of cognitive behavioural therapy. *Psychological Medicine, 33,* 419-431.

31. Dickerson, F. B. (2000). Cognitive behavioral psychotherapy for schizophrenia: A review of recent empirical studies. *Schizophrenia Research, 43,* 71-90.

32. Rector, N. A., & Beck, A. T. (2001). Cognitive behavioral therapy for schizophrenia: an empirical review. *Journal of Nervous and Mental Disease, 189,* 278-287.

33. Gould, R. A., Mueser, K. T., et al.(2001). Cognitive therapy for psychosis in schizophrenia: An effect size analysis. *Schizophrenia Research, 48,* 335-342.

34. Lewis, S. W., Tarrier, N., Haddock, G., et al. (2002). A randomised controlled trial of cognitive-behaviour therapy in early schizophrenia: Acute phase outcomes in the SoCRATES trial, *British Journal of Psychiatry, 181(43),* s91-97.

35. Morrison, A. P., Bentall, R. P., French, P., et al. (2002). Randomised controlled trial of early detection and cognitive therapy for preventing transition to psychosis in high-risk individuals: Study design and interim analysis of transition rate and psychological risk factors. *British Journal of Psychiatry, 43,* s78-84.

36. McGorry, P.D., Yung, A. R., Phillips, L. J., et al(2002). Randomized controlled trial of interventions designed to reduce the risk of progression to first-episode psychosis in a clinical sample with subthresold symptoms. *Archives of General Psychiatry, 59,* 921-928.

16세 미만이나 60세 이상의 고령에서 인지치료에 대한 연구는 아직 많지 않으며, 문화를 초월해서 인지치료의 효과가 있는 지에 대해서는 추가 연구를 통해 밝혀야 할 부분이다.[37] 한 연구에서는 정신증과 약물남용이 동반된 환자에서 동기강화 면담을 이용한 인지치료가 효과적이었음을 보고하였다.[38]

앞선 연구결과들을 요약하자면, 인지치료가 전반적인 증상감소에 효과적이고 잘 훈련된 치료자에 의해서 20회기 이상을 지속했을 때, 효과는 6개월내지 1년을 가는 것으로 생각된다. 또한 인지치료를 받을 때 약물복용의 순응도가 증가하며, 재원기간도 단축되는 결과를 보인다. 지지적인 상담이나 '친구되어주기' 면담도 치료자가 열심히만 한다면, 단기간 동안에는 인지치료와 비슷한 효과를 보이는 것 같고, 비용대비 효과적인 측면이 있다. 전반적으로 인지치료는 망상과 환각에 효과적이며, 최근 음성 증상에 대한 효과가 더욱 부각되고 있다.

37. Rathod, S., Kingdon, D., & Turkington, D. (2003). *Insight and schizophrenia.* Presentation at Psychological Interventions in Schizophrenia Conference, Oxford.

38. Barrowclough, C., Haddock, G., Tarrier, N., et al. (2001). Randomized controlled trial of motivational interviewing, cognitive behavior therapy, and family intervention for patients with comorbid schizophrenia and substance use disorders. *American Journal of Psychiatry, 158,* 1706-1713.

표 2.1 조현병 인지치료의 적용근거

저자(년도)	설명	결과
Beck (1952)	정신역동적인 기법을 이용한 인지치료의 성공적인 치료사례 보고	진단이 모호함. 표준화된 척도 미사용
Meichenbaum & Cameron(1973)	주의력 결핍을 호전시킴	코호트 연구, 대조군 없음
Kingdon & Turkington(1991, 1994)	정상화 해석기법을 이용한 초기면담을 성공시킴	코호트 연구, 대조군 없음. 표준화된 척도 없음: 이론적인 매뉴얼
Fowler et al. (1995)	도식화, 스키마 변화를 중점으로 한 인지치료 매뉴얼	이론적인 매뉴얼
Kemp et al. (1996)	약물 복용 순응도를 호전시키는 간단한 인지치료 개입법을 설명	대조군 있음
Drury et al. (1996)	정신병적 재발의 치료 RCT 연구로 급성기 입원환자에 실행가능	초기 약물이 달라 혼란야기
Birchwood & Igbal (1998)	조현병의 우울증을 치료하고 진단하는 중요성	이론적인 논문
McGorry et al. (1996)	전구기와 조현병 초발환자에 적용	대조군 없음
Kuipers et al. (1997)	RCT 연구	유의한 효과가 있으나 맹검연구는 아님
Tarrier et al. (1998)	RCT 연구	긍정적 효과. 인지치료는 단순상담보다 50% 증상 호전. 효과는 지속적이지 않음
Pinto et al. (1999)	RCT 연구, 클로자핀과 대등하거나 우월한 효과	클로자핀 반응이 나타난 시간 결여, 클로자핀의 소량사용
Sensky et al. (2000)	RCT 연구, 인지치료와 '친구되어주기'기법을 비교	양군이 9개월 이상 증상이 호전, 인지치료는 18개월까지 효과유지
Turkington, Kindon et al. (2001, 2002)	전문의가 인지치료를 효과적으로 치료	환자수가 적음. 숙련된 치료자. 우울증과 전반적인 증상, 병식의 유의한 호전
Durham et al. (2002)	임상심리사가 인지치료 적용	제한적인 효과
Lewis et al. (2002)	초기 조현병 RCT 연구 (SoCRATES)	목표증상의 호전, 6주 이후에는 효과 소멸
Gumley et al. (2002)	RCT 연구, 재발에 중점	긍정적 효과
McGorry et eal. (2002)	전구기 연구-6개월 인지치료와 리스페리돈 병행	6개월째 정신병 발병 지연, 1년 이후에는 차이 없음
Rector et al. (2003)	캐나다 RCT 연구	우울증과 음성 증상에 효과

RCT(Randomised controlled trials): 무작위 대조군 연구

표 2.2 망상의 인지치료 적용근거

저자(년도)	설명	결과
Milton et al. (1978)	신념 수정이 망상을 호전시키고 직면은 망상을 악화시킴	대조군 없음. 코호트 연구, 적은 대상자
Hole et al. (1979)	망상의 확신이 감소되고, 다른 증상도 전반적으로 개선	대조군 없음. 코호트 연구, 적은 대상자
Hemsley & Garety (1986)	망상환자의 전형적인 추론 과정을 기술	적은 대상자
Fowler & Morley (1989)	망상의 유의한 호전	대조군 없음. 코호트 연구, 적은 대상자
Roberts (1991)	망상의 내용도 환자의 삶의 이야기를 통해서 이해할 수 있음	이론적인 설명
Turkington et al. (1996)	망상의 근거중심적인 정의	이론적인 설명
Turkington & Siddle (1998)	망상에 대한 구체적인 치료기법	이론적인 설명

표 2.3 환각의 인지치료 적용근거

저자(연도)	설명	결과
Romme & Escher (1989)	환청 집단치료모임 구성, 환청을 듣는 사람들에 대한 탈낙인화 역할	수행된 연구는 없음
Kingdon & Turkington (1991)	환청의 내용을 재해석	간단한 사례 설명
Scott et al. (1992)	환각을 가성환각이나 강박적 사고로 변화시키도록 돕는 기법	사례 연구, 표준화된 척도 없음
Chadwick & Birchwood (1994)	환각의 비기능적인 전지전능성에 대한 작업설명	대조군 없음. 적절한 대상자 수, 좋은 방법론
Turkington & Kingdon (1996)	환청의 내용에 반응할 수 있는 합리적인 기법 설명	이론적인 설명
Haddock et al. (1996)	집중과 분산기법	적은 대상자, 평가자 맹검처리 안됨.
Morrison (1998)	안전행동이 일부 환각을 유지시킬 수 있음	이론적인 설명
Rector & Beck (2002)	환각의 인지모델 설명	이론적인 설명

03장

정

정신증의 조기중재

치료할만한 정신건강문제가 있다면, 고통과 장애를 최소화하기 위해서 가능한한 빨리 치료를 받아야 하는 것은 자명한 사실이다. 조기 중재를 통해 환자가 당면하게 될 사회적 상황(실직, 친구나 가족관계문제)의 피해를 줄여줄 뿐만 아니라 자존감의 손상을 줄여줄 수 있다. 그런 점에서 조현병 환자의 조기 중재는 부가가치가 존재한다. 이 말인즉슨, 장기 경과를 호전시킨다는 이야기일 것이다. 조기 정신증에서 우리가 개입할 수 있는 절호의 기회가 존재하는가? 아니면, 섣부른 개입으로 환자의 고통이 증대되고 부적절하고 잘못된 낙인으로 정신질환자라는 두려워하는 결과가 초래될 위험만이 도사리는 것일까? 이 단원에서는 효과적인 조기중재를 다루고, 다른 양상의 적절한 특정 중재법에 대해 논의할 것이다. 일부 주제는 이 책의 후반부에 언급해 놓았기 때문에, 후반부 내용을 먼저 읽는다면, 훨씬 이해하기 쉬울 것이다.

이 단원에서 할 수 있는 학습질문은 다음과 같다.
- 조기 중재를 받으면 과연 예후가 좋아지는가?
- 어떤 형태로 조기 중재를 해야 하는가?
- 조기중재가 정신증으로의 전환을 예방하는가?
- 치료하지 않는 정신증의 기간(Duration of untreated psychosis, 이하 DUP)을 단축시키면, 예후가 좋아지는가?

대부분의 연구에서 조기 중재를 받으면 예후가 좋아지는 것과 긍정적인 연관성을 보였다. 하지만, 이런 결론은 대상자에게서 DUP 기간이 서로 구분되지 않았기 때문에 혼동을 줄 수 있다. 급성 발병은 쉽게 확인되는 생활사건에 의해서 촉발되고, 좋은 경과와 관련이 있어서, 조기 중재가 예후를 호전시킨다는 것을 규명하는 것은 장기간의 무작위 대조군 연구가 없이는 매우 어려운 일이다. 반면 이런 연구를 설계하는 것은 엄격히 말해 윤리적인 면에서 문제의 소지가 있다.

정신증의 조기 중재는 전세계적으로 특히 호주와 스칸디나비아와 영국에서 주로 개발되었다. 이들 나라에서는 약물치료 및 심리치료를 같이하면서도 최근에는 심리치료에 좀 더 역점을 기울이는 편이다. 두 가지 치료중의 하나만 쓰기도 하지만, 둘을 병합하는 것이 보다 일반적이다. 약물치료와 인지치료는 분명한 정신증상에 대해서 명확한 호전이 있지만, 전구기 증상이나 조기 정신증에서의 효과는 아직 연구가 활발하지는 않다. 심리치료가 더 안전한지, 약물보다 부작용이 적은지, 환자들에게 낙인효과가 적고 더욱 받아들일만한 치료인지에 대해서는 여전히 논란이 있다.

그렇기는 하지만, 조기 중재가 시도해볼 만한 가치가 있다고 결론난다면, 그걸 해볼 수 있을까? 어떻게 우리는 전구기 증상을 정의할 수 있을까? 표 3-1에 연구된 전구기 증상을 설명해 놓았다. 물론 증상은 단순하고, 지속기간이 정상보다 유의하게 길어도 확신 정도나 심각도 면에서 덜 심각한 상태다. DUP가 줄어들 수 있는가? 노르웨이 연구를 보면, 특정치료군에서 DUP가 1.5년에서 0.5년으로 감소되었다고 한다. 하지만, 이런 결과가 다른 지역에서도 동일하게 재현될 수 있는가? 전세계적으로 DUP는 평균 1년 내지 2년으로 보고되고 있다. 하지만, 영국에서 시행된 대규모 연구에서 평균 DUP는 37주였고 중간값은 3개월로 나왔다. 이것은 유의한 결과라도 아주 긴

표 3.1 조기 중재군에서 전구기 증상의 정의

단기간의 제한된 간헐적 정신병적 증상(BLIPS)
　PANSS 망상, 환각 영역에서 3점 이상
　PANSS 관념의 와해 영역에서 4점 이상
　1주 이상 지속되다가 항정신병약물 사용 없이 호전됨

완화된 증상
　망상- 3점
　환각- 2-3점
　인지적 와해 혹은 의심많음- 3-4점

* BLIPS: Brief Limited Intermittent Psychotic Symptoms, PANSS: Positive and Negative Symptom Scale.

DUP를 가진 이상값을 가진 소수가 존재한다는 뜻이다. 이 사람들이 다른 사람들과 형태적인 차이가 있다고 볼 수 있을까? 사실 많은 의문점이 남는다.

DUP 기간이 짧으면, 다시 말해 전구기증상을 빨리 발견해서 치료한다면, 예후가 좋아질 것이라는 것은 근거는 희박하지만 직관적으로 그럴 것이라고 이해할 수는 있다. 조현병을 조기에 치료하거나 진행이 되어 나중에 치료한 것에 대한 차이가 존재한다는 근거가 있을까? 약물치료는 조기치료가 이득이 있다고 하는 근거들이 있지만, 인지행동치료에는 근거가 제한된다. SoCRATES 연구[1]에서 인지치료는 일반적인 치료만(5주간 집중치료) 단독으로 했을 때보다 증상 회복이 초기에 이뤄졌다고 밝혔다. 이 효과는 측정할 수 있고, 지속적이고, 용량-반응 관계가 성립되기는 했지만, 효과의 크기는 미미한 편이었고, 재발시기에 영향을 주지 못했다.

이 조기중재가 더 빨리 이뤄지면, 정신병으로의 전환율을 줄일 수 있을까? 반복되는 이야기지만, 근거는 제한이 되고, 약물치료와 인지치료를 같이 계속 병행하는 경우에는 그럴 가능성이 있다는 연구들이 보인다. 앞서 SoCRATES 연구와 전구기 증상에서 6개월 동안 인지치료와 약물치료를 같이 한 연구 모두에서, 인지치료의 효과는 치료기간동안 관찰되었다. 하지만, 치료종결 후 효과는 없어졌고, 이것은 보다 장기간의 치료가 필요함을 시사해준다. 하지만, 조기중재가 과연 적절한 지에 대한 의문이 남는다. 조현병의 진단이 내려지는 사람들은 결국 소수이고, 이들을 식별해서 훌륭한 지역사회 프로그램과 연계된 조기중재의 서비스를 제공받는 이들이 그리 많지 않다. 하지만, 조기중재를 정부가 정책적으로 시행할 수 있다면, 정신증을 보이는 가능한 한 많은 이들에게 조기중재 서비스가 제공될 수 있을 것이다.

지역사회의 치료적 만남이 유지되지 못하는 이유에 대해서 명확히 알지 못하지만, 다음과 같은 이유가 있을 것이라고 추측한다.

- 내담자들이 도움을 원치 않거나 강경하게 서비스를 거부하는 경우
- 치료팀이 선호하는 14-35세 사이의 연령군보다 너무 어리거나 고령인 경우
- 증상이 정동장애나, 산욕기 우울증, 약물남용 혹은 인격장애였다가 수개월이

---

1. Lewis, S. W., Tarrier, N., Haddock, G., et al. (2002). A randomised controlled trial of cognitive-behaviour therapy in early schizophrenia: Acute phase outcomes in the SoCRATES trial, *British Journal of Psychiatry, 181(43)*, s91-97.

표 3.2 민감성 정신증의 조기중재

이상하고 혼란된 증상이 존재하는 경우 정신건강 서비스를 받을 수 있도록 청소년들을 만나 정보를 제공하는 알림문자 서비스

즉각적인 정신건강서비스가 적절하게 제공된다고 확인시켜 줌

청소년기 위기상황과 겹치는 문제를 다뤄 줌

내담자와 가족을 만나서 대화를 하고, 설령 정신증 진단이 안내려진다고 해도 긴급연락처를 제공함

불안, 우울증상을 확인하고, 정상화해석을 통해 정신증상을 교육시키며 자기주장이나 사회기술 훈련도 제공함

개인적으로 느끼는 압박감을 줄여 줌

스트레스 관리 기법을 배울 수 있게 도와 줌

나 수년 이후에 조현병으로 진단이 바뀐 경우

분명한 것은 상당히 다양한 양상이 존재하고 다른 하위군으로 양상이 바뀌더라도 초기 진단과 조기중재로 도움을 얻을 수 있다는 점이다.

조기중재 서비스는 아마도 이전에 민감성 정신증이라고 기술한 환자들에서 대개 효과적일 수 있다(표 3.2).

정신증이 발병할 수 있는 사람들을 식별하기 위해서 통합적인 접근 방식이 사용되고, 이들은 일반적으로 합리적으로 대응할 수 있는 사람들부터 혹은 적어도 안정적인 사람들까지 다양하다(하지만, 가끔은 학습장애나 경도의 지적장애가 있는 사람들에게서 민감성 정신증이 발생할 수 있다). 이런 사람들이 짧게나마 낮은 강도로 간헐적인 증상을 보이는 경우가 많기 때문에 이들이 짧은 시기 동안 삽화를 경험하고 있다고 생각될 때 바로 개입할 수 있도록 준비하는 것이 아주 중요한 것 같다. 가끔 증상은 자연히 소실되거나 혹은 간단한 개입으로도 잘 낫지만, 그런 경우에선 특히 현재 가정 안에 계속되는 스트레스 요인이 없는지 확인이 필요하고, 정서적 지지가 필요하다. 가족치료와 같은 지지 작업이 잘 받아들여지지 않을 수도 있지만, 만남을 지속해 돈독한 관계를 맺는 것이 필요하고, 언제든지 도움을 줄 수 있도록 긴급연락처를 안내할 필요가 있다.

처음 제공되는 정신건강서비스에 어떤 식으로 반응을 보이는지도 아주 중요한 주제이다. 실제로 많은 가정에서 이뤄진 첫만남이 '청소년기 위기', '인격장애'나 '물질남용'과 같은 관점으로 취급되어 치료거부로 이어졌다고 설명한다. 물론 그 당시 그런 진단을 내릴 수 있는 근거가 있더라도, 서비스를 지속하면서 이들 증상이 정신병적 질환의 흔한 선행요인이라는 점을 받아들인다면 적절한 도움과 중재를 제공하기 위한 기

표 3.3 약물관련 정신증의 조기중재

- 급성기 증상이 흔함
- 급성기 약물유도성 정신증의 즉각적인 처치가 필요
- 가족의 지지를 요청하고, 가족의 서비스 접근을 강화
- 인지행동치료를 통해 원 삽화의 정신증상을 재해석함
- 동기강화면담법을 이용하여 약물남용 관리전략을 수행함

회가 차단되는 일은 줄어들 것이다. 조기 중재팀은 언제든지 이런 평가와 지지를 제공하기 위한 유리한 위치에 있음을 알아야 한다.

민감성 정신증이 있는 환자에서, 평가와 도식화 이후에 흔히 가장 중요시 되는 관리전략은 환자와 가족이 느낄 수 있는 사회적 압력을 줄여주도록 돕는 것이다. 예를 들어 학교나 직장에서 1년을 쉬도록 조언하거나 보호자에게 어떤 특정한 입장을 고수하기 보다 그저 그들을 돕고 준비될 수 있도록 만드는 일이다. 이것은 양성 증상과 음상 증상에도 분명한 효과가 있다(12장 참고).

동일한 전략이 약물관련 정신증상을 보이는 환자의 작업에도 적용된다(표 3.3).

물론 조기 증상이 분명히 약물관련성을 보이더라도, 지역사회 정신건강팀에서 일해 온 경험에 비추어보면, 심각한 정신증상을 보이는 대부분이 즉각적인 정신건강팀의 중재를 충분히 필요로 할 정도로 지속되는 정신질환으로 진행하는 것 같다(약물남용 서비스가 이미 시행된 것이 이 관점에 영향을 주었을 수도 있다. 장기간 지속된 약물남용병력이 있다면 우선적으로 이 서비스에 의뢰하는 경향이 있다). 그래서 환자들이 회복된 이후에도 환자와 가족들에게 이 서비스를 지속적으로 제공하는 것이 중요하다. 동기강화면담이 도움이 되기는 하지만, 약물남용 문제가 지속되면 가족들은 상당한 좌절감을 겪게 된다. 하지만, 환자가 필요할 때마다 다시 서비스를 받고, 외롭고 좌절감에 빠진 가족들에게도 이런 정서적 지지서비스가 제공된다면, 장기적인 관리전략은 훨씬 성공적일 수 있다.

외상성 정신증상의 양상은 일차진단이 경계성 인격장애(Borderline Personality Disorder, 이하 BPD)거나, 산후 우울증, 강박장애, 사회공포증 혹은 정신병적 우울증인 경우가 많다는 점에서 훨씬 다른 경향을 보인다. 그래서 임상의가 정신증상이라고 진단해 내릴 때, 비로소 치료방법이 달라진다(표 3.4).

표 3.4 **외상성 정신증의 조기중재**

- 관련된 사건을 확인함- 수년 전의 사건
- 증상이 점점 심해진다는 상태를 인식함- 내담자는 처음에는 경계성 인격장애의 진단만 받았을 수도 있음
- 경계성 인격장애가 있는 환자의 외현화된 행동을 줄이려고 하는 치료적인 작업이 정신증상의 진행을 예방할 수 있음
- 스트레스가 급성기 증상 악화에 기여함
- 환각을 재해석하는 것이 성공적 치료의 요체임
- 환청의 영향력과 진실성에 접근함
- 환자의 신념과 태도를 논의함으로서 핵심사건을 다뤄줌
- BPD의 직접적인 관리전략 예를 들어 변증법적 행동치료(Dialectical behavioral therapy, 이하 DBT)를 사용하는 것이 적절한 접근법일 수 있음

이런 내담자는 당시에 상대적으로 잘 대응했었을 지도 모르지만, 그 사건은 관계 속에서 보상적 적응능력을 상실하고 나서야 서비스로 의뢰되었을 것이다. 불행히도, BPD와 작업하는 많은 서비스 기관에서 환자가 정신증인 경우에는 그 서비스를 제공하지는 않았을 것이다. 역설적이지만, BPD 작업이 계속될 수 있도록 재해석과 관련된 기술은 쉽게 적용가능한 편이고(10장 참고) 이 대상군에서 훨씬 효과적이다. 따라서 외상성 정신증의 조기 중재는 환각재현 혹은 목소리로 외현화되는 경향을 탐색하는 것과 그런 증상이 나오는 원천인 초기의 외상적 사건을 그런 증상과 결부시키도록 돕는 것이다.

마지막으로, 불안과 우울이 점진적으로 증가하는 스트레스 환경에서 급격히 망상적 믿음이 생긴 환자들은 조기 중재로 훨씬 큰 도움을 받을 수 있을 것으로 생각된다

표 3.5 **불안성 정신증의 조기중재**

- 빠른 개입과 서비스 접근이 성공의 요체임
- 비정신병적 환자에서 망상적 기분을 탐지하고 치료하는 것이 목적
- 즉각적이고 지속적인 재해석 작업이 사용됨
- 관련된 우울과 불안증상의 치료가 필요한 목표임
- 자살사고와 조종당하는 것 같은 느낌을 정상화해석기법을 통해 좀 더 편안한 마음이 되도록 함
- 망상이나 환청이 지속된다면, 유추적 연결기법을 사용함(예; "우리가 당신의 말을 믿는다면, 그것은 당신에게 어떤 의미인가요?")

(표 3.5).

　내담자가 망상적 의미로 느끼는 사건에 대안적 설명을 즉각 논의하는 것은 다른 사람의 반응이나 자신의 행동으로 강화되는 그런 믿음이 단단해지는 것을 잠재적으로 줄여줄 수 있다. 편집성 혹은 과대 망상적 믿음을 갖고 있을 때 다른 사람들이 그 믿음을 반박하거나 조롱하게 되고, 특이한 행동을 보이는 내담자를 피하면서 쉽게 그 믿음이 강화될 수 있다. 잠을 못자고 고립된 상태에서 이런 증상이 생길 수 있다는 정상화 해석은 내담자에게 특히 효과적이고 확실히 받아들여진다.

　처음에 이들은 불안이나 우울증을 보이기에 정신건강 서비스로 의뢰되지는 않는다. 일차진료를 담당하는 의사나 주변의 지인들이 최근 생긴 정신증을 알아내는 것(흔히 '~가 된 것처럼'이란 표현을 많이 쓴다)이 조기 중재를 할 수 있는 시작점이 된다. 만약 이런 증상이 노인에게 발생한다면, 35세 미만의 연령층에 맞춰진 정신건강서비스는 이들을 놓칠 수 있고, 이렇게 돼서 향후 문제가 생긴다면, 노인층까지 서비스를 확대하라는 강력한 사례로 남을지 모른다.

　결론적으로, 인지치료는 상호협력적, 탐색적 방식으로 조기정신증의 식별을 도와준다는 점에서 조기 중재에 귀중한 부가적인 치료법일 수 있다(표 3.6). 또한, 재해석 기법을 사용해서 정신증으로의 전환을 막을 수 있고, 지역사회로부터 조기 중재반응을 발전시키는 안내를 받을 수 있으며, 내담자들에게 잘 받아들여지는 치료법이다. 요약하면 인지치료는 조기 정신증에 효과적인 개입법이라 할 수 있다.

표 3.6　조기중재에서 인지치료의 활용

평가 도구로서 귀중한 가치가 있음
- '~가 된 것처럼' 같은 문제를 확인
- 망상적 기분
- 막 시작된 수동현상- "내가 누군가에게 조종당하는 것 같은"
- "아마도" 기전

예방적 기능을 가진 치료적인 개입법으로서의 역할
- 정상화해석을 통해 희망을 고취시킴
- 환자에게 잘 받아들여짐
- 정신증으로의 전환을 억제하는데 사용될 수 있음

정신증의 조기 중재

● 종민(민감성 정신증)

다행스럽게도 종민은 조기에 의뢰되었다. 종민의 일차진료의사는 종민이 평소와는 다른 모습을 보여 그를 정신과에 의뢰했다. 물론 그 의사는 종민이 무슨 문제가 있는지 정확히는 알지 못했으나 정신과에 의견을 물었고, 일주일 안에 정신건강의학과 전문의는 정신병적 증상이 존재한다는 소견을 주었다. 종민의 경우에 인지치료를 해 보자는 논의가 있어, 그를 숙련된 인지치료자에게 의뢰할 수 있었다. 물론 인지치료가 추가적인 증상의 출현을 완전히 막지는 못했지만, 정신증상 호전에는 어느 정도 기여했을 것이다. 종민은 다시 재입원이 필요없는 좋은 경과를 보이고 있다.

● 영호(약물관련 정신증)

영호는 처음에는 단순한 약물남용 문제로 생각되었지만 여러 번의 서비스 접촉 후 그를 둘러싼 지인들이 많은 좌절을 겪은 뒤에야 정신건강서비스를 받게 되었다. 결국, 그는 정신보건 방문서비스로 의뢰되었다. 나중에, 증상이 심각하고 약물저항성을 보여 인지치료에 의뢰되었다.

● 민정(외상성 정신증)

민정은 증상이 심각해진 상태에서 비자발적 입원이 되었다. 그녀는 적어도 6개월은 아픈 채로 지냈고, 이 앞선 기간에 방임과 폭행은 확인되지 않았다. 그래서 어떻게 그녀에게 조기중재가 진행되었는지 알기 어려웠다. 물론 그녀의 장기간 지속되는 취약성을 지역사회복지부서에서 알고 증상이 생기는 것을 예방하기 위한 보호조치를 취했을 가능성도 있겠다.

● 종국(불안성 정신증)

종국의 경우에 개입은 즉각적이고 적절했다고 여겨진다. 증상이 생긴 후 10일 만에, 평가를 받은 뒤 치료가 시작되었다. 이보다 훨씬 더 빠른 조치가 취해졌다면 어떻게 달라질지에 대해서 여전히 의문이 있지만, 수개월이나 치료가 지연됐다면, 치료는 분명히 난항을 겪었을 것이다.

04 ^장

치료적인 관계

어떤 심리적 치료를 하더라도 선행되어야 하는 것은 신뢰를 쌓고 협력을 이끌어 내는 일이다. 이것은 가장 중요하면서도 다른 어떤 조건보다 본질적으로 우선되는 일이다. 단언컨대, 신뢰와 협력없이는 치료는 불가능하다. 만약 평가나 중재를 함에 있어 오히려 치료참여에 방해가 된다면, 평가방식을 재점검하거나 어떤 치료법이 사용되었는지를 확인해야 할 것이다. 종종 일상적인 주제로 편안한 상태에서 짧게 대화를 하거나 치료회기에서 진행을 잠시 멈추는 것이 치료 시작(engagement)을 원활하게 하기도 한다. 물론 정신증 환자들에서 초기 개입은 상당히 어려운 일이고, 특히 편집증이 주된 환자에서 치료적 관계를 맺기란 더욱 어렵지만, 치료시작부터 그런 난관에 부딪히는 것만큼의 어려움은 아니다.

종현(John)은 암페타민 남용과 편집성 조현병의 병력이 있었고 의료진과 정신건강 서비스를 몹시 불신했다. 그는 자신의 요구사항과 불만사항을 가득 적은 목록을 갖고 치료자를 괴롭혔다. 하지만 이런 일들을 하나씩 처리하고, 약물 조절에 관해 같이 상의하게 되면서 치료적인 관계가 점차적으로 생길 수 있었다.

위의 예처럼 치료자는 초기에 특히 상호협력과 온화함, 상호 존중을 강조하는 특정한 치료적인 스타일을 갖춰야 한다. 비난하는 환청이나 사고주입의 경험 혹은 피해를 입을 것 같은 두려움을 호소하는 환자가 이런 치료적인 상호작용을 신뢰하려면 적지 않은 시간과 노력이 필요하다.

치료자 문제

조현병 환자와 인지치료를 시작할 때 고려할 만한 문제들이 있다. 치료자인 당신이 정신증 환자들과 작업하는 것에 서투르다면, 당신이 그들을 평상시 잘 알고 있었더라도 예상되는 다음과 같은 문제들을 생각해 볼 수 있다.

- 치료자가 조현병 환자들을 어떻게 바라보는지?
- 인지치료를 어떻게 이해하고 있는가?
- 조현병 환자들에게 인지치료를 적용하는 것을 어떻게 생각하는가?

조현병은 무섭고 다가가기 어려우며, 황폐화가 진행된다는 어울리지 않는 이미지로 일반인들은 물론 일부 임상의들에게조차 쉽지 않은 질환이다. 이런 이미지는 대중매체에 의해 강화되고 있고, 당신이 언론매체와 완전히 담을 쌓고 있지 않는다면, 그 영향력에서 온전히 벗어나기 어렵다. 조현병은 생물학적인 원인과 관련되고, 생물학적인 치료법만이 효과적이라는 암묵적인 선입견도 이런 어려움에 일조하고 있다. 전에 언급했던 대로, 취약성에 관련된 생물학적인 요인이 존재하기는 하나 분명히 심리적인 요인도 상당히 관여된다. 하지만, 물리치료가 기질적 원인병소가 있는 뇌졸중 환자의 회복을 도울 수 있는 것처럼, 심리치료도 조현병 환자에 효과적이라는 근거를 앞서 제시한 바 있다(2장 참조).

치료자가 가질 수 있는 다른 걱정들은 없을까? 흔히 치료자는 막연한 두려움을 표현한다. 그 이유는 첫째, 초기 정신분석적 교육 전통에서 부분적으로 기인한 것인데, 프로이트가 주장했던 것처럼 조현병 환자들과 치료적인 관계를 맺는 것은 불가능하다고 일갈했기 때문이다. 둘째, 정신증이 환자를 돕는 치료자에게 영향을 주어, 마침내는 치료자를 미치게 할 것이라고 믿기 때문이다. 전자의 두려움을 떨치기 위해서 이 책에 제시한 풍부한 근거와 사례연구를 대충이라도 훑어보기를 제안한다. 후자에 관해서는 우리는 지금껏 많은 임상심리사와 정신건강의학과 전문의와 정신보건간호사와 일해 왔지만 그런 일은 단 한 건도 없었다는 점을 참고하길 바란다. 하지만 그래도 계속 신경 쓰인다면, 당신의 주변동료나 숙련된 자문의와 상의해 보는 것이 좋다.

그동안 조현병 환자에게 인지치료를 적용한 결과 많은 환자들뿐만 아니라 저자들의 삶을 풍요롭게 바꾸어 주었다. 그러나 수련생들 일부는 인지치료기법들 중 많은 것들을 괜찮은 상식 수준에서 접근할 수 있는 것으로 여겨, 숙련되지 않은 채로 환자들과 작업을 하다가 치료도중 좌절을 맛보게 되는 일도 더러 있었다. 시간이 지나서, 복잡한 문제와 상황을 다루는 기법들을 익히게 되면 이런 초기의 좌절경험을 긍정적으로 이겨낼 수 있을 것이다.

치료 시작

치료 시작은 사람마다 다르고, 치료적 개입을 촉진하고 방해하는 다양한 요인들을 표 4.1에 정리해 보았다. 이런 요인들을 고려한다면 치료시작에 있어 사용해야 할 전략을 결정하는 데에 도움이 될 것이다.

표 4.1 치료시작

치료시작이 특별히 어려울 것으로 생각되는 내담자
- 다른 문화권 출신
- 물질남용자
- 인격장애
- 편집성향
- 공격적
- 자기도취적(감히 나에게?)
- 말을 듣지 않음
- 도움을 원치 않음
- 감정 표현은 나쁜 것이라고 믿는 사람
- 도움 받는 것은 약한 것이라고 믿는 사람
- 가족이나 친구로부터 부정적인 태도를 경험한 사람
- 망상을 확신하며 병식이 결여된 사람
- 정신과 치료에 부정적인 경험이 있는 사람(예: 비자발적인 입원으로 격리나 억제를 당했거나, 의료진에 대해 나쁜 경험을 했거나 약물부작용을 경험)
- 약물에 취해있는 느낌이 드는 사람
- 사회적인 위축이 있는 사람

치료시작이 수월할 것 같은 내담자
- 경계성 인격장애(물론 쉽게 그만 두기도 한다)
- 비난하는 환청(다른 어떤 것도 여태 도움이 되지 않았기에)
- 퇴원에 대한 강한 의지, 특히 비자발적인 입원을 한 경우에
- 과거나 현재 정신과 진료에서 좋은 치료적 관계를 맺었던 경우

표 4.2는 치료시작 과정에서 도움이 되는 기법들을 소개하고 있다. 가능한 서로 동등한 입장에서 환자와 의사소통하며 환자의 믿음이 괴상하거나 비논리적일지라도 굴욕감을 주지 않고 충분한 존중감을 표현하는 것이 중요하다. 물론 그 믿음이 의미하는 바를 온전히 이해하는 것은 어려울 수 있지만, 아예 이해할 수 없는 정도는 아니다. 설령 통 이해할 수 없더라도 포기하지는 말라. 당신의 내담자를 돕기 위해서 충분히 노력하는 태도가 환자를 돕는 것이고, 결국 그것이 도움이 되었다는 의미를 알게 될 것이다.

표 4.2 **정신증 인지치료의 초기개입방법**

적당한 언어를 사용할 것
    전문용어는 피하기
    흔히 쓰는 일상 용어로 설명할 것
    환자가 이해할 수 있는 수준에서 적당한 어휘를 사용하기
    증상에 거리를 둘 수 있도록 기술적으로 적당한 용어를 개발하기 (예: 어떤 환자가 '조현병의 더듬기'라고 표현한 것을 '신체환각'으로

환자나 치료자의 이해 수준을 확인하기

치료자가 하길 원하거나 배우고 싶은 것에 대해 설명해 주거나 이유를 제시하기
    이유를 알려주기

적당한 구조화를 제공하고 희망을 주기

흔한 목표를 세우기
    일반적으로 도움이 되는 방법을 배우기, 특히, 힘들게 하는 환청에 대해서
    이해한 것을 나누기
    퇴원
    약물 용량을 줄이기
    환자를 정서적으로 지지하기

환자가 치료회기를 마칠 때는
    예를 들어, 어떤 상황이나 증상을 새롭게 보는 방법을 배워서, 자신감을 갖게 한다
    친해졌다는 느낌이 들 수 있게 한다.

표 4.3 친구되어주기

- 중립적이고 위협적이지 않은 주제를 선정하기
- 도식화에 매달리지 않기
- 기법을 가르치려 들려 하지 않기
- 직면시키지 않기
- 담합하지 않기
- 공감해 주기
- 지지적이 되기
- 수용하기

'친구되어주기'는 특히 흥미로운 개입방법으로 환자들과 치료적 개입을 유지하는데 있어서 상당히 요긴하다. 이것은 전문적인 관계로서 할 수 있는 범위 안에서 환자에게 단순히 친구가 되는 것을 의미하는 것이다. 예를 들어 당신이 병원에 입원한 직장 동료를 방문하거나 새 이웃을 환영하기 위한 자리에 참석할 때 당신이 평상시 하던 방식으로 행동하는 것이다. '친구되어주기'는 저자들의 연구결과 대조군 치료로서 사용되어 왔다가 그 나름의 치료적인 효과가 입증된 치료법이다(표 4.3).

'친구되어주기'는 원래 정신건강문제가 있는 사람들의 사회적 접촉을 늘려주기 위해 자발적으로 운영되는 집단 프로그램에서 가져왔다.[1] 이 치료법은 날씨나, 휴일, 스포츠나 TV 프로그램과 같은 중립적인 주제를 다루면서 사람과의 만남을 늘려주는 효과를 가진다. 특히 치료적인 계약파기가 일어날 것 같은 상황에서, 예를 들어 환자가 의미심장한 이야기를 했거나 그 이야기를 통해 치료자와의 관계가 서먹서먹하게 되거나 힘든 이야기를 꺼내서 불안감이 증가되는 상황에서 귀중한 가치를 발휘한다. 일상적인 화제로 돌아오게 하는 것은 그런 상황이나 관계를 안정되게 하는 역할을 하며, 다음 단계에서 중요한 문제를 탐색할 수 있도록 돕는다. 물론 '친구되어주기'만으로는 지속적인 효과는 없지만 인지치료에 부가적으로 사용된다면 중요한 치료적 자산이 될 수 있다.

인지치료는 조현병에서 적용될 수 있도록 환자에 맞게 수정될 필요가 있고 특히 치료 초기에 관련해서 더욱 그렇다. Beck와 Young의 인지치료 척도[2]는 인지치료의 충실

---

1. Kingdon, D. G., Turkington, D., Collis, J., et al. (1989). Befriending schemes: Cost-effective community care. Psychiatric Bulletin, 13, 350-351.

2. Young, J., & Beck, A. T.(1980). Cognitive Therapy Scale. Unpublished manuscript.

표 4.4 인지치료 척도

전반적인 치료적인 기술
- 의제 설정
- 피드백
- 이해
- 대인관계 효과성
- 상호협력
- 시간의 효율적인 사용과 치료의 보조 맞추기

개념화, 전략과 기술
- 스스로 깨우칠 수 있도록 안내(Guided discovery)
- 핵심적인 인지와 행동에 집중
- 변화를 위한 전략
- 인지행동 기법을 활용
- 숙제

도를 평가하는 데에 귀중한 역할을 하며, 특히 조현병에서 인지치료의 치료경과를 보는 데에도 유용하다(표 4.4). 예를 들어, 의제설정은 우울증이나 불안증에서 사용되는 것보다는 훨씬 더 융통성있게 적용될 필요가 있다. 환자가 환청에 의해서 산만해지거나 인지적 결핍이 있다면, 의제설정을 위해 환자에게 질문을 해대는 것도 벅찬 일이다. 의제는 암묵적으로 치료회기가 진행되면서 정해질 수 있을 것이다. 치료자가 마음속으로 협상할 수 있는 의제를 떠올리지만, 그런 타협은 부드러우면서 점진적이어야 한다. 환자들 중 초기 회기에서 치료자가 제기한 딱딱한 의제의 형식을 견뎌내지 못하는 것을 종종 보게 된다.사실 의제는 거의 환자 측에서 전적으로 제기되는 것이 마땅하다.

환자가 초기 치료회기를 장악하도록 허용하는 것은 인지모델을 가르쳐 도식화시키고 증상을 관리하려는 열정적인 인지치료자들에게 결코 쉽지 않은 일이다. 치료자는 다양한 범위의 개념과 철학을 논의하기 위해서 Kundaleni 철학부터 실존주의까지, 심지어 주술부터 점성술에 이르기까지 다룰 수 있다는 개방성을 보여주고, 환자가 그런 이야기를 꺼내더라도 관심을 보여줄 필요가 있다. 그것이 정신병적 증상의 일부로 여겨진다고 해도, 그것을 깊이 탐색하는 것이야말로 환자가 경험하는 특이한 느낌과 사고를 설명하고 이해하는데 있어 가장 좋은 방법이 될 수 있다. 여기서 핵심적인 개념은 치료자가 환자 스스로 깨우치도록 도와주는 여정에서 우선적으로 환자가 세운 인지모델로 작업을 시작하는 것이다.

정신증 환자를 대할 때, 치료자에게 요구되는 치료적인 요소는 다음을 포함해야 한다. 그것은 환자가 보이는 증상에 대한 존중 뿐 아니라 공감, 진심어린 태도, 개방적인 자세와 자연스런 긍정적인 태도이다. 치료시간 중에 따뜻함과 유머가 있다면, 치료시간을 즐길 수 있고, 어려운 문제들을 더 쉽게 상의하게 하며, 세워진 행동전략을 기억해내는데 도움이 된다. 유머는 환자가 자신을 괴롭히는 증상으로부터 한발 물러설 수 있도록 하고, 때론 이런 증상을 체면을 구기지 않고 받아들일 수 있게 돕는다. 특별히 유머는 아주 예민하거나 의심이 많은 사람에게는 신중하게 사용할 필요가 있다. 이런 사람들에게 유머가 비웃는 것으로 오해받을 수 있어 차라리 하지 않는 것이 더 나을 수 있다. 이런 점에서 환자가 보내는 신호에 치료진이 민감해질 필요가 있다.

간단히 읽을 만한 안내책자가 있다면 치료에 보탬이 될 수 있다. 환자가 보이는 정신병적 경험에 대한 핵심적인 주제를 확인하기 위해 치료 초기에 도움이 되는 안내소책자를 부록에 실어두었으니 참고하기 바란다(부록 4). 내담자가 해온 과제를 치료적으로 잘 이용할 수 있도록 치료자도 준비되어야 한다. 예를 들면, 개인적인 시 한편을 읽는다든지 인터넷을 이용해서 정신병적 증상에 대한 불교적인 관점을 알아보거나 혹은 도서관에 찾아가 외계인 납치에 대한 관련 주장을 확인해 보는 것들이다. 치료자가 환자의 경험 모델에 대해 같이 숙제를 검토하면서 가설 설정과 그것을 검증해나가는 과정이 치료 진행의 중요한 요소가 된다는 점을 환자에게 직접 가르쳐줄 수 있을 것이다.

치료 속도보조의 중요성

치료와 변화의 속도는 신중하게 고려되어야 할 필요가 있다. 조현병의 인지치료는 더딘 과정이다. 그저 치료 회기마다 하나의 목표를 세우고, 인지 작업 이후로 적절하고 달성가능한 숙제 한가지가 치료 회기 사이에 주어지는 것이 알맞다. 치료가 천천히 진행될 때, 환자가 꾸준히 따라오다가도 가끔은 치료가 급속히 진행되기도 한다. 치료 회기의 끝에는 충분한 피드백과 치료회기에 다뤄진 주제나 얻은 결론에 대한 간단한 정리나 한줄요약이 필요하다. 환자가 머뭇거릴 때, 질문을 던져보는 것도 도움이 되지만, 중요한 것은 환자가 그 질문에서 한 발짝 나아가고 대답할 수 있도록 충분한 시간을 주는 것이다. 환자는 정신병적 증상이나 다른 인지장애를 경험하고 있어 집중력이 쉽게 흐트러지기 쉽다. 환자가 환청을 경험하거나 편집망상에 사로잡혀있을 때, 예를 들면, 경찰들이 자신을 체포하기 위해서 밖에서 대기하고 있다고 생각하면, 치료자의 질문에 반응이 더딜 수 있다. 반면, 침묵은 불안을 유발시킬 수 있으므로, 장시간의 침묵은 피하는 것이 좋다. 일반적으로 대화의 흐름이 유연하게 이어지도록 유지하는 것이 관계를 형성하는 데에서 가장 효과적이다(표 4.5, 표 4.6). 생각이나 관계를 그림으로 보여줄 수 있도록 흰색 칠판이나 도표나 유인물을 사용해보는 것도 괜찮다. 치료가 효과적으로 진행되기 위해서 성급하게 치료하려 하거나 서두르는 듯한 느낌을 주어선 안되겠다.

표 4.5 치료 개입원칙

평가에 앞서 진료의뢰서나 임상기록을 통해 충분한 사전정보를 확보할 것
단정적으로 결론 내지 말고, 환자가 말하는 액면 그대로 일단 듣고 환자와 함께 충분히 평가하기
이런 태도를 일관성있게 지속하되, 힘들어하면, 일단 물러서 보기
짧고 날카롭게 질문하지 말고 대화체를 사용하기
한 번에 너무 많은 내용을 다루려고 하지 않고, 대화의 흐름을 계속 이어가기
치료회기가 긍정적이며, 심지어는 즐기는 분위기로 가도 괜찮다는 것을 경험하기

표 4.6 치료개입을 촉진시키는 기술

문자 그대로 솔직함이나 진심어린 마음
친구되어주기, 사회적 대화가 오가며 적절한 정도로 자기 이야기를 할 수 있어야 함
액면그대로 믿음을 받아들이기
잘 들으려고 하기
되도록 침묵은 피하기
환자가 머무르는 주변에서 셋팅을 조절하기
- 환자와 함께 병동주위를 걷거나 산책하기
- 전형적인 면담실보다는 병실 공간을 이용하기
- 환자와 같이 차나 커피 한잔을 마시면서 이야기해보기
언어사용에 유의하기-전문용어를 피하되 환자에게 절대 반말을 하지 말 것, 강한 훈계를 한다면서 고함을 지르는 것도 절대 하지 말 것

비직면적 접근

　종종 정신의료기관의 치료진과 환자들 사이의 상호작용은 두 가지 방식으로 구분된다. 첫째, 치료자가 환자에게 쉽게 직면을 시키려 하거나 환자가 무조건 맞다는 식으로 대한다. 아니면 아랫사람에게 훈계하거나 가르치려는 방식이 되어 버리는 경우가 많다. 불행히도 이런 상호작용은 환자를 고립시키고 증상을 유지하게 한다. 이런 방식으로는 상호협력적인 현실검증력은 생겨날 수 없을뿐더러, 환자가 치료진에게 자신의 증상을 털어놓으려는 마음의 문마저 닫게 만든다. 돌직구를 던지는 듯한 직접적인 직면방식은 여전히 흔하게 관찰된다. 하지만 이것은 대개 환자가 '절대 그럴 리 없다.', '내 생각이 맞다'며 확신하게 하는 결과를 낳는다. 담합거부(Noncollusion)의 원칙도 중요하다. 치료자가 환자의 정신병적 경험에 관련해서 환자의 설명을 찬찬히 듣고 이해하려는 노력을 해야 하지만, 그 설명이 치료자에게 사실상 받아들여지더라도 환자와 담합해서는 안된다는 것이 중요하다. 담합은 항상 환자의 망상을 더욱 확고하게 만들기 때문이다.

- 영진(George): 내가(나폴레옹을 의미) 워털루 전투에서 패하지 않았다면, 프랑스 황제의 자리에서 물러나지 않았을 거라구요.
- 치료자: 우리가 세인트헬레나섬에서 당신을 석방했다면, 우리는 다시 영국 군대와 싸웠을 것이고, 그 때 우리가 이겼을 지도 모르죠.

　이런 대화가 노골적인 담합의 예이지만, 담합인 것 같지 않은 담합이 치료 중에 반복적으로 일어날 수 있다. 예를 들어, 환자가 갖고 있는 사고체계가 진실일 수 있다는 뉘앙스를 무비판적으로 풍기는 것이다. 적절한 대답은 "만약 당신 말이 사실이라면, 어떻게 그것이 가능할 수 있지요? 그렇게 하기 위해서 돈이 많이 들지 않을까요? 그렇게 한다고 그게 그들에게 큰 이득이 있을까요?" 이런 과정을 통해 대안들이 열거되면 각각의 대안들이 설명하는 믿음 점수가 얼마인지를 적어본다. 직면과 담합사이의 좁은 길을 걷기 위해서 비판단적인 질문을 사용하며, 환자가 스스로 깨우칠 수 있도록 해야 상호협력적인 경험주의적 태도가 가장 잘 생겨날 수 있다. 정신증이 있는 사람에게 치료자가 이런 접근을 하게 된다면 의미있는 진전이 이뤄질 수 있을 것이다. 그래서 앞선 대화는 다음과 같이 고쳐 볼 수 있다.

- 영진: 내가 워털루 전투에서 패하지 않았다면, 프랑스 황제의 자리에서 실각하지 않았을 거야.
- 치료자: 그런가요? 음, 흥미롭군요. 당신이 그 일에 관여되었다는 것을 어떻게 믿게 되었는지 저한테도 조금만 더 설명해 주실 수 있습니까?

이것이야말로 비직면적이고, 비담합적이면서 적절한 관심을 표현하는 대화이다. 환자는 자신이 중요하게 생각하는 뭔가를 당신에게 말하고 싶어할 것이고, 분명 추가적인 탐색이 자연스럽게 필요하다고 여기면서 대화가 진행될 수 있을 것이다.

문자 그대로의 정확함과 일관성의 중요성

정신증 환자는 보통 자신의 생각이나 걱정을 말하는 것에 충분한 시간이 주어지지는 않았을 것이다. 만약 그런 기회가 충분히 주어진다면, 그렇게 독려하는 치료자의 태도나 의견에 관심을 갖게 된다.

- 인영(IAN): 조폭이 우리 집을 감시하고 있어요.
- 치료자1: 정말 힘들겠네요. 안 좋은 일들이 일어날 수 있겠네요.(정확하지만, 어느 정도의 담합이 있음)

또는
- 치료자2: 거 참 답답하네요. 아니라고 했죠. 조폭이 그 집에 없다는 걸 당신도 똑똑이 알잖아요.(직면)

또는
- 치료자3: 아. 그럴 수 있겠네요. 그런데, 그걸 어떻게 알았어요?(정확하지만 담합)

또는
- 치료자4: 집에서 무슨 일이 있었는지, 우리가 좀 더 이해하기 쉽게 설명해 주시겠어요?(정확하고 일관적임)

여기서 치료자 4의 대화가 다른 대안적 설명모델로 이동할 수 있어 가장 치료적인 상호작용을 기대해 볼 수 있다. 그런데, 치료자가 이전 치료회기에서 직면적으로 환자를 대했다면, 환자는 현실검증을 시작할 수 있는 다른 방식으로의 전환을 꺼려할 것이다. 그러므로 치료의 일관성이 중요하다. 만약 치료자가 자신의 비일관성을 깨달았다면 치료자는 되도록 자신의 실수를 인정하고, 처음부터 다시 그 주제에 대해 이야기를 꺼내도 될지 환자에게 물어야 한다. 예를 들면,

> "당신도 알다시피 제가 지난번에 조폭은 절대로 없다고 했는데요. 제가 좀 더 열린 마음으로 모든 가능성을 검토해야 한다는 생각이 들더군요."

정확하게 말한다는 것은 지나치게 규칙에 얽매이는 것 같지만, 오히려 유의한 차이를 만들어낼 수 있다. 믿음의 증거를 일일이 확인하는 것이 망상적 사고를 강화시키는 것처럼 보이는 것 같지만 실제로 그렇지는 않다. 예를 들어, 망상적 믿음을 논의할 때, 경찰차 싸이렌 소리가 잠깐 들렸을 때 "선생님, 지금 소리 들으셨죠?"라는 물음에, 부정하거나 대답을 하지 않으려고 하는 것은 의구심만을 증폭시킬 것이다. 하지만, 생각해볼 수 있는 의미와 가정들을 환자와 충분히 토론해 볼 수도 있다. 어떤 사람이 전쟁이 일어날 가능성을 논의하고 있다고 치자. 실제로 전쟁발발의 가능성은 완전히 비현실적인 것은 아니다. CNN과 같은 뉴스채널은 중동지역의 분쟁과 다른 지역의 내전 상황을 실시간 중계해 주고 있고, 특히 한반도에서 북한은 여전히 미사일을 쏘면서 여전히 대한민국과 대치중이기 때문이다.

'이해불가능함'을 다루는 것의 중요성

과거에 정신증 심리치료가 진전이 없었던 이유는 환자의 정신증상을 이해하지 못했던 것이 가장 크다고 볼 수 있다. 초기 치료회기에서 앞으로의 치료과정 중에 증상이 이해될 수 있을 거라는 기대와 믿음이 생길 수 있다(표 4.7).

불안과 우울과 공포증의 의미도 도식화를 통해 심리적으로 이해할 수 있는 것처럼 조현병의 다양한 증상도 마찬가지로 이해할 수 있다. 이런 방식의 작업을 해 보지 못한 치료자는 정신증을 이해할 수 있다는 것이 낯설겠지만, 작업을 반복하다보면 정신

표 4.7 **치료를 개시하기**

- 처음에는 비지시적이어야 하지만 목적이 없어서도 안됨
- 어디에 앉을지, 자세나 의상 등도 신경 쓸 것.
- 다음과 같은 환자의 반응에 대한 치료자의 상호작용은 다양하게 나타남(표 4.8)
  - 침묵하거나 단음절의 짧은 대답
  - 상호적이거나 지나치게 수다스러움
  - 간헐적이거나 일관적인 반응
  - 말을 끼어들거나 혹은 끼어들지 않음

증상도 이해하는 것이 가능함을 확신하게 될 것이다. 치료자와 내담자가 초기 치료회기동안 서로에게 조율되듯이 맞춰질 수 있다면, 치료가 점점 안정되고 정신병전 시기를 탐색하기 시작하면서 증상이 갖고 있는 의미를 더 분명히 알게 될 것이다. 그러면, 도식화 작업에 살이 붙어 치료적 진전이 충분히 이뤄질 수 있다.

전략적 후퇴

환자가 특정 유형의 질문만을 한다든가 다른 것을 궁금해 하면서, 갑자기 초조해지거나 불편해 한다면, 그 주제에서 잠시 벗어나 나중에 그걸 다루는 것이 바람직하다. 면담을 원만하게 끝내기 위해서는 조금 덜 고통스런 주제나 친구되어주기 주제를 통해 대화하면서 긴장을 풀어야 한다.

견해의 차이가 부각되면서 환자가 치료자에게 "선생님은 제 말을 믿지 않는 거죠?"라고 할 때, 견해 차이를 인정하는 것(agree to differ)은 일시적으로 주제를 벗어나서 다른 접근방식을 취할 수 있는 비직면적인 방식이다. 예를 들어,

> "이 주제가 당신에게 얼마나 중요한지 알 수 있을 것 같아요. 그런데 그게 어떤 것을 의미하는 지가 정확히 우리 의견과 일치하지는 않는 것 같아요. 아마도, 여기서 일단 견해의 차이를 인정하고 이 주제를 잠시 벗어나서 다른 이야기를 하는 것이 좋을 것 같아요(환자가 관심을 가질만한 특정주제를 언급하는 것이 이상적이다)."

표 4.8 **다른 반응을 다루기**

환자가 침묵한다면,
- 인내심을 가질 것
- 인지능력 저하 때문에 그럴 수 있다고 생각할 것
- 집중력과 주의력 감소 때문에 그럴 수 있다고 생각할 것
- 치료자를 소개하며 면담의 이유를 설명할 것
- 인사나 간단한 질문을 반복할 것 ('어떻게 지내시죠?')
- 쉬운 말로 다가가기 ('제가 여기 앉아서 좀 수다를 떨어도 괜찮겠습니까?')

그래도 여전히 침묵한다면,
- 오늘은 별로 기분이 안좋은 날인가요? 제가 다른 날 다시 오기를 바라시는지요?
- 잠시동안 그 환자 옆에 앉아 작별인사를 하고 다음에 재방문하기
- 비언어적인 반응을 보인다면, 관련해서 잠시 동안 대화를 시도하기 (환자가 TV를 보는 것 같다면, TV
  에 대해서, 주위에서 일어나는 일이면 어떤 소재든지 상관없음)

단음절의 짧은 대답만 한다면,
- 대화를 이어나갈 수 있는 주제를 선택할 것
- 사전정보를 이용하거나 병동 간호사의 도움을 얻을 것
- TV나 병동이벤트나 날씨나 가족, 관심사를 이용해 얘기할 것
- 치료자 자신의 이야기도 조금 해볼 것: 자기소개나 지금 이야기를 하는 이유를 말할 것
- 격식을 차리지 않고 '친구되어주기' 방식으로 수다떨기
- 환자가 대답한 것에 대해 중점적으로 이야기해보기

아주 수다스럽다면
- 방해가 될 정도라면, 놔두고 적절한 때에 질문으로 끊어주기
- 방해가 될 정도는 아니라면,
  - 좀 더 듣기
  - 숨쉴 동안에 잠깐 끼어들고, 멈추라는 신호로 손짓을 이용하기
  - '잠시만요'의 의미로 '휴'소리를 내거나 깊은 숨을 강조하듯 내쉴 것
  - 유머도 사용할 것

다른 환자군과의 작업

인지치료의 본질은 환자들의 믿음을 상호협력적이며 비판단적인 방식으로 찾아내
는 것에 있고, 인지치료는 성별, 인종과 나이와 배경문제를 충분히 극복할 것으로 기
대한다. 하지만, 이런 견해가 반드시 옳은 것만은 아니다. 최근에 우리는 조현병 인지
치료의 효과성에 대한 대규모 연구 자료를 검토했고, 참가자의 문화적 배경을 분석했
다. 처음으로, 우리는 백인이 아닌 참가자를 모집하는 것이 어렵다는 것을 발견했지

만, 그럼에도 불구하고, 10% 이상의 비백인 참가자를 등록시켰다. 하지만, 우리는 이 대상자들이 연구에서 중도탈락하는 경향이 있음을 발견했고, 역설적으로 병식을 갖게 되면서 중도탈락율이 증가했다. 이 대상자군이 연구를 끝까지 마치고 나서, 증상과 병식의 측면에서 호전되는 가능성이 더 적었다. 이 연구에서 남아공 출신의 한명의 흑인 치료자가 포함된 반면에, 대부분의 비백인 참가자들은 카리브해 지역출신들이었다. 많은 인지치료 연구들이 다문화적이었지만, 우리는 문화를 통틀어 인지치료의 효과성을 대표할만한 더 객관적인 평가도구를 가질 필요가 있다고 본다.

치료자와 내담자와의 치료초기 관계는 특별히 문화적 차이로 인해 어려움을 겪을 수 있고, 치료방식, 과정이나 내용이 모두 치료에 어떻게든 영향을 줄 수 있다. 흑인 인지치료자와의 토론이 치료방식이나 언어와 목소리 톤과 강조하는 바가 비흑인 치료자들과 사뭇 다를 수 있을 것이다. 그런 점에서 환자는 자기 문화권에서 온 치료자를 만나는 것이 이상적일 것이다. 하지만 어떤 문화에서는 숙련된 치료자가 많지 않기 때문에 많은 사람들이 적절한 치료를 받는 것이 어렵다. 그런 경우에 환자의 문화적 배경과 동일한 지도감독자에게 자문을 받는 것이 도움이 될 수는 있다. 아마도 이런 어려운 문제를 해결하는데 있어 가장 구체적인 방법은 문화에 영향받지 않는 치료를 받는 것이겠지만, 환자의 문화적 배경과 일치되는 치료자가 있어야 하는가에 대해서 향후 명쾌한 논의가 필요하다고 본다.

성별 문제도 비슷한 맥락에서 논의되는데, 인지치료가 본질적으로 성별 문제를 극복할 수 있을거라 당연시해서는 안된다. 일부 남성과 일부 여성들은 같은 성의 치료자와 대화하거나 반대 성의 치료자를 신뢰한다. 이것은 성적인 주제가 치료에 핵심일 경우에나 사회 속에서 부여된 성역할과 관련된 주제가 나오는 경우에 특히 더 그런 경향을 보인다. 가능하면 언제든지 이런 결정을 자유롭게 할 수 있도록 하는 것이 좋은데, 치료과정에서 별로 진전이 없거나 환자가 도중에 치료를 그만두는 경우라면 이 과정을 성별 관점에서 재평가할 필요는 있다.

마지막으로, 다양한 환자군에서 고려해야만 하는 특정 주제들이 있다. 약물남용을 하거나 성격장애를 앓는 환자들이 그들인데 관련 주제에 대한 추가적인 논의는 12장에 기술해 두었다. 편집증도 편집증이 주된 경우에 치료를 방해할 수 있지만, 일반적으로 평가나 도식화에 많은 역량을 투입하기 전에 '친구되어주기'나 치료적 관계를 발전시키는 다른 방법에 보다 치료적 역량을 집중하는 것이 바람직하다(표 4.9).

표 4.9 다른 환자군들과의 치료적 개입

- 치료자와 다른 문화, 성별, 나이와 다른 배경의 환자들을 고려할 것
- 일반적 원칙- 문화를 일치시키지만 이것은 진료에 자칫 소수 인종을 배제시키는 것이 될 수 있음
- 같은 문화권의 치료자를 찾기 위해 지도감독자를 같은 문화권으로 활용하는 방안을 고려할 것
- 환자가 치료에 진전이 없거나 도중 탈락할 경우에 다시 고려할 것
- 약물 남용자들은 특히 도덕적 판단을 받지 않도록 주의하기
- 성격문제가 있는 환자들은 생활 환경에 대한 이해를 통해 충분히 공감해 주기
- 편집증은 '친구되어주기'가 도움이 될 수 있음
- 고려해야 할 요소들
  - 치료방식
  - 인정하는 것의 차이
  - 적응시키려지만 모방하지는 말 것
  - 서비스, 치료, 연구 등에 대한 기본적인 가정을 이끌어내기
  - 대안적인 설명에는 문화적 차이나 영적인 차이를 고려하기
    - 카리브해 흑인, 미국 흑인
    - 토종 미국인
    - 아프리카인
    - 동양인

치료회기 녹음

환자가 치료회기 내에 녹음을 하는 것에 동의한다면, 다시 듣기를 통해 치료진행상황에 대해 상당히 많은 정보를 얻을 수 있다. 이런 방법은 양성 증상뿐 아니라 음성 증상, 특히 주의력과 회상의 장애가 있는 환자들에게 두루 적용될 수 있다. 이들 환자들과 많은 작업이 저절로 '스며드는 성질'이 있어서 질문하는 기법을 점진적으로 사용하다보면 합리적인 관점이 생겨나게 된다. 음성 녹음이 편집망상 체계가 있는 환자에게 제공된다는 사실은 치료 회기에서 환자가 자연스럽게 말하는 것을 주저하게 할 수 있다. 의심이 많은 환자에게는 녹음자체가 경찰에 의한 감시나 비밀 도청을 강하게 연상시켜 치료자에 대한 기존의 의심을 증가시킬 수 있다. 그래서 치료후반부까지 녹음을 하지 않는 것이 낫다. 물론 녹음 자료는 환자의 동의하에 지도감독 목적으로 사용된다면 매우 유용하다. 나아가 치료회기를 영상녹화할 수 있다면, 환자와 치료자의 신체 언어뿐만 아니라 상호작용이 잘 되었는 지를 판단할 수 있는 좋은 자료가 되기에 지도감독에 있어 훨씬 더 가치가 있을 수 있다.

요약

치료적 개입을 위해 치료적 관계를 만들어가는 것은 치료에 있어서 가장 핵심적인 과정이다. 많은 요소들이 직관적이긴 하지만 편집성, 사고장애가 있거나 긴장증 환자들을 치료과정에 동참시키는 것은 자신의 증상과 장애에 영향을 미친 관련 요인을 전부 이해하는 것이 수반되기에 훨씬 더 어려운 과정일 수 있다.

치료적 관계

● 종민(민감성 정신증)

종민과 치료관계를 형성하는 것은 언뜻 보기에 상당히 쉬워 보였다. 마음을 터놓고 토론했지만, 치료 초기를 지나서는 개입하기가 어려웠고 결석도 하기 시작했다. 하지만 음성 증상을 다루고 양성 증상을 정상화하는 해석작업에 집중하면서 결과적으로 생산적이며 협력적인 치료적 관계를 회복하고 지속하는 데 도움이 된 것 같다.

● 영호(약물 관련 정신증)

영호와의 치료관계는 험악하기 짝이 없었다. 하지만 그가 걱정하는 주제인 환각재현에 집중하면서, 간혹 음악에 대한 관심사를 나누면서 직접적이고 솔직하고 따뜻한 접근방식을 가진 것이 도움이 되었다. 상대적으로 짧은 대화가 오가는 치료회기에 영호는 계속 참석할 수 있었고, 초조했던 증상도 사라졌다. 영호의 약물남용에 대한 비판단적인 접근이 주효했다.

● 민정(외상성 정신증)

민정은 남성과 여성 치료자를 구분하지는 않았지만, 성별에 대한 고려가 필요했다. 치료자에 대한 의존성이 급속히 생기고, 관계를 형성하는 필수적인 부분으로 여겨졌다. 시간이 지나서 민정이 스스로 자립할 수 있도록 하는 작업을 시작할 수 있었다.

● 종국(불안성 정신증)

종국은 주변 사람들을 의심했기 때문에 치료개입은 어려웠지만 평가가 진행되면서 그는 편안함을 느꼈고 여자로 성별이 바뀔까봐 두렵다는 민감한 주제들에 대해 토론하기 시작하면서 신뢰는 더욱 두터워졌다. 하지만, 치료회기 이후에 얼마 동안 다시 치료개입을 하는 것이 어려웠다. 물론 재개입은 할 수 있었지만, 작업의 속도가 너무 빨랐던 것이 아니었나 생각된다.

05 장

평가

환자가 가진 욕구와 소망, 걱정이나 경험을 함께 파악하는 것은 환자가 당면한 문제나 삶을 이해하는 치료모델인 도식화를 구성하는데 있어 반드시 필요하다. 환자의 취약성과 강점을 확인하고 스트레스 요인이 구분될 때, 도식화의 뼈대가 완성된다. 그런 후, 이 도식화는 환자에게 필요한 최선의 치료가 무엇인지 결정하는 데 사용될 수 있다. 물론, 이런 평가 과정 자체가 카타르시스적이며 치료적일 수 있다. 변화된 정도를 측정하기 위해 점수화된 기준점도 마련되어야 한다. 이 과정에서 기록하고 평가하는 과정이 필수적인 부분이지만 양적변화 수준을 측정할 수 있게 고안된 척도들이 있다.

요약하면, 평가하기의 목적은 다음과 같다.

- 환자가 가진 배경, 현재 상황, 그리고 걱정거리를 이해하고,
- 스트레스와 취약성 모델에 근거한 도식화를 완성하며,
- 어떤 치료를 선택할지 알아내고,
- 치료가 잘 되고 있는지 알기 위해 처음 상태의 기준점을 설정하기 위함이다.

일반적 원칙

평가는 치료가 다 끝날 때까지 계속된다. 치료 종결을 해야 하는 최종 논의를 할 때까지, 위험도 평가에 영향을 줄 수 있는 정보와 환자에게 유용하고 적절한 정보들이 치료진들에게 계속 제공되어야 한다. 드문 경우, 치료종결 자체가 유보될 수 있겠지만,

치료종결을 하기 전까지 각 회기는 첫면담과 사전정보의 기본적 토대 위에서 진행될
것이다.

진료의뢰 정보

초기의 대면 평가 이전의 사전정보는 진료의뢰서와 같은 문서나 전화 통화로 전달
될 수 있으며 실질적으로 면담에서 얻은 정보와 질적으로 매우 다를 수 있다. 사전정보
는 첫면담에 유의하게 영향을 주거나 첫면담을 심각하게 왜곡시킬 가능성도 있다. 진
료정보는 확실히 첫면담에서 환자나 치료자에게 어떤 위험이 어떤 영역에서 상존하는
지 충분히 알려줄 수 있도록 포괄적이어야 할 필요가 있다. 여기에는 심각한 자해나 타
해의 사건과 관련된 정보들도 포함되어야 한다. 과거 병력도 포함되며, 환자이해를 위
해 이 모든 정보를 통합적으로 살펴보는 것이 도움이 될 수 있다. 정신건강 사례관리자
나 환자를 잘 아는 가족과 이야기를 해 보면, 초기개입이 어려워질 수 있는 주제나 환자
가 토론하기 꺼리는 영역에 관해 유용한 정보를 얻을 수 있다. 하지만, 그럴만한 사건이
나 정보가 전혀 없다면, 조심스럽게 접근하는 것이 적절하다. 환자가 초조해하거나 흥
분한 상태라면 언제든지 평가는 다른 방향으로 전환되거나 도중에 중단할 수도 있다.

평가를 시작하기

평가가 다 완성되어야만 치료를 할 수 있는 것은 아니다. 평가는 순차적으로 잘 정
돈된 과정이 절대 아니다. 평가는 점점 만들어가는 것이며, 환자가 가진 예민한 영역
을 탐색하면서도 그걸 고통없이 다룰 수 있을 때까지 평가의 초점이 유연하게 변화하
기도 한다. 의사와 신뢰관계가 형성되면, 환자는 더욱 많은 것을 털어놓으려 하겠지
만, 힘들어하는 영역에 대해 의사의 둔감한 듯한 태도는 결국 환자의 마음의 문을 닫
게 하고, 심지어는 치료의 중단과 거절을 가져온다. 약간의 긍정적인 치료적인 효과가
나타날 때까지 평가를 계속할 수 없는 경우도 있을 수 있다. 긍정적인 치료효과는 자
신의 증상이나 상황을 잘 이해하고 특정한 대처방식을 배울 수 있도록 격려받는 것일
수 있다. 나중에, 어려운 문제상황들은 후반부 토론에서 다룰 것이다. 치료개입과 평
가는 서로 밀접하게 연결되고, 이전 단원에서 논의된 모든 고려점들이 적용된다.

따라서 평가는 정보습득뿐만 아니라 타이밍과 민감성이 중요한 사안일 수 있다. 이것은 명료화시키거나 강화시키는 방법으로 일정 시기마다 피드백을 받는 것이지만, 단순반복적인 작업은 아니다. 환자가 "네. 그게 맞네요"라고 반응하지 않고 "네, 제가 그렇게 말했잖아요."라는 짜증섞인 표현을 던진다면, 평가가 정보습득만을 위한 병력 조사에만 얽매여 활기를 잃어버린 것은 아닌지 돌아볼 필요가 있다.

일반적으로 처음에 사용되는 개방형 질문은

- 환자의 기본적인 걱정을 환자의 말로 들을 수 있고
- 치료자보다는 환자에게 집중하게 하며
- 치료개입의 과정을 발전시키고
- 유용한 정보들이 얻어질 수 있도록 하는 효과가 있다.

시작은 '오늘 기분은 어떤지' 간단히 물어보는 것으로 시작하지만, 환자의 태도나 사전 정보와 첫면담에서 치료자가 어떤 것이든지 반응을 보여주는 것이 필요하다. 환자가 아주 우울해 보이거나 불안해하거나 혼돈되어 보인다면 환자에게 그렇게 보인다는 식으로 언급하고, 그 반응에 대한 추가적인 평가를 할 필요가 있다. 환자의 기분을 공감하면서 정확하게 반응을 보여주는 것이 치료적인 동맹을 신속하게 맺게 해 줄 것이다. 그러나 확신이 안서면 "그렇게 안 좋아 보이는 것이 얼마나 오래 되었나요?"라며 일반적으로 물어보는 것이 안전하다. 진단이 환자에게 받아들여진다는 것이 확실해질 때까지, 질병에 대한 언급은 아예 피하는 것이 낫다. "언제부터 이렇게 안좋았나요?"라는 식으로 물었을 때, "저는 아프지 않은데요"라고 반응한다면, 치료적 개입은 잠시 교착상태에 빠진다.

치료자가 반응한다는 것은 환자가 자신의 기분에 대해서 어떻게 생각하는 지에 대한 언급을 포함한다. 예를 들어, 환자가 "전 괜찮아요.", "아무 문제 없어요"와 같이 중립적이거나 방어적인 반응을 보일 때, "당신이 그랬다니 제 마음도 안좋네요", "무엇 때문에 그렇게 힘들었는지 말해 줄 수 있어요?" 같은 것이다. 환자가 일반적으로 주변 사람들이나 특정 치료진을 의심한다면, "어떤 종류의 문제를 갖고 있나요?"라며 특정 문제를 묻기보다 아주 일반적인 추가 질문("당신에게 일어난 그 일을 제게 좀더 설명해 주세요.")을 하는 것이 원활한 진행을 위해 더 나은 방법일 수 있다.

그런 후 자신의 문제에 대한 평가는 부드러운 탐색과정을 거친다. 민감하면서도 부드러운 질문은 상당히 직접적인 효과를 가져올 수 있다. '무엇이', '왜?', '어떻게?'란 의문이 주제를 효과적으로 도출하는데 도움이 된다. 하지만 배경을 탐색하기 위한 평가가 확장되기 위해서 정보수집이 필요한 시점이 존재한다. 일반적으로, 환자의 초기문제가 명확해졌을 때, 정보수집이 가장 잘 수행될 수 있겠지만, 자세한 병력이 청취되기 전이라도 가능할 수 있다. 이것은 환자가 변화를 위해 준비가 되어 있는 경우에만 가능하다. 환자가 특정한 주제를 탐색하기를 원하고 심지어 다른 부분에 대한 질문에 조금 힘들어하거나 고통스러워한다면, 현재 나온 중요한 주제를 계속해서 탐색하는 것이 최선이다.

통합적 평가

통합적 평가란 현재 주된 문제와 증상뿐만 아니라 개인의 역사, 사회적 관계 및 내과적, 정신건강병력에 대한 전반적인 이해를 포함한다. 그러나 어떤 환경에서 평가가 짧아질 수 있는데, 예를 들면, 첫 증상 발현시에 얻을 수 있는 정보가 거의 없고 환자는 비협조적인 경우다. 경험이 쌓이면 특정한 주제에 집중하는 것이 가능할 수 있다. 평가는 여전히 통합적으로 이뤄질 필요가 있지만, 현실적으로 매번 그럴 수 만은 없다. 물론 이런 환경에서 초기 망상이 생겨난 배경이나 개인적 병력을 탐색하는 것이 어려울 수 있다고 짐작할 수 있지만, 반드시 여기에 얽매일 필요는 없고 이런 영역에 대한 논의에 환자가 어떻게 반응하는 지 알아내는 시도 자체만으로도 보통 평가는 의미가 있다. 역설적으로, 현재의 불편함과 갈등을 일으키는 구체적인 생활사건에 역점을 두는 것이 치료적인 관계를 증진시키고, 나중에라도 현재의 문제를 다루는 것을 더 용이하게 할 수 있다. 치료자가 증상에 집중하는 것보다는 보다 전인적인 접근을 사용하는 것이 조현병 환자들에게 관심을 끌 수 있다. 하지만, 환자가 어떤 주제에 대해 말하기를 원치 않는다면, 그런 면을 존중하고 환자가 말하고 싶을 때 그 주제로 돌아오는 것이 필요하다. 환자가 불편하게 생각할 때, 잠시 말하는 것을 멈출 기회를 제공하는 것도 중요하다. "지금 뭔가 불편하게 하는 것이 있나요? 원한다면 지금 여기서 중단하고 다른 이야기를 할 수 있는데요." 환자가 계속해도 된다고 해도, "괜찮으시겠습니까?"라며 재확인하는 것도 필요하다.

개인력 평가하기

첫 문제가 기술되었다면, 첫 문제를 상세하고 정제된 내용으로 발전시킨다. 이들 문제가 어떻게 해서 생겼는지 문제의 내력을 탐색하면서 함께 치료방향을 정할 수가 있고, 과거의 삶에 대해서 물을 수 있다. 이런 작업을 하다보면, 치료와 별 관련없는 자료가 쏟아지게 되거나 경우에 따라 면담의 방향을 잃어버릴 수도 있겠지만, 구조화된 이해를 위해 상당량의 정보는 도움이 될 수 있다. 환자가 자신의 이야기를 적어가면서 망상이 생기게 된 내력도 한번쯤 생각해 볼 수 있다. 취약성과 장점에 대한 이해로부터 시작해서 스트레스 환경과 불편과 장애가 증상에 끼친 영향으로까지 순차적이고 논리적인 평가가 진행된다.

"고마워요. 그런데 이 문제를 더 자세하게 논의할 필요가 있습니다. 여기서 우리가 어떻게 이 문제가 생겼는지 이해하게 된다면, 더 도움이 될 거예요. 제가 드린 질문들 중 일부는 당신의 현재상황과 조금 연관이 있을 수 있지만, 그게 아니더라도 당신의 상황을 대략적으로 이해하는데 도움이 될 겁니다. 괜찮으시죠? 그럼, 여기서 계속 살았나요? 원래 고향은 어디시죠?"

표 5.1은 다뤄야할 평가영역의 개략적인 구조를 제시해 준다.

본질적으로 이 표는 정신건강을 포괄적으로 평가하는 것으로, 물론 이 표가 모든 영역을 다 포괄하는 것은 아니더라도, 핵심적인 작업에 관한 우선순위를 알려준다. 이들 영역에서 혹시나 빠진 부분이 없는 지 확인한 후 종합적인 평가를 다 끝냈다고 여겨도 임상의와 서비스기관에 따라 중요한 차이가 생길 수 있다. 임상에 있어, 주된 의뢰 이유를 확정한 이후에는 주된 문제가 생긴 내력을 검토하고 평가의 다른 부분을 밝혀내는 일은 좀 더 용이한 일이다. 왜냐하면 현재 상황에 대한 복잡한 역사가 정신건강 문제의 내력과 개인력을 초기에 체계적으로 탐색하는 과정에서 명확하게 이해될 수 있기 때문이다.

75세 노인에게 어린 시절을 물어보는 것은 조금 생뚱맞을 수 있겠다. 하지만 현재의 문제를 초래한 원인을 알기 위해 이런 질문을 하는 것의 이득을 따져보는 것이 중요하다. 그러나, 정말로 중요한 정보들은 최근의 걱정거리와 직접적으로 관련되어 나오는 것이 대부분이다. 단순히 인지와 행동과 감정의 측면에서 '지금 여기에'에 집중해야 한

표 5.1 **평가 영역**

- 의뢰된 방법 (응급입원, 외래 정규방문, 의뢰된 곳의 정보)
- 의뢰된 이유 (의뢰인과 의뢰한 곳)
  - 이런 문제가 생기게 된 내력
- 개인력
  - 출생력
  - 초기 발달력
  - 학교생활
  - 직장생활
  - 대인 및 이성관계
- 가족력(특히 현재 상황과 관련해서)
  - 부모, 형제와 아내 (관련된 지인)
  - 배우자, 자녀
  - 정신질환의 가족력
- 사회적 상황(주거문제와 경제적 문제)
- 물질남용 (알코올과 불법약물)
- 법적문제 (경찰이나 재판 관련)
- 신체적 문제(과거와 현재의 심각한 질환이나 사건)
- 정신과 과거력 및 진료경험

다는 말이 "지금 여기로"생기게 했던 어떤 것을 무시하라는 것을 의미하는 것은 아니다. 타인과의 관계는 정신증과 관련된 주제가 흔하게 나올 때 특히 중요하다.

질문은 한 방향에서만 아니라, 그들의 삶을 설명하는 흐름에 몰입된 후, 내담자가 말을 더 하도록 하기 위해 할 수 있고, 경우에 따라 특히 명료화를 위해서도 질문을 할 수 있다. 이 모든 과정을 다 마치면, 취약성과 스트레스 모델은 내담자들이 쉽게 받아들일 수 있게 된다. 많은 사람들에서, 이런 과정은 적어도 정신건강 서비스를 받아 본 이래로 자신의 삶을 전체적으로 설명하는 첫경험이었을 것이고, 이런 평가를 가능하게 하는 것은 중요한 치료과정이 될 것이다.

발병의 시점과 환경을 평가하기

환자의 지속되는 증상을 이해하기 위해서 문제가 생기기 시작한 시점을 밝히는 것이 필요하다. 순차적인 삶의 병력을 탐색하는 것이 도움이 되지만, 특정 시점이나 발병 기간을 놓칠 수 있어 직접 물어볼 수도 있다.

- '당신이 처음에 몸이 안좋다고 느꼈던 적이 언제였습니까?'
- '처음으로 뭔가 잘못되어 간다고 느꼈던 적이 언제였습니까?'
- '처음으로 정신건강의학과 전문의나 상담실을 찾아갔던 적이 언제였습니까?'

정신병적 증상의 발병을 초래한 선행사건과 환경을 이해하고 평가하는 것은 향후 치료적인 작업을 위해 반드시 필요하다. 문제가 생기기 이전에 환자의 생각, 느낌과 행동을 이해하는 것은 치료자와 내담자가 현재 증상으로 귀결될 수 밖에 없었던 이유에 대해 알 수 있도록 해 준다. 아래와 같이 다양한 종류의 자료를 사용하는 것이 필요하다.

- 환자가 해준 이야기
- 가족
- 친구
- 이웃
- 이전에 환자를 알았던 치료진
- 이전 정신과 기록
- 환자의 동의하에 얻을 수 있는 다른 종류의 기록
- 가정의나 일반의사
- 기타 의학적 기록
- 사회 사업가
- 범죄 기록
- 관련이 있다면, 환자가 연루된 특정 사건이 보도된 지역 신문

이런 다양한 자료를 통해서 증상의 발전과정과 증상과 관련된 대략적인 밑그림이 그려질 수 있다. 환자가 연루된 사건과 당시 상황은 현재의 망상 혹은 환각의 내용과 상당히 직접적으로 관련될 것이다.

주리(Julie)는 어머니가 양육을 포기한 이후에 줄곧 여러 위탁 가정을 전전하며 성장했다. 일곱살부터 열살까지, 그녀는 양아버지로부터 성추행을 당했다. 이런 사건은 주리의 양어머니가 시간제 일을 하러 나가 있는 낮이나, 점심시간에 정기

적으로 일어났다. 성추행이 일어난 방안에서는 TV가 항상 켜져 있었다. 나중에 그녀가 당시에 방영되었던 TV 프로그램의 장면이 보이는 환시를 경험했는데, 자신을 위협하며 자신을 '더러운 년'이라고 말하는 양아버지의 환청도 동반되었다.

정신과 병력을 청취하는 것은 어떻게 망상이 생겼고, 정신과입원이나 정신과약물과 낙인에 의한 이차적인 결과로 증상이 악화되었는지, 그리고 망상을 어떻게 약화시키거나 강화시켰는지를 이해하는 데 도움을 준다(병원에 강제입원하는 과정에서 환자의 편집망상이 강화될 수 있는데, 관계자들이 편집망상을 비현실적으로 보거나 실제 믿음을 확인시켜주면서 강화된다).

동기부여 요소와 인생 목적을 이해하기

하고 싶다는 동기를 불러일으키는 요소를 이해하는 것이 병력청취과정에서 자연스럽게 생길 수 있지만, 꼭 그렇지는 않다. 환자에게 '무엇을 좋아하는지?' 그리고 '지금부터 5년 후 당신은 무엇을 하기를 원하는지?' 질문하라. 환자가 알기를 원치 않는다면, 적절한 자극을 주는 것도 괜찮을 수 있다. "직장이나 주변 사람들과의 관계는 어떻습니까?" 즉 애인이나 다른 친구를 사귀는 것이나 결혼과 취업에 관해 어떤 생각이 있는지 넌지시 물어볼 수 있다.

증상을 평가하기

증상을 평가하는 것은 앞서 말한 대화를 듣고 대화가 진행되는 과정 속에서 물흐르듯이 이뤄진다. 그래도, 특정 증상이 있는지 여부는 직접 질문을 통해 알아내야 한다. 문제는 편집증이나 환청에 대해서 직접 질문하는 것이 "내가 미쳤다고 생각하나요?"라는 반응을 유발해서 치료개입을 의도치 않게 망칠 수 있다는 점이다. 그렇다면 특정한 질문은 나중에 하도록 유보해야 할 것 같다. 하지만, 1장에서 설명했던 것처럼, 다양한 정신증상이 있다는 것을 이해하고 환자에게 어떤 증상에 해당되는지 이해시키는 것이 매우 중요하다. DSM-5이나 ICD-10 진단분류 체계나 평가척도를 이용한 질문이 증상을 확인하기에는 유용하지만, 신중하게 사용될 필요가 있다. 단순히 그럴 것이라고 가정하고 연관되는 질문을 생각없이 계속 해대는 것은 내담자에게 아주 부정적인 반응을 유발할 수 있기 때문이다. 증상은 환자에게 영향을 미친 사건과 관련해서 물어봐야 제대로 된 반응을 이끌어낼 수 있다.

환각에 관해서는 다음과 같이 물어보는 것이 좋다. "주변에 아무도 없는데, 사람들이 이야기하는 것이 들리나요?", "다른 사람들이 듣지 못하는 소리를 듣나요?", "다른 사람들이 볼 수 없는 뭔가가 보이나요?", "예상치 못한 곳에서 나타나는 뭔가를 봅니까?" 망상은 대화 중에서 자주 나타날 수 있고, 종류도 매우 다양해서, 특정한 질문만으로는 망상을 놓칠 수 있다. 하지만 환자가 편집증이 있거나 힘들어하는 기색이 있다면, 다음처럼 탐색을 해 볼 수 있다. "걱정되는 것이 있습니까?", "사람들과는 잘 지내고 있습니까?" 이런 질문들은 탐색할 거리를 제공해 준다. 하지만 대화에 전혀 관련이 없는 것을 질문하는 것은 의심을 더욱 불러일으킬 수 있고, 치료적 관계가 발전하는 것을 막는다. "선생님은 지금 날 함정에 빠뜨리려고 해요" 혹은 "선생님은 내가 미쳤다고 생각하죠."

일반적인 증상에 대한 논의를 하다보면 설명해야 하는 특정한 증상이 나오고, 보통은 증상에 대한 충분한 자료들이 치료를 시작하면서 나올 것이다. 수면이나 식욕에 대한 질문이 환자가 하고 있는 걱정을 토로하게 만들며, 왜 걱정을 하며 밤새 깨어있는지에 대한 탐색의 단초를 제공할 수 있다("자려고 할 때 어떤 생각들이 드나요?"). 대인관계와 친구관계에 대한 질문이 망상적 믿음, 사회공포증, 고립감이나 관계망상과 같은 진전된 논의로 이끌 수 있다. "기분이 어떠십니까?"라는 질문이 "요즘 더 이상 살고 싶지 않다는 느낌이 드십니까?"라는 식으로 자살사고를 더욱 분명하게 드러내는 섬세한 논의로 이끌 수 있다.

정신증상에 대한 집중해서 보는 것이 필요하긴 하지만, 종합적인 평가와 향후 치료를 산만하게 할 수 있다. 우울증과 불안, 혼란과 분노는 적어도 환청과 망상을 겪는 사람들에게도 중요한 문제일 수 있음을 고려해야 한다.

물질 남용의 평가

정신건강문제를 갖고 있는 사람들은 일반인과 마찬가지로 알코올, 니코틴과 마약 남용이 아주 흔한 편이다. 남용되는 양과 개인에게 미치는 영향에 대한 평가가 비판단적인 방식으로 이뤄져야 할 필요가 있다. 물질남용을 하는 이유도 역시 알 필요가 있다.

● 알코올

알코올을 한 잔(drink)의 단위로 측정한 것은 음주량을 측정하는 유용한 방법이지만 한 잔의 음주라도 효과는 사람마다 다를 수 있다. 알코올에 심한 의존이 있는 사람은 단 한잔의 음주라도 문제가 될 수 있지만, 친구와 가볍게 술 한잔을 하는 사회적 음주자에게 그게 문제되지 않는다.[1] 법에 의한 금주는 이미 문제가 되는 영역에 또 다른 문제점을 더할 수 있다. 그래서, 개인의 수준에 따라 남용 효과에 대해 다음처럼 구체적으로 물어볼 필요가 있다. "얼마나 많이 얼마나 자주 마십니까?", "술 먹고 나서 어떻습니까?", "왜 그렇게 많이 마십니까?" 의존에 대한 평가가 필요할 수 있고, 다양한 알코올 의존 평가 도구들이 개발되어 있다. 술문제가 처음에 어떻게 시작되었는지에 대한 질문은 알코올을 문제의 한 요소로 보게 해주며, 다른 동반된 증상에도 술이 문제가 될 수 있음을 지적해준다.

● 대마초

대마초 흡입에 대한 평가는 어렵지만 필요하다. 대부분의 나라에서 불법물질인 대마초는 흡입하다가 경찰에 걸린다면 구속되거나 향후에라도 기소가 되는 두려움을 갖게 해서 스트레스를 증가시키며, 재정적인 문제도 초래할 수 있다. 대마초를 정규적으로 남용하는 환자들에게서 판매책들이 자신을 찾아서 경찰에 넘길 것이라는 편집망상을 자주 보게 된다. 하지만 정신증상이 있거나 없는 많은 사람들에서 대마초가 이완 목적으로 남용되고, 클럽이나 사교파티에서 '한모금 피어보라'는 사회적 압력도 남용의 이유가 될 수 있다. 대마초는 우울증이나 혼란된 사고, 특정한 정신증상을 유발하거나 악화시킬 수 있다. 무엇보다도 환자가 남용을 하게 된 다양한 반응을 평가하고, 남용을 막을 수 있는 긍정적인 요인과 부정적인 요인을 모두 고려하며, 앞으로 무엇을 해야 하는지를 함께 고민하는 것이 필요하다.

● 암페타민, 코카인, 엑스타시, LSD

다시 한 번 이런 약물들을 남용했을 때, 이게 어떤 약물로 인한 결과인지를 구분해서 평가하는 것이 필요하지만 이런 약물들을 사회적인 상황에서 접하게 되면, 정신증에 취약한 사람들에서 훨씬 큰 문제가 생길 수 있다.

● 모르핀

같은 맥락에서 평가는 해야 하지만, 적어도 영국에서 모르핀 중독자가 조현병의 진

---

1. 남성은 하루 2잔, 여성과 노인은 하루 1잔은 대부분의 노인에게서 해롭지 않다. 표준화된 한 잔이란 맥주로는 12온스 잔으로 한잔이거나 칵테일로는 5온스 잔으로 한잔, 80도 증류주에선 1.5온스에 해당한다.

단을 받는 것과 조현병 환자가 모르핀에 의존하는 사례는 아주 드물다.

과거 범죄력

조현병 환자들의 자해가 타해보다 훨씬 더욱 흔하고 범죄는 일반인들보다 더 많지는 않다. 동반되는 물질남용도 마찬가지다. 하지만, 환자들에서 전과기록을 아는 것이 중요하고, 범죄가 증상의 발병이나 재발 시기와 일치하는 경우가 흔하다. 지금 당장은 그렇지 않더라도, 전과기록은 구직활동에 있어서 나중에 어려움이 있을 수 있어, 사회복귀에 지장을 줄 수 있다.

사회적 환경을 평가하기

현재 환자가 만나는 사람, 생활 환경, 재정적인 상황이나 어떤 것에 관심있어 하는지를 파악하는 것이 중요한 이유는 환자의 사회적 상황과 관련된 주된 걱정을 파악하지 않고는 인지치료를 하는 것이 어려울 수 있기 때문이다. 하지만, 환자가 어려움에 처한 이유를 찾고 적절한 해결책을 찾아가는 데 있어서 인지치료는 여전히 해볼 만 하고 고려해볼 만한 치료다. 특히나 환자의 사례관리자와 협력한다면 말이다. 환자가 가진 사회적 상호작용 방식이 관계형성에 영향을 주며 사회적 지지체계에 영향을 줄 수 있다. 환자가 가진 지지체계 및 보호체계가 어떠한지 알기 위해 현재의 친구관계와 가족 및 치료자와의 관계, 교육수준, 관심사들에 대한 정보가 필수적이다.

위험도 평가

자해나 타해의 위험도는 처음 방문했을 때 뿐 아니라 지속적으로 평가되어야 하는 핵심적인 부분이다. 위험도 평가는 평가가 이뤄지기 전에 제공된 정보를 토대로 미리 파악할 필요가 있고 자해나 타해에 대한 우려가 있다면, 관련된 추가적인 정보를 탐색할 필요가 있다. 평가나 치료가 진행되는 동안에, 환자가 자해나 타해할 것 같은 느낌이 들 때는, 적절한 도움이나 조치를 받을 필요가 있다. 과거에 그런 행동이 있었다면, 그것은 미래의 위험행동 예측에 가장 신뢰할만한 예측인자가 된다. 자해의 위험은 타해보다 훨씬 더욱 크고, 정신증에서의 자해 위험은 기분장애의 위험과 빈도면에서 유사하다(평생 자살율이 10~15% 정도로 비슷하다). 숙련된 치료자나 효과적인 지도감독을 받은 치료자가 제공한 인지치료는 자해와 타해의 위험을 증가시키지는 않고, 실제는 위험을 감소시킬 수 있지만 위험요소에 대한 주의와 경각심이 항상 필요하다.

문제점 목록의 일차 도식화

초기 평가를 다했다면, 현재의 문제는 대개 환자의 설명으로 분명해질 것이다. 증상을 설명할 때, '내 목소리'는 타인을 비난하는 것으로 "사람들이 나를 홀로 내버려둬도 문제는 없다" 혹은 "지금 아파트에 살기 싫어요"라는 더욱 구체적이며 실제적인 설명을 적어볼 수 있다. 평가가 진행되면서, 여러 문제들이 나타나면, 그 문제들을 환자와 함께 문제목록순으로 나열한다. "그러니까, 불면증이 있으시고, 이웃사람들이 당신을 괴롭히고 있고, 외출을 못한다는 것이 문제겠네요. 이 문제로 시작해도 충분할 것 같은데, 혹시 더 추가할 것은 없겠습니까?"

진단적 면담

ICD-10과 DSM-5을 이용한 면담은 전에 언급한 대로 진단적 특징을 도출하는 데 있어서 유용할 수 있지만 대부분의 임상적 셋팅에서 조금 거추장스럽기는 하다. 인지치료로 의뢰되는 대부분의 경우에 진단은 이전에 정신건강의학과 전문의에 의해서 내려져 있을 것이다. 물론 평가과정이 진행되면서, 진단이 다시 내려질 수도 있을 것이다. 진단이 애매모호하다면, 추가적인 평가가 필요하다.

1장에서 언급한 대로 조현병을 4가지 임상적 하위군으로 나누는 것이 임상적으로 유용하고 조현병의 진단이 경계성 인격장애나 정신병적 우울증과 같은 다른 진단명과 겹칠 수도 있다. 그림 5.1에서처럼 연속적인 진단모델을 사용하면 평가에 도움이 될 수 있다. 예를 들면, 사람들이 경계선 인격장애인지 조현병인지를 놓고서 많은 혼란과 논란이 존재하지만 때로 양쪽의 진단기준을 모두 만족하는 경우도 생긴다. 이럴 경우 치료는 경계성 인격장애와 정신증상에 대한 치료작업을 병행해서 하는 것이다. 예를 들면, 환자가 환청을 자신의 생각이 들리는 것으로 재해석할 수 있게 되면서, 그런 목소리의 내용에 관해서는 이전의 환자가 경험한 외상적 사건과 관련짓게 되는데, 그 때 외상적 사건에 대한 작업에 들어가 볼 수 있다. 사실상, 경계성 인격장애에 관한 작업은 정신병적인 증상의 작업을 하고 나서 이뤄지는 것이다.

비슷한 맥락에서, 사회적 불안과 편집증은 민감성 장애의 연속선상에서 다뤄지는 것 같다. 물론 편집증은 다른 진단군의 특징으로도 표현된다(13장에 추가 논의를 해두

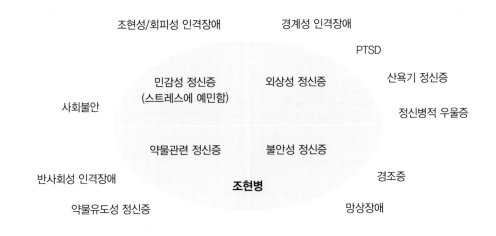

그림 5.1 **임상적 하위군과 관련된 질환**

었다). 환자가 어느 진단군에 대략 속할 것 같을 지 결정하는 것이 도움이 될 수 있다. 다음 단원에서 논의하겠지만(6장) 도식화를 하고 나면, 치료가 체계적으로 진행되는데 도움이 된다.

표준화된 설문지

표준화된 척도를 사용하여 증상과 사회적 상황을 식별하고 수치화하는 것은 평가나 훈련에 있어서 매우 가치가 있다. 하지만, 척도만 사용하다보면, 포괄적인 평가를 대체할 수 있는 위험이 있고 기계적인 방식으로 사용될 수 있어 치료개입을 방해할 수 있다. 그래서, 척도를 사용할 때는, 환자와 치료적인 관계가 어느 정도 형성되고, 초기 문제가 이해되며 개인력이 탐색된 이후가 바람직하다. 다시 말해, 척도는 증상을 구체적으로 수치화하는 목적으로 첫 회기 이후에 사용할 필요가 있다. 표준화된 척도는 주의깊게 도입될 필요가 있다. 척도를 사용하는 목적은 다음과 같다.

- 치료자와 환자가 핵심 문제를 발견하는데 도움을 준다.
- 치료가 진행됨에 따라 전반적인 변화의 정도와 특정영역의 변화를 측정할 수 있다.
- 지도감독과 훈련에 도움이 된다.
- 건강보험공단에 청구하는 정보나 감독기관에 보고하기 위해서인데, 이 경우

표 5.2 측정 도구

대부분의 환자에게 적용가능
- HoNOS(Health of the Nation Outcome Scale)
- Psychotic Symptoms Rating Scale
- GAF(Global Assessment of Functioning)

일부 환자에게 적용가능
- BDI(Beck Depression Scale)
- SANS(Scale for the Assessment of Negative Symptoms)

환자에게 사전에 고지하는 것이 중요하다.

연구 목적으로 설문지를 사용하는 것은 작성하는데 시간이 걸린다는 단점이 있다. 그래서 PANSS나 SANS, SBS와 CPRS가 연구 목적으로 가치있게 제공되지만, 임상의가 많이 활용하지는 않는다. 하지만 특정 증상을 평가하는데 유용하며, 척도에 나와 있는 증상의 명확한 정의를 이용하면 임상수련에 꽤 도움이 된다.

훨씬 간단하게 측정되는 전반적인 척도가 있다(표 5.2).

GAF는 간단하게 채점할 수 있어 미국에서 널리 사용된다. BPRS와 MS(Manchester Scales)는 작성하기에는 시간이 좀 더 걸리긴 하지만, 정신병적 증상에 대한 더 많은 정보를 제공한다. 영국에서 개발한 HoNOS(Health of the Nation Outcome Scale)는 사회적, 심리적 변화의 신뢰성 있는 척도로서 훨씬 더 많이 추천된다. 이 척도가 다루는 영역은(표 5.3과 부록 1을 참조) 인지행동치료와 같은 심리사회적 개입의 핵심적인 목표가 포함되고 0점에서 4점으로 채점이 용이하다. 신뢰성 문제가 간혹 제기되기는 하

표 5.3 전국민 정신건강 평가 척도 Health of the Nation Outcome Scale(HoNOS)

- 과도하고, 공격적이고, 파괴적이고 초조성 행동
- 의도적 자해
- 문제성 음주 혹은 약물 남용
- 인지문제
- 신체질환이나 장애 문제
- 환각이나 망상에 관련된 문제
- 우울증과 관련된 문제
- 기타 다른 정신문제나 행동문제
- 다음과 관련된 문제 (관계, 일상생활, 주거문제, 직업과 활동)

지만, 훈련목적의 용도로 사용하기에는 무난한 편이다.

HoNOS는 특정 증상을 평가하는 데에 제한점이 있어 개별적인 보완을 고려할 수 있다. 정신병적 증상에 대한 다차원적인 척도를 이용하면 평가에 도움을 받을 수 있다. PSYRATS(The Psychotic Symptoms Rating Scale)이 환각과 망상을 효과적으로 평가하는데 도움이 된다(표 5.4, 표 5.5와 부록 2). BDI와 같이 우울증을 평가하는 도구들을 사용하는 것도 고려할만 하다. 환청에 대한 믿음은 Chadwick's BAVQ와 같은 설문지도 도움이 된다. 자존감이나 삶의 질 척도도 관련이 있겠지만 연구목적이외에 임상진료에서 잘 사용되지 않는다. 병식이나(Birchwood or David Insight Scales) 자기주장(Rathus Assertiveness Scale)이나 분노(Novaco Anger Scale)관련 문제도 언급한 위의 척도를 사용해 볼 만하다.

요약하자면, 임상적으로나 수련목적으로 쓸만한 다양한 척도들이 있다.(표 5.6)

표 5.4 **정신증상평가척도: 환청**

- 빈도
- 지속시간
- 위치
- 크기
- 소리의 기원에 대한 믿음
- 소리 중 부정적인 내용의 양
- 부정적인 내용의 정도
- 괴로움의 양
- 괴로움의 강도
- 소리로 인한 기존 생활의 장애
- 소리에 대한 조절 가능성

표 5.5 **정신증상평가척도: 망상**

- 망상에 대한 집착의 양
- 망상에 대한 집착의 지속시간
- 확신
- 괴로움의 양
- 괴로움의 강도
- 믿음으로 인한 기존 생활의 장애

표 5.6 평가 척도의 예

척도	저자(년도)
Global Assessment of Functioning(GAF)	Endicott et al. (1976)
Brief Psychiatric Rating Scale(BPRS)	Overall & Graham(1962)
Manchester Scales(MS)	Krawiecka et al. (1977)
Health of the Nation Outcome Scale(HoNOS)	Wing et al. (1988)
Positive and Negative Synrome Scale(PANSS)	Kay et al. (1987)
Scale for the Assessment of Negative Symptoms(SANS)	Andreasen(1981)
Social Behavior Schedule(SBS)	Birchwood et al. (1990)
Comprehensive Psychopathological Rating Scale(CPRS)	Asberg et al. (1978)
Psychotic Symptoms Rating Scale(PSYRATS)	Haddock et al. (1999)
Beck Depression Inventory(BDI)	Beck et al. (1961)
Beliefs About Voices Questionnaire (BAVQ)	Chadwick et al. (2000)
Self-Esteem Scale	Robson (1989)
Birchwood Insight Scale	Birchwood et al. (1994)
David Insight Scale	David (1990)

HoNOS나 GAF와 같은 전반적인 척도를 PSYRATS와 같이 사용되는 것이 추천된다. 음성 증상과 우울증이나 기타 다른 증상이 주된 치료목표가 된 경우에는, 이런 증상을 측정하는 척도가 변화정도를 평가하는데 도움이 될 수 있다.

평가

● 종민(민감성 정신증)

종민에 대한 평가는 그리 어렵지는 않았다. 그는 아주 협조적이었지만 유용한 정보들은 종민의 어머니가 제공해 주었고, 이 과정에서 가족문제가 구체적으로 드러났다. 음성 증상을 설명하고 이해시키는 것이 조금 어려웠다.

● 영호(약물 관련 정신증)

영호는 집중을 잘 하지 못했고, 쉽게 산만해져서 특히 정서적으로 결부된 문제를 논의하는데 상당한 지장이 있었다. 사고장애와 충동성 문제는 평가하기가 힘들 정도였다. 어쩔 수 없이 평가는 기록에 의한 정보나 확인하는데 시간이 걸리는 정보에 의존할 수 밖에 없었다. 개인력을 연대기순으로 기술하는 것은 어려웠지만 핵심적인 부분을 마치 조각그림을 맞추듯 치료자와 환자가 같이 작업했다. 위험도 평가는 자살사고와 과거 자살시도가 있어서 매우 중요하게 다루었다.

● 민정(외상성 정신증)

민정에 대한 평가 역시 쉽지 않았다. 신뢰형성에 어려움이 있었고, 지적장애로 인해 평가보다는 치료시작이 보다 다급한 문제였다. 평가과정은 더뎠고, 그녀가 말한 내용뿐만 아니라 다양한 정보원으로부터 정보를 얻어야만 했다. 그녀는 자신이 경험한 외상성 사건을 둘러싼 환경에 특히 민감히 반응했다. 개입을 해도 그녀가 다룰 수 있는 정도, 즉 일시적으로 그녀의 증상이 악화되기는 해도 충분히 불안을 유발하지 않는 정도로 치료속도를 조절하면서 치료는 매우 부드럽게 진행되어야 했다.

● 종국(불안성 정신증)

배경 정보에 대한 평가는 어렵지 않았다. 불안성 정신증의 경우에는 비교적 간단한 경우가 많다. 종국은 자신의 망상과 망상적 사고를 발생시킨 환경을 잘 기술했다. 하지만 자신을 당황스럽게 만들고, 불편한 망상의 특징 때문에 구체적으로 이야기하기를 꺼려했다. 그러나 치료관계가 형성될수록 토론을 계속 할 수 있었고, HoNOS 척도를 이용해서 증상을 평가하는 데 참여할 수 있었다. 자살위험에 대한 평가가 무엇보다 중요했는데, 우울과 정신증상과 제한된 사회적 상호작용이 점수로 취합되었다. PSYRATS 척도로 망상에 대한 확신과 괴로움의 강도, 망상의 집착 점수가 다른 척도들보다 높게 나옴을 알 수 있었다.

06 _장

개별화된 사례 도식화와 치료 계획

평가과정에서 작성한 사례 도식화는 향후 치료의 나침반이 된다. 치료자의 경험이 쌓여갈수록, 상호협력하는 방식이 점점 생겨나고, 특히 무언가를 환자로부터 이끌어내는 것에 관심을 갖게 된다. 우리가 1장에서 제시한 정신증의 4가지 임상분류는 이런 과정을 통해서 도출해낸 것이다. 그렇다고 환자들에게 어떤 딱지를 붙이려고 하지 않는 것이 중요하다. 환자들이 우리가 엮은 패턴에 다 들어맞지는 않을 것이다. 평가와 도식화를 진행하면서 솔직하고 개방적인 관점을 교환하는 과정이 필요하고 관련이 있을만한 모든 개인적인 삶의 이야기와 정신건강문제를 다루는 것이 특히 중요하다.

사례 도식화는 치료적인 개입을 발전시키는 큰 틀을 제공하고, 그 안에서 뭔가를 같이 지어가는 진행과정 자체가 치료적일 수 있다. 현재의 문제를 초래한 환자의 삶과 결부된 다른 요소를 이해하는 것은 환자가 향후 추가적인 도움이 없이도 스스로 삶의 문제를 고민하면서 해결해 나갈 수 있는 힘을 제공한다. 이 과정에서 특정한 문제에 집중하되 어려운 문제에는 도움을 요청하는 협력적인 태도를 배울 수 있다.

치료자가 추정한 구체적인 도식화를 흰색칠판이나 큰 종이에 써보고, 환자가 그런 접근을 어떻게 볼 것인지에 대해 잘 알아둘 필요가 있다. 예외적으로, 어떤 환자들은 다음에 해당될 때 이런 접근을 하는 것을 두려워한다.

- 학창시절 교실에서 부정적인 경험이 많았던 경우
- 한글을 전혀 모르는 경우
- 권위대상과의 문제가 있어 교육을 자신을 야단치거나 훈계하는 것으로 받아

들이는 경우
● 특별히 자신의 고통스런 삽화가 다루어지는 상황에서

　　물론 환자에게 제공되는 도식화에 포함되는 내용은 숙고할 필요가 있다. 일부 환자
들은 스트레스와 취약성의 관계를 보여주는 간단한 그림과 표만으로도 자신의 증상이
왜 생겼는지를 충분히 이해할 수 있다(그림 6.1).

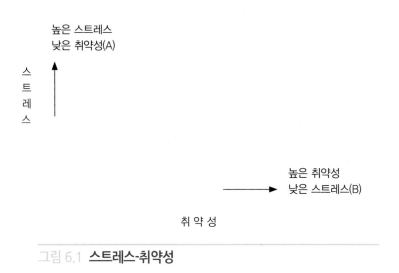

그림 6.1 **스트레스-취약성**

　　이 그림을 보여주면서, 어떤 사람들은 A처럼 취약성은 낮더라도 높은 스트레스 때문
에 병이 생길 수 있고, 취약성이 높은, 즉 아주 약한 사람들은 조그만한 스트레스에도 B
처럼 발병할 수 있다고 설명해 준다. 비슷한 방식으로 압박감과 음성 증상과의 관계를 인
식하게 하는 것만으로도 동기부여문제를 이해하는데 충분히 효과적일 수 있다.
　　하지만, 무엇을 보여주든지 간에 치료자는 균형 잡힌 분명한 도식화를 할 필요가 있
다. 이를 위해 다음과 같이 환자의 배경을 이해하는 것이 우선이다.

● 취약성 인자: 스트레스에 더 예민하게 만들고 특히 정신병적 증상을 유발할
　　수 있는 요인들이다. 예를 들면, 정신증의 가족력이 있다거나
　　혼자서 지내기 좋아하는 성격적인 요인들, 조현성 혹은 편집성
　　성격 혹은 뇌손상의 요인들이 증상 발병에 기여할 수 있다.

- 유발 인자: 환자가 발병하기 직전에 경험한 선행사건이나 관련된 사건들로, 첫 삽화가 나타났던 시기에 이들 요인들이 발병에 어떤 영향을 주었는지 상세한 논의를 통해 적절성을 평가하도록 한다.
- 지속 인자: 환자의 온전한 회복을 어렵게 만들거나 재발하게 하는 요인(수입이 없음, 가난한 경제형편, 치료적 순응도가 좋지 않음, 사회적 고립, 치료적 관계맺기 어려움.)
- 보호 인자: 환자의 회복에 도움이 되는 환자가 지닌 장점(지능, 대인관계, 다양한 관심사나 적성의 영역에서의 유리한 점)

두 번째 단계는 현재 문제를 확인하는 것이다. 처음에 생긴 증상이 비록 수년 전에 있었던 일이라도 계속 영향을 미친다면 지금 다뤄볼만한 문제가 된다.

다음으로, 질환과 관련된 환자의 생각, 감정, 그리고 느낌이 무엇인지 분명히 파악하는 것이다. 관련되는 신체적 증상과 사회적 환경도 적어보고, 지금은 문제에 포함되지 않더라도 취약성이나 재발인자에 영향을 끼칠 수 있는 증상이라면, 도식화에 포함시킬 필요가 있다.

마지막으로, 호소하는 증상 밑에 숨어있는 걱정거리를 확인하는 것이다. 사실 이것이 더 파악하기 어려운 문제일 수 있다. 망상적 믿음이나 행동을 만드는 스키마, 삶의 원칙도 이 영역에 들어가 있고, 단순하게 일반적인 사회적 요인이나 심리적 요인도 포함될 수 있다. 예를 들면 '여자친구가 꼭 있어야 돼', '부모님은 날 싫어해'가 여기에 포함될 것이다 (자세한 설명은 9장을 참고).

도식화는 한 단락의 형태로 만들 수 있거나 도표를 사용해 구성할 수 있다(부록 5. 1 장면구성). 생각, 감정과 행동 중 특히 강조가 되는 요소가 있고, 다른 부분이 간략히 기술되지만, 이것은 환자마다 다르다. 도식화의 내용은 환자와 함께 재차 확인하면서 주의깊게 다뤄야 한다. 사실에 기반을 둔 문제들을 분명하게 드러나게 하고, 주요 연결고리를 논의한다. 일부 환자에서는 도표 하나로 완성이 되지만, 그렇다고 완벽한 도식화 작업을 위해 환자를 몰아부쳐선 곤란하다. 경우에 따라 치료과정을 담은 녹음파일이나 치료 작업을 담은 복사본이 제공될 수도 있다.

환자가 작성한 도식화에 완전히 동의하지 않을 때도 분명 있을 것이다. 하지만 견해의 차이가 존재할 수 있다는 것을 아는 것도 가치가 있다. 그리고 그 차이에 대해서 몰아부치지 않는 것이 중요하다. 환자가 이견이 생긴 부분을 도식화에서 삭제하기를 원한다면, 환자가 원하는 대로 하는 것이 일반적으로 최선이라 여겨진다. 핵심적인 부분에 있어 의견의 차이가 있음을 표현하는 것도 나쁘지 않다.

치료 계획

치료개입과 평가는 치료과정 내내 지속되는 과정으로 환자와 같이 협업하면서 도식화에 살을 붙여나가는 형식으로 진행된다. 도식화를 통해서 증상에 대한 구체적인 작업이 진행될 것이다. 예를 들면 망상이나 환청과 관련된 초기 문제가 나오고, 관련된 논의가 반드시 뒤따르게 된다. 환자가 가진 지식과 치료자가 제공한 정보 그리고 친구나 도서관 등에서 얻을 수 있는 다양한 지식을 망라해 적절한 정보를 모은 후 증상을 탐색하고 증상에 대해 대안적인 설명을 시도한다. 그림 6.2는 치료의 순서를 간략히 보여준다. 다음 단원에서 좀 더 자세히 이 부분을 다루게 될 것이다.

평가

초기 삽화를 주로 다룸

환자는 이걸 어떻게 설명하는가?
도식화 시작

대안을 찾아보기 – 정상화해석하기

| 환각과 관련된
믿음을 다루기 | | 망상과 관련된
믿음을 논의하기 |

음성 증상, 사고장애를
이해하고, 다루기

초기 개입

그림 6.2 **치료적 과정**

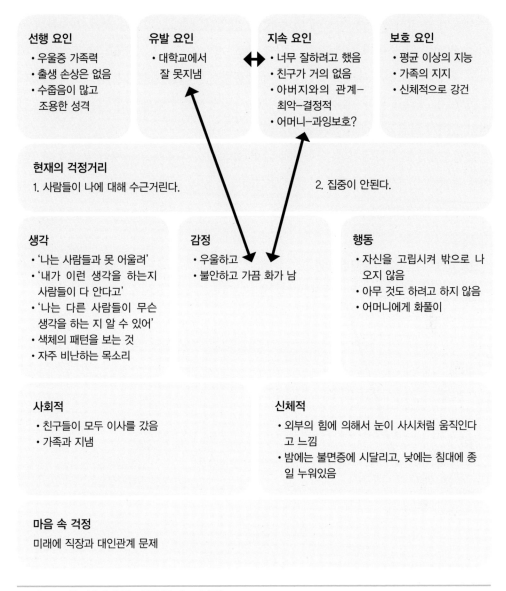

선행 요인	유발 요인	지속 요인	보호 요인
• 우울증 가족력 • 출생 손상은 없음 • 수줍음이 많고 조용한 성격	• 대학교에서 잘 못지냄	• 너무 잘하려고 했음 • 친구가 거의 없음 • 아버지와의 관계- 최악-결정적 • 어머니-과잉보호?	• 평균 이상의 지능 • 가족의 지지 • 신체적으로 강건

현재의 걱정거리

1. 사람들이 나에 대해 수근거린다.   2. 집중이 안된다.

생각	감정	행동
• '나는 사람들과 못 어울려' • '내가 이런 생각을 하는지 사람들이 다 안다고' • '나는 다른 사람들이 무슨 생각을 하는 지 알 수 있어' • 색체의 패턴을 보는 것 • 자주 비난하는 목소리	• 우울하고 • 불안하고 가끔 화가 남	• 자신을 고립시켜 밖으로 나 오지 않음 • 아무 것도 하려고 하지 않음 • 어머니에게 화풀이

사회적

• 친구들이 모두 이사를 갔음
• 가족과 지냄

신체적

• 외부의 힘에 의해서 눈이 사시처럼 움직인다
 고 느낌
• 밤에는 불면증에 시달리고, 낮에는 침대에 종
 일 누워있음

마음 속 걱정

미래에 직장과 대인관계 문제

그림 6.3 **종민(민감성 정신증)의 도식화**

도식화를 사용하기

환자가 제 아무리 이상한 증상과 경험을 했더라도 도식화를 통해 해석하는 큰 틀이
제공되기 때문에 도식화에 참여하는 과정 자체가 치료적일 수 있다. 종민과 가족에게

는 나중에 논의하겠지만, 치료에 있어서 한 발짝 나아갈 수 있었던 것은 악순환의 고리 즉 자신이 잘 못한다는 것을 보상하기 위해 너무 열심히 노력하고, 그 후에 불안해하고 결국 의기소침해져서 성적이 더 곤두박질치는 과정을 이해하게 되면서 부터였다 (그림 6.3). 그리고 혼자 지내는 것과 불량한 사회적 역할수행과 같은 다른요인들도 관련이 있어서 치료계획에 이들을 포함시켰다.

그림 6.4의 도식화에서 환각재현과 초기 약물경험사이를 연결짓기가 영호에게는 아주 중요한 주제였다. 생각과 경험이 연결된다는 것이 도식화 작업을 하는 데 중심축

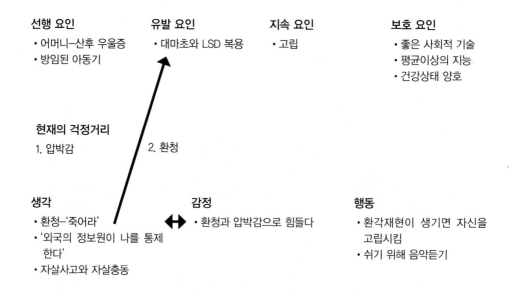

그림 6.4 영호(약물관련 정신증)의 도식화

으로 작용한다. 다른 중요한 연결고리가 있었지만, 환청을 재구성하고 환각재현이 이전의 약물유발삽화로 조절될 수 있다는 것이 그가 상당한 병식을 갖는 데 큰 도움이 되었다.

　이처럼 적절한 연결고리를 찾는 것이 증상을 재해석하는데 도움을 줄 수 있다. 이 책의 후반부에 망상과 환청에 대한 작업을 기술해 두었다. 도식화안에 개인이 가진 장점도 적어보고 비적응적인 행동도 있는 지 적어본다. 하지만 환자와 함께 만든 도식화는 비록 치료자가 좀 더 상세한 해설을 달고 싶더라도 아주 단순화 시킬 필요가 있다. 예를 들어 그림 6.5에서처럼 민정과의 치료적인 작업은 중요한 연결고리만을 표시한 간단한 그림으로도 충분했다.

　환자와 함께 환청이나 혼자 고립되는 것이나 체중감소와 같은 주제를 놓고 작업을 하면서 핵심적인 부분을 확인하고 의견의 일치를 볼 수 있다. 이런 작업들 역시 밑바닥에 깔려있는 핵심믿음을 다루면서 개별적으로 접근할 수 있다. 이것을 바로 종국(불안성 정신증)에게 적용시켜 보았다.(그림 6.6) 그 역시 도식화 작업을 통해서 결국 자신의 증상과 자신이 처한 상황과의 인과성을 깨닫고 무엇이 증상의 유발인자가 되는지 알 수 있었다. 망상적 믿음은 조금 지속되었지만 그의 성적 정체성과 미래에 대한 걱정을 독립된 주제로 다루면서 치료자와 진전된 작업을 할 수 있었다.

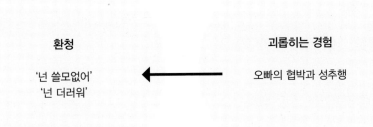

그림 6.5　**민정(외상성 정신증)의 도식화**

선행 요인
- 가족력이나 출생 손상없음
- 어두운 가족사의 비밀–동생이 3살에 보육원으로 입양됨

유발 요인
- 문제가 점점 심해짐
- 형의 직장내 승진
- 과거 여자친구의 결혼

지속 요인
- 친구가 많지 않음
- 가족 걱정

보호 요인
- 사회적 기술 양호
- 높은 지능–미술 학사
- 가족내 지지
- 건강상태 양호

현재의 걱정거리

1. 직업이 없음   2. 불면증   3. 불안

생각
- '내가 여자가 되고 있어'
- '내 모든 것이 녹화되고, 경찰에 고발당할 거야'
- '던블레인 학살사건은 나 때문에 일어 났어'
- 자살 사고

감정
- 고통
- 불안이 심함

행동
- 과거에 여성복 입기를 좋아 했음
- 쉬기 위해 음악듣기

사회적
- 친구들이 별로 없음
- 가족과 함께 지냄

신체적
- 불안, 위장장애, 떨림
- 불면증

마음 속 걱정

'고소당할 거야. 그렇지 않으려면 인정을 받아야 돼.' '뭔가 아주 끔찍한 일을 얘기하면 절대 안돼'
성적 정체성–미래의 직업과 관계의 문제

그림 6.6 **종국(불안성 정신증)의 도식화**

목표 설정

설정한 목표를 달성하지 못할 때 치료개입과 의욕과 동기, 후속 행동에도 차질을 주기 때문에 목표설정은 달성가능한 수준으로 할 필요가 있다. 목표설정에 있어 우선되어야 할 것은 환자의 핵심걱정을 파악하는 것이다. 그런 후 우리가 하고 싶은 작업은

이런 걱정거리를 우리가 할 수 있는 방식으로 잘 다룰 수 있도록 만드는 것임을 환자에게 전달하는 것만으로 충분하다.

치료시작을 하고 난후 도식화를 하고 나면 다른 목표가 생길 수 있다. 예를 들면 '외출을 시도하기'와 '자신에 관해 사람들이 말하는 것에 대해 잘 대처하기' 등이다. 치료자의 목표는 병식에 있지만, '사람들이 당신에 대해서 수군거리고 있다는 것을 믿지 못하게 하기'와 같은 조금 노골적인 목표는 공동작업의 결과는 아니거나 이 시기에 부적절한 목표일 수 있다. 그저 잘 대처하는 것으로 합의를 본다면, 그 믿음에 공모를 하지 않으면서도 잘 지낼 수 있는 상당히 괜찮은 상태를 유지할 수 있다.

목표를 설정할 때에는 '직장 구하기', '여자친구 만들기', '환청으로 인한 불편감 줄이기'와 같이 구체적이어야 한다. 환자가 "환청의 근원을 아예 뿌리째 뽑아버리겠다"처럼, 상당히 야심찬 목표를 세울 수 있다. 이런 경우에 '환청에 잘 대처하기'와 같은 타협안이 단기간에 더욱 현실적인 목표일 수 있다(물론 시간이 지나서 환청에 완전히 자유로워질 수 있을 것이다). 음성 증상의 목표 설정은 12장에서 자세히 설명했다.

임상적 하위군의 관리

이전에 설명한 임상적 하위군으로 조현병을 분류해 보는 것은 성공적인 작업의 유형을 확인하는데 도움을 줄 것이다. 하지만 이런 분류는 반드시 도식화와 어느 정도 일치해야 하고 도식화를 바탕으로 한다는 것이 매우 중요하다. 민감성 정신증에서 음성 증상은 주된 문제일 뿐 아니라 보호자들도 걱정하는 중대한 사안이다. 음성 증상이 왜 생기는 지에 대한 분명한 이유를 제공하고 도식화를 공유한다면 보호자의 반대를 극복하고 환자와의 협력을 증대시킬 수 있다. 양성 증상은 흔히 관계망상, 사고방해와 편집증을 포함한다. 물론 다른 이질적인 증상도 존재하고, 증상에 대한 확신 정도도 변할 수 있다. 사고장애는 흔히 의사소통을 혼란스럽게 만들고, 망상적 믿음과 환청도 때로는 여기에 너무 열정적으로 개입하는 치료자에 의해서 오히려 악화될 수도 있다(그림 6.7).

약물 관련 정신증 환자와의 작업은 초기 삽화에 대한 확인과 현재의 증상과 전에 경험했던 증상을 비교하며, 재해석을 촉진할 수 있도록 상세하게 기술되어야 한다. 조현형, 조현성, 반사회성 인격성향처럼 성격 요인도 중요한 원인적 요인과 증상 유지요인

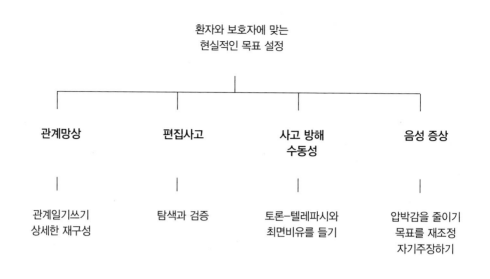

```
                        환자와 보호자에 맞는
                        현실적인 목표 설정


    관계망상            편집사고           사고 방해          음성 증상
                                          수동성


   관계일기쓰기          탐색과 검증       토론–텔레파시와       압박감을 줄이기
    상세한 재구성                          최면비유를 들기        목표를 재조정
                                                            자기주장하기
```

그림 6.7 **불안성 정신증의 관리**

으로 작용할 수 있다. 조현성, 조현형 인격장애 환자들은 약에서 종종 신비주의적 의미를 찾는다. 반사회적 인격장애 환자들은 환각제를 종종 사회에 대한 개인적인 반항의 의미로 사용한다. 어쨌든 이런 의미는 치료회기 내에서 환각제 사용을 줄일 목적으로 탐색될 수 있다. 보호자들도 환자들과 자주 심각한 위기와 관계의 악화를 경험하기 때문에, 환자와 작업할 때 이런 것들이 있는지 주의 깊게 살펴봐야 할 것이다. 특히 가족 문제에서 결정적으로 지나친 감정표출이 재발의 원인인 경우가 흔하다. 약물이나 활동 스케줄에 관한 주제를 같이 상의하는 것은 인내심있고, 타협적이며, 일관적인 접근을 필요로 하는데, 이것이 치료적인 관계에 부담감으로 작용할 수 있다(그림 6.8). 약물 남용에 대한 지속되는 작업은 13장에서 제기한 원칙을 적용하면 도움이 될 것이다.

외상성 정신증의 주증상은 전에 기술한대로 과거 외상적 사건과 관련되어, 환청이 모욕적이고 지시하는 형태, 혹은 우울삽화로 나타나는 경향이 있다. 치료적인 작업에는 재해석과 환청의 내용 밑바닥에 깔려있는 핵심믿음을 다루는 것을 포함한다(10장). 불행히도 이런 환청에는 약물에 대한 반응이 미미한 것 같다. 외상적 사건에 대한 노출 작업은 환자들에게 너무 고통스런 일이기는 하지만, 사건을 둘러싼 믿음에 대한 작업을 할 수 있게 하며 시간이 지나 성공을 거두는 일도 있다(그림 6.9).

불안성 정신증(그림 6.10)의 주증상은 체계화된 망상적 믿음으로 나타난다. 이런 작

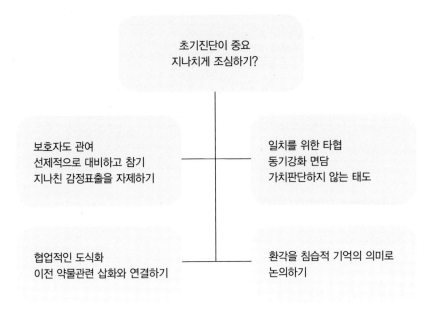

그림 6.8 **약물 관련 정신증의 관리**

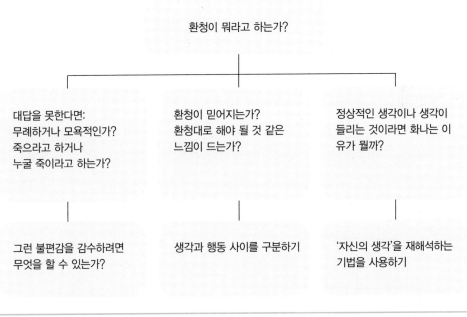

그림 6.9 **외상성 정신증의 관리**

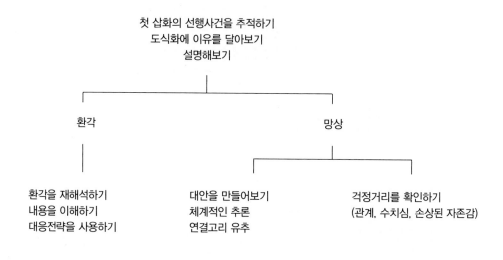

그림 6.10 **불안성 정신증의 관리**

업은 9장에 자세히 설명했다. 정상화 해석하기와 대안적 설명하기는 주로 치료시작 초기에 도움이 될 수 있지만, 저항하는 망상을 다루는 기법(즉 연결고리를 유추하고, 핵심믿음 작업하기)은 치료회기 동안 좋은 효과를 보인다.

개별화된 사례 도식화와 치료 계획

● 종민(민감성 정신증)

도식화에서 다룬 핵심적인 주제는 종민의 스트레스 환경(즉 학업에 대한 부담감과 대학 생활)을 취약성(조용하고 사색적인 성격과 가정의 분위기와 가족내 경험과 가족의 기대 같은 지속인자)과 연결시키는 것이었다. 스트레스 민감성의 주제로 문제를 도식화시키는 것은 종민과 그의 가족에게 잘 받아들여졌다. 이것을 잘 설명해주는 종민의 도식화는 그림 6.3에 있다.

● 영호(약물 관련 정신증)

핵심적인 작업은 초기 유발요인인 약물남용과 가족의 지지를 받지 못한 취약성을 정신증상과 연결시키는 것이었다(그림 6.4). '환각재현'이란 용어가 경험된 지각과 초기 삽화를 연결시키는 데 도움을 주었고, 도식화의 핵심주제였다.

● 민정(외상성 정신증)

평가가 진행되면서, 간단한 도식화(그림 6.5)가 만들어졌고 민정에게 일어났던 폭행사건과 환청을 연결시킬 수 있었다. 그녀가 가진 취약성은 감정적이고 실제적인 대처기술이 없는 것과 관련이 있었지만 치료는 가치판단을 하지 않는 지지적인 방법을 사용해서 환청을 줄여줄 수 있는 행동을 구성하는 데에 역점을 두었다.

● 종국(불안성 정신증)

종국과의 도식화 작업의 중요성은 아무리 강조해도 지나치지 않았다(그림 6.6). 도식화는 그가 보인 증상의 맥락을 이해하고 평가하는데 있어 상당히 중요했다. 통합적인 접근방식이 그의 믿음에 대한 직접적인 직면을 피하게 해 주었기 때문에, 치료적 관계를 맺는 데에도 상당한 도움이 되었다. 결국 자신의 믿음을 치료자와 검증하는 작업을 시작할 수 있었다. 그의 미래와 성적 정체성에 대한 속깊은 걱정은 종국의 증상이 시작되고 지속되는데 주된 영향을 주었고, 이것을 파악하고 나서 비로소 본격적인 작업을 시작할 수 있었다.

07장

내담자를 인지치료에 준비시키기

인지치료가 필요한 치료라고 확신이 들었다면 치료자는 다 들어주는 것과 충분히 말하는 것 사이에 균형을 맞출 필요가 있다. 치료자가 많은 내용을 다 전달하지 못할 수 있는 것은 환자의 생각이 망상적 믿음이나 환청에 의해서 체계적이지 못하고, 상당히 산만해질 수 있기 때문이다. 환자가 현재 당면한 걱정과 필요를 말하는 것과 인지치료가 어떤 치료인가에 대한 논의에 집중하는 것 사이에도 균형이 필요하다. 환자가 무엇 때문에 힘들어하는지 스스로 얘기할 수 있도록 하는 것은 빠를수록 더 좋다. 인지치료를 소개하는 도입부에서 치료에 대한 논의는 많이 하기 어렵지만, 후반부에 치료와 관련하여 좀더 분명히 설명할 수 있을 것이다.

예를 들어 다음과 같이 소개할 수 있다.

"안녕하세요. 저는 치료자 OOO입니다. 당신을 의뢰했던 의사가 제가 치료에 도움을 줄 수 있을지 상의하자고 당신을 저에게로 보내주셨네요. 진료의뢰서에 보니 간단히 설명이 있기는 하지만, 무엇 때문에 힘들었는지 당신한테 직접 듣고 싶습니다."

"어떤 문제가 있습니까?"란 표현은 다른 사람으로부터 소외감을 느끼는 환자에게는 적당한 표현은 아니다. 특히 환자가 공공기관이나 공무원들에게 비우호적이라면 더욱 그렇다. 대답이 "전혀 문제 없어요", "이게 제 잘못이라는 얘기입니까?", "당신 기분은 어떻소?" 이런 표현들은 거의 반감이 서린 표현일 수 있고, 화가 난 사람들은 나음처럼 반응하기도 한다.

"그럼, 같은 일을 당해보시면 어떨 것 같습니까?" 확신이 안선다면, 치료자는 중립적인 입장을 취하지만, 치료를 소개하면서, 환자의 필요나 태도를 고려해 주는 것이 무엇보다 중요하다.

인지치료에 관한 본격적인 논의는 정신건강관련 전문가로서 당신이 무엇을 해 줄 수 있을 지에 대해 얘기하면서 시작되거나 당신이 치료자로서 하게 되는 작업에 초점을 맞춘다. 이런 설명은 첫회기를 시작하고 난 후 바로 하는 것이 적절하다. "선생님, 이게 저한테 어떻게 도움이 됩니까?" 아니면 첫 회기의 평가가 끝난 이후에 다음 치료시간에 무엇을 할 지 얘기하면서 그런 논의로 자연스럽게 흐를 수도 있을 것이다.

단계적으로 차근차근 설명하는 것이 괜찮다. 예를 들어, 치료자가 환자를 담당하게 되었고, 환자는 뭐든지 자유롭게 말할 수 있다는 것이 매우 중요하다는 점을 전달한다.

> "우리가 이제부터 해야 할 일은 여러 번 만나서 당신에게 일어나고 있는 일과 그것을 어떻게 해석할 수 있는 지를 이야기하는 것입니다."

여기서 여러 번이라 함은 5회기나 그 이상을 의미하는 것으로 정의할 수도 있지만, 그 때마다 다르다. 한 셋트의 치료를 확정하기 위해 치료계약이나 치료비용을 논의하기 위한 별도의 회기가 필요할 수 있다. 이 치료계약에는 내담자를 도울 수 있는 치료구조가 포함된다. 치료계약을 정할 때에는 치료가 몇 회기가 적당한지 환자에게 횟수를 미리 결정해 버리지 않는 것이 조금 낫다. 평가가 끝난 후 대략 몇 개월이 괜찮다고 여겨지면, 그 때 그렇게 말해도 괜찮다. 물론 필요한 회기의 횟수와 빈도에 대해 재확인시켜주는 것은 필요하다. 하지만, 이것이 환자가 좋아지는 속도와 필요에 따라 매 회기마다 달라질 수 있다고 생각하면, 일반적으로 해줄 수 있는 치료의 효율과 융통성도 함께 증가할 것이다.

환자는 인지치료에 대해서 좀 더 상세히 알기를 원할 때 치료자는 다음과 같이 말할 수도 있을 것이다.

> "당신이 여기로 의뢰된 것은 아마도 제가 당신이 가진 문제를 잘 도울 수 있는

치료경험이 있기 때문일 겁니다. 인지치료는 생각과 감정과 행동이 서로 어떻게 연결되고 환청이나 걱정과 같은 고통스런 경험을 어떻게 풀어내고, 그것을 당신이 잘 다룰 수 있도록 이해시키는 치료방식입니다."

환자가 인지치료에 대해 들어본 적이 있다면, 좀 더 질문해보고 혹시 선입견이 있는지를 알아낼 필요가 있다. "인지치료에 대해 전에 들어본 적이 있습니까?", "어떻게 알고 계십니까?" 하지만 정신증으로 의뢰되는 대부분의 사람들은 인지치료에 대해 거의 들어본 적이 없을 것이다. 그분들은 자신이 그걸 모른다는 것에 어색해하거나 "인지치료가 뭐야?"라며 어리둥절해 할 수 있다. 따라서, 환자가 인지치료에 대해 알기를 요청하지 않는 한, 우리는 인지치료란 무엇인지 정의를 내리기보다 '자신의 문제에 대해서 단순히 이야기하는 치료'라고 쉽게 풀어서 설명해 줄 수도 있을 것이다. 추가적인 설명이 들어있는 유인물을 나눠주는 것도 도움이 될 수 있다(부록 4. 조현병의 인지치료).

환자에게 도움이 될 수 있는 특정한 기법이나 치료가 무엇인지 환자가 선택해 보도록 논의할 필요가 있다(약물이나, 인지치료 혹은 다른 개입법). 초기에 치료자가 갖춘 전문성과 경험에 대해서 설명하는 것이 적절할 수 있다. 이런 것들은 굳이 설명하지 않고도 풍기는 분위기로도 알 수 있을지 모른다. 예를 들어, 의뢰한 사람이 얘기해 준대로, 환자가 가진 일반상식이나 경험에 따라 치료자에게 어떤 기대를 가질 수 있을 것이다. 치료를 하는 도중에 환자가 가진 기대가 무엇인지 탐색하는 것도 괜찮다. 당신이 인지치료에 능숙하고 환자와 함께 하는 도식화와 평가과정에 치료자의 경험이 영향을 미친다는 것을 넌지시 설명하는 것도 괜찮다. 하지만, 약물이나 다른 정신치료의 선택사항도 있다는 것도 말해주고, 필요한 경우에 환자 진료를 위해 다른 자문의사와 상의할 수 있음도 설명해 주는 것이 좋다.

인지치료가 특히 지속되는 정신증상에 효과가 있다는 것은 여러 연구들을 통해서 입증되고 있다. 환자가 이런 부분에 관해 질문을 한다면, 자세하게 대답을 해 주는 것도 중요하지만, 대부분 다음과 같은 간단한 설명으로도 충분하다.

"인지치료는 현재 다양한 질환에서 연구가 되어 있지만, 지속되는 정신증에도 효과가 있다는 근거들이 체계적으로 쌓여있습니다. 그렇다고 모든 사람에게 다 효과가 있는 치료는 아니지만, 우리는 적어도 어느 정도 이상의 도움을 줄 것으로 기대하고 있습니다"

정신증상을 처음으로 경험하는 조기정신증 환자들에게 인치치료의 근거는 현재 조금 부족한 수준이지만, 다음과 같이 설명할 수 있다.

> "인지치료는 당신이 겪은 그런 종류의 문제에 대해서 체계적으로 연구되었고, 문제가 일정시간동안 지속되는 경우에도 효과가 있다는 결과들이 있습니다. 우리는 조기정신증에 인지치료가 어떤 효과가 있는 지도 연구 중에 있습니다. 하지만 우리는 적어도 어느 정도 이상의 도움을 줄 것으로 기대하고 있습니다."

약물치료에 대한 근거는 충분히 쌓여있다. Hogarty[1]가 제안한 개인치료와 정신역동적 정신치료도 효과의 근거가 존재한다. 특히, 정신역동적 정신치료는 아직은 일반적으로 효과성이 입증되는 무작위 대조군 연구로 그 효과가 밝혀진 것은 없다. 전자의 치료는 보호자와 같이 사는 환자들에게 효과가 있었지만, 혼자 지내는 환자들에게 효과는 입증되지 않았다. 아로마 치료와 같은 대체의학적 방법들이 효과가 없다는 것을 말하려는 것은 아니다. 단지 RCT 연구로 그 효과성이 분명히 입증되지 않았다는 것이다. 일부 치료자들은 이런 치료도 효과가 있다고 생각하지만, 대부분의 의료보험체계는 그런 검증되지 않는 치료에 지원을 해 주지 않고 있다.

정신역동적 정신치료는 해석을 통한 훈습을 강조하므로 인지치료와는 확연한 차이가 있다. 만약 이 두가지 치료를 병행한다면, 문제를 이해시킬 수는 있겠지만, 이런 접근은 환자를 혼란스럽게 해서 역효과가 날 수도 있다. 환자가 만약 정신역동적 정신치료를 원한다면, 인지치료를 다 끝내고 난 후 하거나, 아니면 인지치료를 도중에 종결하는 것이 좋다. 하지만, 여전히 인지치료는 약물치료와 함께 다른 심리사회적 치료법, 예를 들어 작업치료나 다른 재활법 등을 병행해서 치료할 수 있다.

어떤 환자들은 약물을 끊고 인지치료만 하기를 원한다. 우리의 입장은 약물치료가 조현병 환자들의 적어도 70~80%에서 효과가 있고, 충분한 용량을 사용하는 것을 강력

---

1. Hogarty, G. E., Kornblith, S. J., Greenwald, D., et al. (1997). Three year trials of personal therapy among schizophrenic patients living with or independent of family: I. Description of study and effects of relapse rates. American Journal of Psychiatry, 154(11), 1504-1513.

히 지지한다. 어떤 사람들이 약물에 반응하는 70~80%에 속하는지 확인할 길이 없어 현재는 약물이 모든 환자에게 추천된다. 새로운 비정형 항정신병약물은 위험성이 낮다. 물론 클로자핀과 같은 약물은 신중하게 써야 한다. 인지치료와 약물치료를 병합한 모든 연구들이 이 입장을 지지했고, 우리 역시 이런 치료법이 효과적임을 잘 알고 있다. 인지치료만을 단독으로 적용했을 때, 약물과 비교해서 어떤 효과가 있는 지는 현재 진행된 연구는 없기에 알지 못한다. 그런 연구를 수행하는 것은 비윤리적이기 때문에 하기가 어렵다. 물론 약물을 거부하는 환자들을 대상으로 한다면 가능할 지도 모른다. 하지만, 약물치료를 한사코 거부하는 환자들이나 치료중에 복용을 중단하는 이도 소수이다. 요컨대 인지치료를 제공하고 지속하는 일은 합리적으로 여겨지며 약물치료와 인지치료를 병행하는 치료 조건은 환자들에게 분명한 이득을 줄 것으로 기대된다.

예를 들어, 지속적으로 비난하는 환청이 있는 일부 환자들은 약물치료가 효과가 있다는 것을 경험하지 못했고, 주변에서 약물 부작용을 호소하는 사람들을 봤다면, 약물치료를 한사코 거부할 것이다. 우리는 약물복용을 거부하는 환자들에게도 인지치료가 효과가 있다는 것을 경험했다. 결국 약물치료에 동의한 수많은 환자들을 알고 있고, 그들은 현재 수년 동안 잘 지내고 있다. 약물치료를 하지 않고 잘 지낼 수 있다는 것은 더할 나위 없이 좋아보이지만, 우리는 이런 입장을 지지하지 않는다. 그보다는 약물 용량을 줄이는 것이 더 적절하다.

치료자의 역할이 사례관리자나 간호사, 심리사나 정신과의사의 역할을 병행하면서 할 수 있는지에 대해서 논의할만한 주제이기도 하다. 어떤 경우에서 이들 역할이 혼선이 빚을 수도 있지만 어떤 경우에 이런 역할을 병행한다는 것이 치료 효과를 배가시킬 수도 있을 것이다. 심각한 정신장애를 겪는 환우에게 다음과 같은 경우에 여러 역할을 병행해 주는 것이 도움이 될 수 있다.

- 치료 계획을 잘 따라오는 것이 힘들어질 때(약물치료를 하며 사회적 모임에 참가하는 일 등을 포함해서)
- 치료 개입에 문제가 있고, 재정적 혹은 주거 문제를 돕는 것이 치료개입을 촉진시킬 수 있을 때(타인에게 도움을 요청하거나 사례관리자로서 역할을 하는 경우)
- 환자가 많은 사람들을 만나는 것보다 치료자 한 사람과 치료받기를 원할 때

(환자가 요구하는 경우에, 인지치료자가 의사라면, 약물처방도 받기를 원하는 경우)

- 지속되는 치료가 요구될 때, 치료가 종결된 이후로, 치료자가 사례관리자로서 환자와 접촉할 수 있을 때(하지만, 필요시 다시 치료를 재개할 수 있다)

다음과 같은 경우에는 상기 역할에 혼선이 빚어지는 상황이 생길 수 있다. 치료자가 사례 관리자 혹은 정신과의사라면,

- 환자를 입원시키느라 혹은 약물을 복용하기 위해 동의입원 절차를 이용했었던 경우
- 성격적으로 잘 맞지 않았던 경우
- 충분한 치료시간이 없었던 경우
- 다른 기관에서 보장해준 시간을 확보하기 어려웠던 경우

치료자가 치료자로서의 역할만 하는 경우
- 약물이나 그 비슷한 것을 둘러싼 갈등없이 일할 수 있게 한다.
- 다른 기관에 의해 방해받지 않는 시간을 정규적으로 확보하기가 수월하다.

요약하면, 환자를 인치치료에 준비시키는 작업은 치료는 이런 것이라며 설명하는 것 이상의 더 많은 노력이 필요하다. 그리고 환자가 치료에 대해 이해한 것, 즉 환자가 가진 치료에 대한 선입견마저 이해하는 것을 포함한다. 인지치료는 자신에게 일어났던 것과 일어날 수도 있는 일을 새로운 시각으로 바라보도록 돕는 치료이다. 또한 할 수 있는 치료적 선택과 치료진행을 위해서 받아들일 수 있는 부분은 무엇인지 이해하고 의견의 합치를 보며 상호타협이 가능한 치료다. 예를 들면, 많은 환자들이 주로 외상적 경험에 대해선 오랫동안 논의하기를 원치 않는다. 어떻게 치료를 할지에 대한 논의는 치료적 관계를 발전시키고 시간이 지나 환자가 이전에 중요하게 생각했던 것을 말할 수 있게 할 것이다.

인지치료의 용어를 설명하고 인지치료가 환자들에게 어떤 도움을 줄 수 있는지 전달하는 방식은 치료를 시작하는 데 있어서 중요한 부분일 수 있다. 그런 설명이 너무

사무적이거나 환자들의 필요에 맞지 않게 전달된다면, 환자를 준비시키는 작업은 더 더질 수 있다. 비슷한 문제를 겪은 다른 사람에게 치료가 효과적이라는 얘기를 들었다면, 치료를 받겠다는 결정에 어느 정도 영향을 준다. 환자가 원한다면, 치료효과에 관련된 내용을 유인물, 혹은 잘 정리된 종설논문이라도 볼 수 있도록 제공하는 것이 바람직하다.

내담자를 인지치료에 준비시키기

● 종민(민감성 정신증)

인지치료에 대한 논의는 종민에게 치료 초기에 약물의 대안으로 어려움없이 잘 받아들여졌다. 결국은 약물과 인지치료를 병합하는 것이 가장 효과가 좋았던 것으로 여겨진다.

● 영호(약물 관련 정신증)

인지치료에 대한 소개는 영호에게는 조금 어려웠고, 약간 형식적인 접근은 받아들여지지 않았다. 영호는 수년동안 어떤 심리적인 치료도 받지 못했다. 그리고 증상은 그가 가진 지속적인 사고장애에 의해서 악화되었다. 결국 그에게 무슨 일이 생겼는지 이해하는 데에 주로 역점을 두었는데, 일단 그가 잘 대처하고, 증상의 심각도를 줄일 수 있도록 같이 해 보자고 격려는 과정이 잘 받아들여졌고, 결국 그는 치료시간에 빠지지 않고, 적극적으로 참여했다.

● 민정(외상성 정신증)

인지치료는 민정을 돕는 새로운 치료방법이라고 소개하는 것이 치료시작 과정의 일부였다. 그녀는 인지치료가 무엇인지 쉽게 설명해줘도 그녀가 가진 증상과 지적장애 탓에 잘 이해하지 못했다. 치료자가 자신에게 일어난 일이 무엇인지 말하도록 하고, 병을 낫게 하는 방법을 함께 찾아보는 것이 인지치료라고 설명을 하는 것이 초기 사전작업의 한계였다. 시간이 지나서, 약간 세련된 방식으로 현재의 증상과 과거의 기억을 연결시키는 작업이 가능해졌다.

● 종국(불안성 정신증)

종국에게 인지모델을 설명할 때 핵심 사안은 어떻게든 치료이탈을 막아보는 것이었다. 그는 인지모델에 대해서 완벽히 이해한 듯 했지만, 그런 개념에 대해서 쉽게 이의를 제기했다. "그게 제가 한 말을 믿지 않는다는 말 아닙니까? 결국 내 생각이 문제가 있고, 이게 내 머리 속에서 나온 것들이라고 하시는데." 그래서 평가와 도식화 과정은 그에게 일어난 일을 이해하고 그렇다고 인정한 점을 토대로 협력적인 방식으로 차근차근 이뤄졌다. 후반기에, 종국은 생각과 행동이 서로 연결된다는 것을 이해하게 되면서 인지모델이 점차 효과를 발휘하기 시작했다.

08장

정신건강교육과 정상화 해석하기

조현병 환자에게 일어나는 불편하고 혼란된 경험을 이해할 수 있게 하는 핵심적인 방법은 사례 도식화에 바탕을 둔 정신건강교육에 있다. 이 과정은 환자들이 증상에 대한 심리적인 해석을 좀 더 잘 내릴 수 있도록 해준다. 예를 들면,

동현은(Herald) 외부적인 힘이 유발한 압박 때문에 두통을 느꼈다고 믿었다. 불안이 어떻게 목의 근육에 긴장을 유발하는 지에 대해 설명하고, 목 근육이 머리근육과 어떻게 연결되어 그런 짓누르는 통증을 유발하게 되는 지 통증의 기전을 설명해주면서 그는 자신이 믿고 있는 생각에 대안적인 해석을 할 수 있었다.

정신건강교육의 특수한 형태가 '정상화 해석하기'라고 할 수 있다. 환청이나 편집증과 같은 증상이 있으면 보통은 미쳤거나 비정상이라 여기지만, 이런 증상들은 사실 누구에게나 생길 수 있다. 예를 들면, 수면박탈이나 감각박탈 혹은 인질로 사로잡힌 과도한 스트레스를 경험했던 사람들에서도 생길 수 있고, 상당히 예민한 사람이 만약 어떤 방에 조용히 들어가야 하는 상황에서, 자신이 조용히 들어갔는 지 확신이 안들 때, '저 사람들이 나에게 뭐라고 하는 것은 아닐까?' 생각할 수 있다.

정신건강교육

정신건강교육은 수 년 동안 핵심적인 치료 프로그램으로 간주되어 왔다. 환자들이

나 보호자들에게 증상, 진단 및 경과가 어떻게 되는지 알게 하는 데 있어서 효과적인 치료법이라는 명확한 증거들이 있다. 우울증이나 당뇨, 혹은 암이든 어떤 질환에서도 질병 정보는 도움이 된다. 하지만 조현병 환자가 특별히 난폭하다든지 치료해도 낫지 않는다는 낙인처럼 환자들에게 잘못 알려진 편견과 정보를 교정해 주는 것은 매우 중요한 의의를 가진다. 그러나, 조현병의 정신건강교육은 자살사고를 증가시킬 수 있다는 일부 연구가 있었다.[1] 또한 인지치료 작업을 통해 자신이 환자임을 받아들이게 되면, 전반적인 증상이 호전되기 보다는 병식이 생겨 우울감이 증가한다는 연구도 있다.[2] 그런 맥락에서 우리는 정신건강교육을 인지행동치료안에 포함시키고 특히 조현병이란 진단적 명칭을 사용하는 것에 조심스러워야 한다고 주장한다. 이런 점들로 인해 용어사용에 주의를 기울이게 됐고, 민감성, 외상성, 불안성, 약물관련 정신증이란 대안적인 용어를 사용하도록 하는 계기가 되었다(부록 4의 무엇이 문제인가?를 참조).

개별화된 정신건강교육은 개인에게 좀 더 집중하고 이해받는 듯한 느낌을 주므로 효과적인 것으로 여겨진다. 평가과정의 초기에, 다음과 같은 질문을 던져볼 수 있다.

- "당신에게 일어난 일에 대해 더 알고 싶은 것은 무엇입니까?"
- "이전에 그 일은 당신에게 어떻게 받아들여졌습니까?"
- "그것은 어떤 느낌이 듭니까?"
- "그것이 당신에게 주는 의미는 무엇입니까?"

환자가 진단에 대해서 잘 모르거나, 불편해한다면, 진단을 계속 강조하지는 않는다. 병식에는 세 가지 요소가 있다.[3] 환자가

- 치료의 필요성을 받아들이고
- 자신이 병이 있음을 인정하고
- 환청이나 망상이 자기 자신한테서 나온 것임을 아는 것이다.

---

1. Cunningham-Owens, D. G., Carroll, A., Fattah, S., et al. (2001). A randomized controlled trial of a brief interventional package for schizophrenic outpatients. *Acta Psychiatrica Scandinavica, 103,* 362-369.

2. Rathod, S., Kingdon, D., & Turkington, D. (2003). *Insight and schizophrenia.* Presentation at Psychological Interventions in Schizophrenia Conference, Oxford.

3. David, A. S. (1990). Insight and psychosis. *British Journal of Psychiatry,* 156, 798-808.

환자가 치료의 필요성을 받아들이고 환청이나 망상이 자신으로부터 나왔음을 아는 것이 증상의 호전과 유의하게 관련된다는 증거들이 많다. 그래서 환자가 이런 병식을 갖도록 집중하는 것이 합리적으로 보인다. 그런 의미로, 조현병 진단과 관련해서 용어 설명이 필요할 때마다 앞서 언급한 4가지 증상 분류를 적용해 볼 수 있다. 즉 스트레스 민감성, 약물관련, 외상관련, 불안성 정신증은 상대적으로 사람들이 받아들이기 수월하다. 환자들이 조현병인지 아닌지를 묻고 따지는 것은 치료개입에 상당한 악영향을 줄 수 있다. 가장 중요하게 고려해야 할 점은 인지치료를 통해 환자들이 갖고 있는 문제가 해결된다는 것이다.

조현병 진단에 대한 환자의 태도가 어떻든지 간에, 중요한 점은 환자가 자신이 잘 지내지 못하고, 스트레스를 많이 받고, 자기주변의 상황이 제대로 돌아가지 않는다는 것을 받아들이는 것이다. 그런 점에서, 앞서 설명한 취약성 요인과 스트레스 사건과의 상호작용에 대한 약간의 교육과 설명이 매우 유용한 효과를 발휘한다. 하지만, 전에 논의한 대로, 이런 정보는 아마도 독립적이고 딱딱한 이론적인 설명을 하는 것보다 환자가 가진 취약성 요인과 스트레스 요인을 개별적으로 알려주는 것이 더 낫다. 조현병 환자와 가족들에게 질환에 대한 소개책자를 읽게 하고, 영상물을 보고, 토론하는 것은 이런 교육을 보충하는 측면에서 유용할 수 있다. 하지만, 이런 매뉴얼이 개인에 맞춰 제공된 설명에 비해 조금 부족하듯이, 환자의 상황과 증상에 기초해서 개별적 토론이 이뤄져야 정보 전달이 적절하며 가장 효과적일 수 있다.

환자 개인의 취약성, 장점과 스트레스 요인을 다음처럼 설명하는 것은 상당히 유익할 수 있다.

"사람들은 왜 당신이 갖고 있는 이런 종류의 질병에 걸리게 되는 것일까요? 쉽게 말해 이것은 당신이 스트레스를 많이 받는다고 느끼는 것의 결과물입니다. 그 상황에서 환청을 듣거나 어떤 확고한 믿음은 자신에게 일어나고 있다는 그 무언가를 설명하는 것처럼 느껴질 수 있습니다. 물론, 스트레스가 있다고 다 이런 일이 생기는 것은 아니지만, 일부 취약한 사람들에게 나타날 수 있다고 여겨집니다. 그러니까, 동일한 문제의 가족력이 있다거나 상당히 예민한 사람들에게 증상이 나타날 수 있습니다. 사람들을 취약하게 만드는 뇌의 변화들이 있다고 추정되지만, 아직은 그것이 무엇인지 확실하게 밝혀지지는 않았습니다. 사회적으로 고립되어 있거나, 수면장애와 일부 불법약물을 복용한 것이 그 원인으로 추정되고는 있습니다. 일부 사람들은 다른 사람들보다 더욱 취약해서 적은 스트레스에도 발병할 수 있는 반면에 어떤 사람들은 엄청난 스트레스가 있은 후에야 발병하기도 합니다."

스트레스 요인을 통합적으로 논의하는 것이 상당히 중요하다. 여기에는 환자가 이해할 수 있고 동의할 수 있는 것과 동의하지 않는 부분을 포함한다. 더 나아가 질병으로 인한 이차적인 영향에 대해 논의하고 싶을 수도 있다.

"스트레스가 줄어들면 회복되지만, 불행히도 병이 들었다는 것은 당신에게 다른 스트레스가 생겼다는 것을 의미합니다(환자에 맞게 적절한 예를 드는 것이 중요하다). 예를 들면, 당신이 직장을 잃거나 사람들 관계가 원만하지 않은 것이 영향을 줄 수 있습니다. 당신이 자신을 어떻게 생각하는 지, 가끔은 다른 사람들이 자신을 어떻게 보는 관점에도 영향을 줍니다. 이 모든 것이 당신이 병이 나기 전에 어떤 일이 일어났는 지 돌아보도록 하는 것을 어렵게 만듭니다."

'정상화 해석하기'를 적절히 할 수 있도록 교육하는 것은 상당한 효과가 있다. 다만 전문용어만으로 설명하는 것은 환자가 대부분 이해하지 못하기에 지양하는 것이 옳다. 그리고 전문용어는 더 쉽게 설명할만한 다른 방법이 없을 때에만 사용한다. 하지만, 어떤 치료기관에서는 환자가 자신의 경험을 더 잘 이해하고, 명명하고, 그런 경험과 자신 사이에 적당한 거리를 두기 위해 전문용어를 사용하도록 격려하기도 한다. 그런 점에서 전문용어는 환자들이 자신의 경험을 더욱 객관적으로 분석할 수 있도록 한다. 예를 들면, 어떤 환자들은 자신이 경험한 바를 스스로 설명하기 위해 '신체 환각', '편집증', '사고 전파'란 용어를 곧잘 사용하는데, 이들에게서 병식이 향상되는 것을 볼수 있다.

약물치료나 다른 치료법을 논의해 보는 것도 필요하다(7장 참고). 치료자가 처방약물에 영향을 미칠 수 있는 정도는 치료자가 정신과 의사나 임상심리사냐에 따라 '전부 아니면 전무'일 정도로 다양한 반응이 나온다. 치료자가 약물치료에 직접 관여하지 않는다면, 환자는 약물치료에 달성가능한 효과나 부작용에 관해서 더 많이 알 필요가 있다. 약물은 증상을 가라앉게 하거나 없앨 수 있지만, 재발을 예방하기 위해서는 약물을 지속적으로 복용하는 것이 필요하다. 하지만, '얼마나 오랫동안 약물을 먹어야 하는가?'하는 문제는 개인차가 있어서 주치의에게 의견을 묻는 것이 도움이 된다. 처방하는 약물 용량과 약물 반응에 따라 상당한 차이가 존재한다. 물론 약물치료가 상당히 도움이 되지만, 어떤 이들에게는 약물이 도움이 되지 않는 것처럼 보일 수 있다. 그렇다고 약물을 끊게 하는 것은 어떤 의사들에게도 쉽지 않은 결정이다. 약물은 환자들이 생각하는 것만큼 해롭지 않고, 상당히 불편하고 어려운 처지에서 악화되는 것을 방지하는 효능이 있다. 하지만, 아쉽게도 새로운 비전형 항정신병약물[4]조차 진정, 체중증가, 떨림, 안절부절증과 강직과 같은 약하지만 다양한 부작용이 있다.

이런 약물들이 정신증상에 어떤 효과를 내는지 아직도 많은 연구가 진행되고 있지만, 여전히 정확한 기전은 잘 알지 못한다. 하지만, 정신증에 효과적인 약물들은 각각 도파민에 작용한다. 물론 각각의 약물들이 뇌의 다른 신경전달물질에도 영향을 준다. 도파민은 노르아드레날린과 아드레날린을 생성한다. 아드레날린은 스트레스 경로의 일부를 형성하는데 우리는 약물의 기전을 알기 원하는 사람들에게 대강 그런 식으로 설명한다. 그래서 약물은 재발을 방지하는 역할과 함께 재발을 촉진하는 어떤 스트레스를 완충하는 작용을 하는 것으로 여겨진다. 약물이 진정작용이 있는 경우에, 불안과 수면에도 도움을 줄 수 있다. 그래서 다음처럼 간단히 설명할 수 있을 것이다.

> "이런 약물들이 어떤 이유로 효과를 발휘하는지 정확히 알기는 어렵습니다. 하지만, 스트레스 경로의 일부를 담당하는 도파민이란 신경전달물질에 작용하는 것은 확실합니다. 스트레스에 완충작용을 하고 수면과 불안 감소에도 도움을 줘서 결국 환청과 망상에도 효과가 있습니다."

더 상세한 정보를 원하는 분들은 책이나 인터넷을 검색하기도 한다. 환자가 원하는 정도에 맞게 설명을 다해주고, 거기서 조금 더 설명을 해주려고 노력하는 것이 적절하다. 환자들은 약물을 줄이거나 늘리거나 혹은 약물을 끊어보기를 원할 수 있다. 결

---

4. 약 이름은 제약회사가 정한 상품명이 있고 성분명이 있다. 새로운 비전형 항정신병약물은 성분명으로 올란자핀, 리스페리돈, 퀘티아핀, 아미설프라이드, 아리피프라졸, 지프라시돈과 조테핀이 있다. 클로르프로마진과, 쏘라진, 할로페리돌과, 설피리드는 예전에 나온 전형약물들이다. 최근에, 클로자핀이 상기의 어떤 약물에도 반응하지 않는 환자들에서 사용된다.

국에는 약물의 효과나 부작용을 경험하는 사람은 환자이고, 약물을 먹지 않았을 경우에 타인에게 해를 끼칠 수 있다는 위험을 감수하는 것 역시 환자가 감당해야 할 몫이다. 약물치료를 놓고 의견의 불일치가 올 수도 있다. "제 생각에 당신은 이 약을 먹어야 하고, 이 약을 먹지 않는 경우에는 다시 재발할 겁니다(혹은 더욱 악화될 수 있어요)." 하고 말할 때 "하지만 안 먹을래요." 이런 식으로 드러나게 표현하지는 않더라도 환자는 약을 먹지 않을 수 있다. 장기적인 관점에서 타협할 수 있는 의지를 남겨두는 것이 약물복용 순응도를 위해 더 좋은 선택이라 여겨진다. 물론 단기적인 위험요인에 대한 고려도 병행한다. 아래처럼 설명을 하는 것은 비자발적인 입원의 가능성을 줄여주고, 어떤 주제를 놓고 격의없이 토론하는 태도를 강화시킨다.

"좋아요. 그러니까 당신이 어떤 약도 먹고 싶지 않다는 점을 이해합니다. 하지만 제가 생각하기에 당신에게 도움이 되는 약이 있고, 어떻게 복용해야 되는지에 관해 얘기해 볼 수 있을 것 같아요."

"여기 너 댓가지 약물이 있습니다. 몇 개는 당신이 먹어본 약일 겁니다. 약을 먹고 나서 어땠습니까?"

"각각의 약물의 효과는 비슷합니다. 그리고 다른 부가적인 효과를 낼 수 있습니다. 어떤 것은 이런 점에서 효과가 있고, 부작용도 있지요. 예를 들면, A라는 약물은 수면과 심한 불안에 효과가 좋습니다(공통적인 효과를 간단히 설명하는 것이 좋다. 반복되는 것은 유인물로 제공하기도 한다. 그런 후 환자는 약물을 먹을지 말지를 결정할 시간을 달라고 할 수도 있다. 긍정적인 부분이지만, 이런 기회가 나중에 올 수도 있다)."

"혹시 선호하는 다른 약이 있습니까? (당신은 나중에 논의하기를 원할 수 있다.)

"몇 개를 먹을지 약용량에 관해 논의할 필요가 있습니다. 그러기 위해 전에 도움이 되었던 약물용량을 검토하는 것이 좋습니다(치료자가 생각하는 것보다 더 낮은 용량으로 타협이 될 수 있지만, '그럴 경우에 어떻게 되는지 지켜보자' 혹은 '추이를 지켜보자'는 식으로 동의할 수 있다)."

가끔 환자에게 약물의 효과에 대해 설명해주었는데도 약물을 거부하는 때가 있다.

"좋습니다. 의견의 차이가 있네요. 약물없이 어떤 일이 생기는지 지켜보죠. 약물을 먹지 않았을 경우에 어떤 결과가 있는지 논의해볼까요? (재발방지전략을 염두에 두어라. 14장 참고.)

"아니면 단순히 증상이 악화된다면, 즉시 병원에 와서 그 상황을 볼 수 있을까요?"

"그렇지 않으면, 우리가 일주일에 한번이나, 2주나 4주에 한번 만날 수 있을까요?"

이렇게 설명을 한다면, 문제가 생길 때 환자가 다시 되돌아오게 하는 여지가 있다. 그리고 드물게 마치 환자들의 선택이 옳았던 것처럼 약없이 잘 지내는 환자도 없지는 않을 것이다. 그렇지만 우리는 특별한 문제가 있는 환자들에게 닥칠 위험을 예방하기 위해 약물복용을 선호하게 된다는 점도 고려해야만 한다. 이런 논의가 타협점을 찾지 못한 채 끝난다면, 사람들이 다시 돌아와서 그 상황을 재평가하는 것이 훨씬 더욱 어려운 일이 될 것이다. 그런 경우에 자신들이 문제가 있다는 것과 점점 상황이 안 좋아지는 것을 부정하기 쉽다.

가족이나 치료진을 포함한 돌보미들에게 이런 방법은 적잖은 부담이 된다. 따라서 치료자는 그들에게 왜 강제로 약물복용을 시키지 않는지에 대해 설명하느라 시간을 들여야 할 지 모른다. 하지만 환자들은 자신들이 복용할 약물에 관해 다른 결정을 할 수 있는 권리가 있기에 타협하는 것이 이상하지 않다. 물론 치료진의 권리도 이 상황에서 고려되어야 하겠지만, 이렇게 타협하는 과정이 장기경과에서 훨씬 더욱 유리함을 우리의 경험뿐만 아니라 다른 연구결과들이 확인해주고 있다.

정신증의 정상화 해석하기

우리가 하고자 하는 치료적인 작업들은 정신증상을 경험하는 사람들의 증상이 보통의 경험과는 다른 면이 있어도 그들이 우리와 전혀 다른 사람들이 아니라는 진료철학에 기반한다. 환자들이 경험하는 증상은 다름의 문제라기보다는 단지 정도의 문제일 수 있다는 것이다.

정상화 해석하기는 환자들의 사고, 행동, 기분, 경험이 정신장애와 상관없는 사람들에게도 동일하게 나타날 수 있음을 이해하는 과정이다(표 8.1).

표 8.1 **정상화 해석하기의 목적**

조현병의 증상과 유사한 심리적 현상의 이해를 촉진한다.
미칠 것 같은 공포를 줄인다.
환각을 재해석하고, 망상에 대한 대안적 설명을 촉진한다.
자존감을 증진시킨다.
혼자 있는 것과 고립감을 줄인다.
낙인을 줄인다.
- 가족,친구,이웃, 일반 사람들과 같은 타인에 대한 낙인뿐 아니라 자신에 대한 낙인도 포함된다.

이런 경험은 대개 다른 스트레스 사건 경험과 관련있다. 하지만 그들이 심각하게 불편함을 겪거나 삶에서 일시적인 어려움에 처하는 것 혹은 더 오랫동안 병을 앓는 것으로 악화되는 것과의 차이는 스트레스 관련성으로 충분히 설명되지 않는 면이 있다. 예를 들어, 인질로 잡혀있는 경험은 환각이나 편집증을 유발할 수 있는데, 이는 포로로 붙잡힌 상황이 원인인 것으로 이해할 수 있다. 인질상태에서 구출이 되면, 그 경험과 관련된 불편감을 여전히 경험하더라도, 자신의 불편감을 이전의 인질경험의 탓으로 어느 정도 생각하기 때문에 대개 조현병으로 진행되지 않는다.

우리는 간혹 주변에 아무도 없는데, 자신의 이름을 부르는 듯한 착각을 경험해 보았을 것이다. 입면기 환각도 경험한다. 혹은 시끄러운 방으로 들어갔는데, 갑자기 방분위기가 조용히 지면, 사람들이 '어? 사람들이 내 얘기를 하고 있었나'라고 생각하기도 한다. 이러한 것들도 사실 약화된 정신증상의 예일 수 있다. 하지만 이런 순간의 경험은 지속되지 않는데, 지속성이 정신증이냐? 비정신병적 신념이냐?를 구분하는 단초가 된다. 그렇기는 하지만, 이런 현상은 정신증의 연속선상에 존재한다. 이런 지식의 많은 부분이 상식에 속하는 일이지만, 혼란된 상황과 환각경험을 이해하는데 있어 유용하게 적용되지는 않고 있다. 환자와 함께 스스로 깨우치도록 치료자가 이끌어주어야 환자의 이해와 병식이 깊어진다.

> "사람들이 혼란스러워하거나 환청을 들을 수 있는 상황이 또 있을까요? 만약 며칠동안 한 숨도 못잔다면 어떤 일이 생길까요? 몇 주 동안 방안에 갇힌 채로 있게 된다면요?"

이런 상황에는 보충설명이 필요하지만, 탐색할 수 있는 다른 이야기도 터 놓을 수 있도록 한다.

낙인화와 차별이 개인에게 미치는 영향을 이해하기

정신증상으로 인한 낙인과 차별을 경험한 환자들에게 있어 정상화 해석하기는 치료에 있어 중요한 개념이다. 낙인화는 다음과 같은 경우에 생긴다.

- 타인에 의해서-낯선 사람이나 심지어 이웃이나 직장, 병원 등에서 만나는 친구들로부터
- 치료자에 의해서
- 가족이나 돌보미에 의해서
- 환자 자신에 의해서-자존감에 영향을 주거나 스스로 실망하게 된다.

특히 조현병은 전통적으로 신체적 요인과 정신적인 측면에서 다른 질환과는 구분되는 것으로 여겨지고 있다. 정신증이 있는 환자가 경험하는 대부분의 고통과 장애는 정확히는 낙인과 차별 때문으로 봐도 무방하다. 조현병 환자가 산업화 사회에서 다른 이들보다 더 악화된 예후를 갖는 것도 이러한 낙인과 차별이 일부 이유가 될 수 있다. 이런 공포나 걱정의 대부분은 이런 문제를 가진 사람들을 이해하지 못하는 것에서 기인한다. 사고장애는 대화에 혼돈을 초래해서 대화를 어렵게 만들고 그런 사람들의 대화를 전혀 이해 불가능한 것으로 인식하게 한다. 결국 조현병이 있는 사람들은 전혀 예측하지 못하는 방법으로 행동할 것이고, 가끔 이해되지 않는 난폭한 행동은 사람들을 두렵게 만드는 것이다. 이런 공포는 언론에 의해서 조장된 측면이 많다.

정신증이 있는 환자들이 이웃이나 직장동료에 의해 낙인시 된다면 환자가 경험하는 스트레스나 편집증도 증가할 수 있다. 대형종합병원 안에서도 비슷한 편견이 존재하는데 환자들에게 정상적으로 필요한 신체검사도 정신과 환자라며 하지 않는 경우도 생긴다. 이것은 환자들이 더 높은 질병부담과 사망률을 초래하는데 기여한다. 이런 왜곡된 현상은 이런 문제에 대한 연구지원뿐만 아니라 조현병 환자들의 서비스에 투입되는 자원이 감소하는 결과를 가져왔다. 가족들이나 돌보미조차도 언론에 의해서 노출되는 과장되고 왜곡된 정보에 의해서 영향을 받을 수 있고, 결국 가족에게 불필요한

공포심을 주며, 심지어 환자들을 고립시키게 만든다. 물론 환자들을 개인적으로 알게 되면 이런 악영향은 분명히 줄어들 것이다.

지금은 조현병으로 개명되었지만, 이전에 정신분열병이란 용어도 예측불가능성, 당황스러움, 난폭함, 점점 황폐화되는 공포감의 의미를 주기에 충분했다. 탈낙인화작업은 이런 공포와 오해 그리고 거기서 발생하는 죄책감, 공격성과 비난을 줄이는데 그 목적이 있다.

낙인화의 근원은 정신증이 있는 사람들이 우리와 다르다는 믿음에 있지만, 아직까지도 그런 결과를 지지하는 듯한 상당한 연구들이 있다. 이런 경험들을 정상화 해석하는데 있어서 우선 환자와 보호자 그리고 일반인들이 이런 연구가 시행된 배경과 연구 특성 자체를 이해하는 것이 중요하다. 우리가 반드시 고려해야 할 한 가지 단서는 조현병이나 정신증이 있는 사람들이 '우리와 똑같지만 단지 어딘가 문제가 있다'란 제안이 그런 환자들에게 결국 저절로 미쳐간다는 두려움을 주고, 연속선상의 질병 개념을 받아들이는 데 상당한 어려움을 줄 수 있다는 것이다.

정상화 해석하기는 치료자와 정신건강 전문가들 모두에게 유익하고 꼭 필요한 기법이다. 조현병과 정신증은 오랫동안 난치병으로 여겨졌었다. 이것은 1960년대와 70년대에 정신역동적 정신치료적 접근이 이들 환자군에는 효과가 없다는 임상연구의 결과와 조현병은 오직 생물학적 치료에만 반응한다는 인식 그리고 20세기 초반부터 지속된 '정신증은 전혀 이해할 수 없는 질환이다'는 야스퍼스의 주장에 기인한다. 전에 언급했던 치료가 효과가 있고, 환자들의 증상도 이해할 수 있다는 치료적인 전제는 정신증과 조현병도 일반적인 정신장애의 하나로 받아들여지게 했다. 가끔은 치료하기 어려운 때도 있지만, 다른 질환과 연속선상에 있음을 분명히 알 필요가 있다(그림 5.1 참조).

정신증상이 생기는 특정한 스트레스 요인의 영향을 이해하기

환자가 자신의 경험이나 행동을 다시 이야기할 때 치료자가 이를 정상화 해석하는 것은 치료에 있어 매우 중요한 출발점이 된다. 다른 정신건강 문제들 역시 정상화해석을 시도할 수 있다. 예를 들어, 공황장애에서 나타나는 흉통을 설명할 때 통증은 심장질환이 아닌 다른 질환에서도 생길 수 있고, 심장질환과 비슷하게 느껴진다고 설명하는 것이다. 경계성 인격장애에서 약물 과용, 물질남용 혹은 상처내기와 같은 자해행위가 단기적으로 급성기 불편감을 줄이려는 목적에서는 시도되지만, 장기적으로 자해가 위험할 수 있음을 깨닫는 것이 쉽지는 않다.

특정한 스트레스가 정신증상을 일으킬 수 있는 수많은 상황이 존재한다. 이들 중 일부는 특이하더라도 조금은 이해할 수 있는 상황이 존재한다. 앞서 설명한 대로, 박탈상태는 전형적인 예로서 정상 자원자를 대상으로 수면박탈과 감각박탈을 시켰더니 시간감각이 훨씬 더 왜곡되고 정도에 따라 다양한 지각의 왜곡을 보였다. 1960년대 시행된 감각박탈 실험은 경한 왜곡으로부터 증상으로 인한 기능장애로 까지 조현병의 진단기준을 만족할 정도의 다양한 결과를 보였다. 심각한 박탈조건, 즉 깜깜한 물탱크에 실험자들을 가둬둔 상황에서, 지각의 왜곡은 가장 강렬했고 급속도로 진행되었다. 의과대학생을 대상으로 잠을 전혀 자지 못하게 한 실험을 한 결과, 짜증이 늘고 편집성이 증가하고, 환각과 이상 행동이 관찰됐다. 하지만, 이들 경험은 실험적인 상황에서 나온 결과로서 환자의 직접적인 요청이나 실험을 중계한 연구진에 의해서 즉각적으로 실험은 종료되었고, 종료 후에는 대부분 실험 전 상황으로 회복되었다. 물론 취약성이 있는 개인에서 이런 종류의 스트레스 요인이 지속된다면 환각이 일어나거나, '환각재현'의 기억으로 이런 경험이 되살아날 수 있을지 모른다. 정신증상과 비슷한 외상후 스트레스 증후군은 환각경험과 매우 유사할 수 있지만, 이들은 이런 경험이 내적인 현상 즉 자신의 경험에서 나온 것으로 받아들이기 때문에 정신병적이지는 않다. 초반에 설명한대로 이런 경험은 외상후 스트레스처럼 정신증의 연속선상에 존재하고, 사람들은 이 선상에 있다가도 다시 쉽게 빠져나오기도 한다. 다른 환경에서 증상이 생길 때, 예를 들어 납치되는 상황이 정신증상을 유발할 수 있다. 물론 극심한 환경에 대한 적응이 그런 식으로 이뤄지는 경우에 그럴 수 있다. 1992년 이슬람 지하드무장단체에 납치당한 Brian Keenan을 소재로 한 'An Evil Cradling'영화는 인질상황에서 경험한 생생한

표 8.2 **정신증상이 생길 수 있는 정상적인 환경**

- 박탈 상태- 수면, 감각 박탈 등
- 공포- 예) 인질 상황
- 외상- 예) PTSD와 성적 신체적 남용
- 신체적 문제- 예) 약물 유도성, 다른 독성, 열성, 약물 혹은 알코올 금단 상태, 뇌 자극
- 애도- 고인에 대한 착각 혹은 환각적 경험
- 입면기 혹은 출면기 환각
- 최면상태- 종교적인 체험

환시를 구체적으로 보여줬다.

정신증상과 견줄만한 망상적 믿음이 있다. 타인에 대한 지나친 예민성은 지속적인 편집성의 경험과 비교된다. 자신의 의심을 타인이 인정하거나 부정하는 행동이 끼칠 영향은 아무리 강조해도 지나치지 않다. 방안에 들어갔더니 주변이 갑자기 조용히 졌다면, 거기에 있던 누군가가 사실 당신 이야기를 한 것이 아니라고 말해줘야 내 이야기를 했다는 믿음이 생기지 않을 것이다. 그렇지 않으면 다른 사건으로 인해서 믿음이 강화된다. 당신이 만약 누군가에게 쫓긴다고 생각한다면, 같이 있는 사람 중 믿을만한 사람에게 그것을 확인하거나 다른 사람에게 어떻게 그걸 확인할 수 있는 지 그 방법을 물을 것이다. 만약 아무도 그걸 확인해 주지 못하거나 이런 걱정거리를 말할 상대가 없었다면, 그런 의심이 뿌리내리고 당신은 잘못된 걱정을 믿어버리는 방식으로 자기 편견을 강화할 수 있다.

다양한 비과학적 현상에 대한 믿음은 실제로는 너무 흔하다. 그런 증상을 정신병적 증상으로 결부시키는 것은 그들에게도 합리적으로 말할 기회를 열어주게끔 하는 데 효과적인 방법일 수 있다. 이것은 공통의 언어처럼 당신의 환자에게 효과적으로 적용될 수 있다. 그런 현상을 어느 정도로 믿고 얼마나 흔한지 표 8. 3에 제시했다. 예를 들어, 그런 믿음은 현실의 삶을 살아가는데 도움을 주거나 어떤 현상을 설명할 수 있도록 해주지만, 어떤 믿음은 자신의 삶과 타인의 삶을 심각하게 방해한다. 예를 들어, 미국 영부인을 지낸 '낸시 레이건'여사는 점성술을 과도히 신봉하는 것으로 알려졌다. 귀신이나 빙의, 악령에 대한 믿음은 어떤 사람들의 삶에 지나치게 영향을 미친다. 물론 대부분의 상황에서 사람들은 그걸 믿는다고 정신병적으로 여기지 않는다. 믿음과 망

표 8.3 **비과학적인 믿음**[5]

>50% 사고 전이, 미래 예측
>25% 유령
25% 미신적 행위, 환생
23% 점성술

---

5. Cox, D., & cowling, P. (1989). *Are you normal?* London: Tower Press.

상 사이의 구별은 기본적으로 사회적으로 받아들여지는 지 여부에 달려있다. 망상적 수준의 믿음은 다음의 성질을 포함한다.

- 상당히 확고하다.
- 이해할 수는 있다(그 맥락이 완전히 받아들여진다면).
- 가족이나 친구 또는 동료에 의해서 받아들여지지 않는다. 적어도 환자를 걱정하는 친구는 약간은 믿을 수도 있겠다.
- 예외적인 경우로는 공유성 정신병이 있는데, 배우자나 형제, 자매와 같은 가족들이 동일한 망상을 가져, 가족들이 받아들이는 경우다.

일부 특정한 믿음은 정신병적 증상을 설명하는데 유용할 수 있다. 예를 들면, 사고 전파를 텔레파시로, 수동성을 최면이나 혹은 자기장과 같은 외부적인 어떤 힘으로 재도식화시키는 것이다(11장 참고). 이 모든 상황에서 정상화 해석하기는 자존감을 세워주고, 다른 이로부터의 고독감을 줄여주며, 그것이 외부에서 생긴 것이 아니라 자신의 생각에서 나오는 것임을 알게 해 주는데 있어 큰 도움이 된다.

정상화 해석하기의 위험

정상화해석의 가장 큰 위험은 문제를 극단적으로 최소화시키는 것이다. '환청이 들린다고요? 그래서 뭐가 문제라는 거죠?' 더 일반적으로, 환청을 받아들인다는 것은 당신이 환청을 지닌 채로 지금 살아가는 것을 의미한다. 약해질 수 있는 충분히 큰 스트레스가 찾아온다면, 누구나 정신병적 믿음을 가질 수 있다. 그런 스트레스는 환각제를 남용하거나 섬망처럼 신체적인 질병을 겪는 것을 포함된다. 그렇기는 하지만, 그런 경험들 자체가 상당한 불편감을 줄 수 있다. 특히 그런 경험을 이해할 수 없거나 유일하게 받아들인 해석이 자신을 더욱 걱정시키는 불리한 입장이라면 상당히 난감해지기 마련이다. '조폭이 나를 죽이려고 해요. 그들이 제가 대출받은 돈을 갚지 않는다고 생각해요.'

그래서 정상화해석의 위험은 최소화하는 것이거나 그런 결과들을 받아들이지 않는 것이며 '이것이 병이 아니라면, 정말 나는 나쁜 사람이야.' 혹은 '이것이 누군가 밖에서 이야기하는 것이 아니라, 내가 속으로 생각하는 거라면, 나는 정말로 나쁜 사람이야'라는 왜곡된 믿음을 갖게 만드는 것이다.

후반에 이야기한대로, 이 믿음은 한번 확인한다면 어렵지 않게 작업해 나갈 수 있다. 그래서 처음 식별해내는 것이 필요한데, 정상화해석이 이것을 가능하도록 해준다.

자동사고

심각한 오해를 불러일으킬 수 있는 한 가지 주제는 자동사고의 개념이다. 물론 자동사고는 쉽게 이해할 수 있는 것은 아니다. 사람들이 우울하거나 혹은 혼란스러울 때 자기 자신이 품는 내적인 관념이 그들의 자동사고와 덧붙여져서 주된 불편감을 초래한다. 자동사고는 조현병과 다른 기분장애의 인지모델에 있어서 핵심적인 부분으로, 자동사고를 온전히 이해할 수 있다면, 환자들에게 자신의 생각과 행동은 분명한 차이점이 있음을 알게 해 준다.

환자들이 자신의 생각에 대해 혼란스럽다면, 아마도 뒤죽박죽된 정신병적 믿음 혹은 환청이 나타날 수 있고, 그런 생각들과 환청이 사실인 것처럼 받아들여진다. 그리고 "다시는 그걸 생각하지 않았으면 좋겠어"라며 부정적인 입장을 갖게 된다. 그렇지 않으면, 자신의 생각으로 받아들이지 않거나 혹은 "바보같은 생각이잖아"라고 무시한다. 자동사고를 설명할 때는 다음과 같은 일반적인 설명이 좀 더 유익한 것으로 생각된다.

> "아마도 왜 그런 생각이 들었는지 생각해 보는 것이 도움이 될 겁니다. 그런 생각은 우리가 통제할 수 있는 것일 수 있어요. 우리는 신문을 보고 그것을 읽을 결정을 하죠. 그래서 그걸 생각하게 되죠. 하지만 우리는 우리가 대화한 것을 생각하고 말할 것을 생각하지요. 하지만 우리가 무엇을 생각하든지 혹은 집중하든지 우리 생각 중에 많은 부분이 그냥 흘러갑니다. 예를 들어, 우리가 여기서 잡담을 나누는 동안에, '물이나 커피 한 잔을 마셨으면 좋겠다'라는 생각을 할 수 있어요. 아니면 '얼마나 오래 이야기할까?', '무슨 말을 하는거야?', '이해가 되나?' '내 생각을 이해한 걸까?'라는 식의 생각도 하게 됩니다.

대부분의 사람들은 자동적으로 드는 이런 생각을 인식하지 못하다가 어떤 적절한 상황과 만날 때 비로소 자동사고를 알아차릴 수 있다. 예를 들면, 화물차가 면담실 밖에서 큰 소리를 내며 지나갈 때. '시끄럽네'라는 생각이 나는 것은 적절한 반응일 수 있다. 환자들이 자동사고를 식별하는 데 도움을 줄 수 있는 방법은 그들이 잠자러 갈 때,

무슨 생각이 드는 지에 대해서 생각하도록 연습해 보도록 하는 것이다. 잠이 오기를 기다릴 때, 우리의 마음은 그날 있었던 일을 생각해보고 특별히 떠오르는 어떤 걱정거리에 대해서 집중할 것이다. 이런 사고의 흐름이 자동적이어서 일부 상황을 잘 반영한다면 환자가 갖고 있는 중요한 걱정을 밝혀줄 수 있는 표현이 될 수 있다. "당신이 잠자려고 할 때 무슨 생각이 드십니까?"란 질문은 정신건강 문제, 특히 정신증을 갖고 있는 사람들에게서 중요한 문제점을 식별하게 해준다.

자동사고는 특정한 단어나 장면, 사건 혹은 인물과 관련될 수 있고, 사고의 진행이 촉발인자에 따라 흐르는 것으로 설명될 수 있다. 사고와 기분의 연관성을 논의하는 것이 적절할 수 있다. 환자가 우울하다면, 사고는 부정적인 경향을 띤다. 비슷하게 부정적인 사고도 우울한 기분을 들게 할 수 있다. 특정한 주제, 공격적이거나 악의적이거나 성적인 생각이나 이상한 주제의 생각들이 머릿속으로 파고들 수 있다. 그런 생각이 단순히 들어도 환자는 자신이 나쁘거나 미쳤다고 생각한다. '내가 어떻게 이런 생각을 할 수 있지?' 특별히 특정인물과 관련해서, 예를 들면, 아이나 부모를 떠올리며 이런 생각을 하는 것은 환자에게 용납할 수 없는 일이다. 이 밑에 깔려있는 믿음은 당신이 뭔가를 생각할 때, 그것은 무의식적으로 당신이 그걸 원한다는 뜻이거나 혹은 당신의 뜻에 어긋나도 그것이 이뤄지기를 바란다는 것이다. 이런 '의식의 흐름'을 설명하는 것은 이해를 돕게 하며, 당신의 생각이 그런 방향으로 흐른 것은 당신 잘못이 아님을 명확하게 해서, 환자가 갖게 되는 자기 처벌적 죄책감을 줄일 수 있게 한다. 이들 생각은 강박적인 특징이 있다. 하지만, 이런 주장을 뒷받침하는 근거는 상대적으로 빈약하다. James Joyce의 '율리시스'란 소설에서 Molly Bloom이 한 독백은 자동사고를 문자 그대로 보여준다. 강박장애에서 자동사고에 개입하는 방식은 정상화 해석하기의 개념과 일면 유사한 점이 있다. 예를 들면, 일반인들의 자동사고도 사고와 충동성이 존재한다는 것을 확실히 설명해 준다.[6] 보통사람들도 누군가를 향한 강렬한 분노나 가족이 다치는 것이나 죽는 것, 성적인 폭력 장면들을 자동사고로 보고한다. 예를 들면, 끔찍한 뭔가를 말하는 충동과 누구를 욕하는 것, 그리고 누군가를 다치게 하는 것, 전동차가 역으로 진입할 때 선로에 떨어지는 것, 누군가를 때린다거나 심한 막말을 하는 것, 노인이나 어린이를 때리는 것, 운전 중에 차에 충돌해서 누군가를 공격하고 상처주는 것,

---

6. Rachman, S., & de Silva, P. (1978). Abnormal and normal obsessions. *Behavior Research and Therapy, 16(4)*, 233-248.

아이를 버스 밖으로 내던지는 것 등이다. 적절한 자기 표현이야말로 그런 생각조차도 얼마든지 일어날 수 있는 생각임을 확인받는 길이며, 정상화 해석하기를 통해 치료효과를 얻을 수 있다. 그리고 다음과 같은 메시지로 정상화해석을 강화시킬 수 있다.

"당신 마음 속에 일어나는 생각 말고는 별 다른 것은 없네요."

환자가 불편한 생각을 끊어내는 방법은 환자가 자신의 생각을 환청이나 자신의 마음에 주입하는 어떤 생각으로 치부하는 것이다. 하지만, 그럴 때마다 환자는 강박적이 되거나 정신병적인 상태로 되는 것이다.

"그것이 내 생각일리 없어요. 나는 그런 것을 생각조차 할 수 없어요."

비슷한 맥락으로 환청도 치료받는 동안에 자신의 생각이라는 것으로 재해석되면, 환청은 대부분 강박사고처럼 이해될 수 있다. 특히 그 내용이 부정적이라면 더욱 그렇다.

정상화 해석하기의 다른 중요한 점은 생각과 행동의 관계에 있다. 본질적으로 이것은 생각을 뭔가를 해야 하는 의도와 생각에 영향을 받는 행동과 분리시킬 수 있다는 개념을 포함한다. 즉 생각을 한다고 반드시 행동을 하게 되는 것은 아니다. 물론 생각이 행동을 낳을 수는 있지만, 그것은 환자가 그것을 바라거나 그것을 이루기 위해서 노력할 때에 해당된다. 예를 들어, 당신이 '커피 한잔을 마시고 싶다'고 생각할 때 당신이 가서 커피를 끓인다. 하지만 당신이 자살을 하거나 누군가를 죽여 버리고 싶다고 해도 그 생각대로 하지는 않고, 그런 행동을 거절할 수 있다. 강박적 느낌은 때론 떨쳐낼 수 없을 정도로 강력하고, 외부에서 조절하는 듯한 정신병적인 믿음은 이런 양상을 악화시킬수 있다. 하지만 후반부(11장 참조)에 기술한대로 생각과 행동은 구분된다는 논의를 통해 행동에 대한 개인의 책임감을 강화시킬 수 있다(표 8.4 참조).

탈파국화

이 단원에서 설명한 많은 개념이 이상하고, 걱정스럽고 혼란된 경험으로부터 나오는 파국적 불안을 덜어내는 것에 목적이 있다. 기본적으로 치료의 목적은 위기로부터

표 8.4 정상화 해석하기

- 치료시작을 위해 사용하라.
- 정상화해석하되, 최소화시키지는 말아라.
- 스스로 깨우치도록 하는 방법을 사용하라.
- 구어체를 사용하라.
- 환자 자신이 가진 도움이 되는 믿음을 강화시켜라.
- 환자나, 보호자, 타인의 의견을 무시하지 말아라.
- 하지만, 다음과 같은 반응이 잘못됐다는 것을 알아라 "당신은 내가 미쳤다고 생각해요?"대신에 '일부 사람들은 ---을 믿고 있다'는 식의 표현을 사용하라.
- 하지만, "이것이 정상인가?"라는 표현을 하면서 오래 가지는 못한다.
- 어떻게 알 수 있나? 당신이 자신의 믿음에 얼마나 많이 영향받았는가?
- 셋팅과 환경을 정상화시켜라.
- 집을 방문하는 지역사회 팀을 이용하라.
- 주위 환경을 개선시켜라.
- 관련 자료를 탐독하는 간단한 자조법을 사용하라.

나오는 파국화를 피하고 어떤 일이 일어난다 해도 환자가 자신에게 일어난 일을 재평가하도록 돕는 것이다. 탈파국화를 이용해서 환자는 자신의 경험을 더 잘 이해하고, 자기비난이 좀 더 줄어들고 다른 사람과 다르지 않다는 정체성을 다시 회복하게 될 것이다.

환자가 느끼는 미칠 것 같은 주관적인 공포는 그런 상황에서 가장 흔한 증상이다.[7]

정신건강교육과 정상화 해석하기

● 종민(민감성 정신증)

자신에게 정신건강문제가 있음을 받아들이는 것과 약물을 먹는 것을 동의할 수 있을 때까지 종민에게는 시간이 필요했다. 특별히 그의 부모는 자식이 문제가 있을 수 있다는 것을 받아들이지 못했다. 하지만, 시간이 지나고 그는 자신의 증상을 이해하게 되었다. 종민은 자신에게 어떤 문제가 있는지 그가 배운 대로 고용주에게 알리는 것이 특별한 과제로 주어졌다. 우리는 최소한 해줄 수 있는 접근만을 시도했고, 우선 정확한 정보를 제공했다. 예를 들어 조현병이란 용어 사용은 낙인 때문에 자제하고,

---

7. Hirsch, S. R., & Jolley, A. G. (1989). The dysphoric syndrome in schizophrenia and its implications for relapse. *British Journal of Psychiatry, 155*(Suppl. 5), 46-50.

대신 불안과 우울이란 용어를 사용했고, 나중에 더 자세한 것을 물어볼 때 그때 정확한 정보를 주었다. 이때 스트레스 취약성 모델로 스트레스에 예민할 수 있다는 것으로 정상화 해석기법을 사용했다. 텔레파시란 비유가 그가 갖고 있는 사고 전파와 관련된 병리를 받아들일 수 있는데 도움이 되었다.

● 영호(약물 관련 정신증)

정신건강교육은 영호에게 처음부터 문제가 되었고 약물남용을 논의하는 것은 마약을 복용하는 친구들을 지속적으로 만나게 되면서 더욱 어려워졌다. 환청과 환각재현을 이해하기 위해서 꿈을 비유로 들었고, 이것은 이전에는 불가능하리라 여겨졌던 치료적인 관계를 맺는 데에 큰 도움이 되었다.

● 민정(외상성 정신증)

정상화해석은 민정과 치료적 상호작용을 하고 그녀의 환청을 이해하는데 있어서 무엇보다 중요했다. '잠을 잘 못자고, 스트레스를 받으면 뇌가 착각을 일으킨다는 것'이 민정이 자신의 증상을 더 잘 이해할 수 있게 했다. 그녀는 전에 조현병이 있다는 얘기는 들었지만, 당시에 그것이 무슨 병인지 이해하지 못했다. 당시 그녀는 자신의 증상이 무엇을 의미하는 지 이해하기 어려웠고, 그 점에 속상해할 수도 없었다.

● 종국(불안성 정신증)

조현병이란 용어를 사용한 정신건강교육은 종국에게 약물치료를 포함한 어떤 치료도 거부하게 만들었다. 의료진이나 다른 치료진이 그 용어를 사용할 수 밖에 없던 상황에서 그는 자신이 병을 앓고 있음을 부정했다. 하지만, 그가 불안해졌을 때 자신에게 문제가 있고, 수차례의 논의를 통해 불안성 정신증이 자신에게 해당되는 진단임을 알게 됐다. 정상화 해석하기는 세뇌의 개념과 다른 피암시성의 개념을 설명하면서 잘 받아들여졌고 종국 자신도 매우 흥미있어 했다.

09장

망상의 사례 도식화와 개입

    망상의 전통적인 정의를 들여다보면, 망상을 심리적인 치료로 치료할 수 있다고 주장하는 것이 망상처럼 여겨질 법할 정도로 부정적인 입장을 견지한다. 망상은 환자가 사회적, 교육적, 문화적, 종교적인 배경에서 반대되는 증거에도 불구하고 절대적으로 옳다고 믿는 잘못된 믿음이다.[1]

    여기에는 근거도 없는 몇 개의 추정들이 존재한다. 그것은 망상은 항상 진실의 씨앗을 포함하고, 병전의 관심사나 생각과 관련있다고 여기는 것이다. 그런데, 여러 특이한 비과학적인 믿음이 상당히 많은 사람들에 의해서 지속되는 것을 보게 된다. 예를 들면, 텔레파시, 폴터가이스트 현상,[2] 외계인에 의한 납치, 점성술 같은 것들이 망상적인 믿음과 겹치는 특성이 있는데, 여기에는 그 사람이 가진 배경과 합치되지 않는 점말고는 다른 구분점이 없다. 게다가, 인지치료의 효과를 보여주는 논문들에서 그러하듯이 내담자를 반박하지 않고도 망상의 성질에 변화를 가져올 수 있다는 근거들이 있다. 망상에 대해 심리적인 처치들이 도움이 될 수 있을 뿐 아니라, 정신병리의 이분법적인 관점은 근거 중심적인 정신의학적인 이해와 거리가 있기 때문에 망상의 전통적인 개념을 재정의해 볼 필요가 있다.[3] 즉 망상이 진실이나 거짓이냐의 문제가 아니라 둘 사이의 연속선 상에 있다는 점이다.

---

1. Hamilton, M. (1984). Fish's schizophrenia (3rd ed.). Bristol, UK: Wright.
2. (역자주: 이유없이 이상한 소리나 비명이 들리는 것)
3. Strauss, J. S. (1989). Hallucinations and delusions as points on continua fuction. *Archives of General Psychiatry*, 21, 581-586.

근거에 기반한 망상의 새로운 정의를 제안하자면 다음과 같다.

> 망상은 의견일치를 보이는 합의의 연속선상에서 한쪽으로 상당히 치우쳐진 잘못된 믿음이다. 굳이 분류를 하자면, 연속선상에서 과대평가된 사고와 정상적인 믿음은 본질적으로 다르지 않다. 반대되는 증거에도 불구하고 지속되기는 하나, 근거들이 상호협력적으로 탐색된다면 변화할 수 있다. 그렇게 된다면, 망상은 환자의 사회적, 문화적, 교육적이고 종교적인 배경과 합치되는 사고와 매우 가까워질 수 있다.

더 나아가 망상이 생긴 맥락을 알게 된다면 망상적 믿음도 온전히 이해할 수 있다. 이 단원에서 넓은 의미에서 망상적 믿음에 대한 치료작업을 살펴볼 것이다. 후반부에서 환각, 사고 전파와 수동 현상과 관련된 좀 더 구체적인 망상적 믿음을 다룰 것이다.

초기 치료계획을 수립하기

여기서 우리는 사례 도식화를 작성하고 활용함으로써, 망상적 믿음을 탐색하고 관리하는 전략에 대해 논의할 것이다. 사례 도식화는 종합적인 평가를 토대로 만들어진다(5장 참고). 인지모델은 내담자가 자신이 가진 믿음을 이해할 수 있게 하며, 초반의 탐색과정에서 상당한 양의 정보를 이끌어내게 한다. 그런데 '어린 시절 자신을 박해하고 학대한 당사자의 목소리가 환청으로 들릴 수 있다'는 것은 언뜻 그럴듯한 믿음이지만, '외계인이 자신의 몸에 들어와 있다'는 것은 분명 이해하기 어렵다. 이해하기 쉬운 믿음이건 어려운 믿음이건 상관없이 그런 믿음을 내담자로부터 이끌어내고 이해시키는 것이 망상과 그로 인한 결과들을 효과적으로 다루는 데에 있어서 결정적인 부분이다. Romme과 Escher[4]는 환청의 믿음에 관해 개인적인 해석을 시도할 수 있다고 했다. 사람이 환청을 들으면서 여러 해석을 내리는데, 우리는 이런 종류의 해석이 망상을 가진 환자들에서 제안되는 것과 비교적 일치한다는 것을 알게 되었다. 이들이 제시한 해석을 표 9.1에 나열하였고 이탤릭체로 된 것들은 저자가 추가한 것이다.

---

4. Romme, M., & Escher, A. (1989). Hearing voices. *Schizophrenia Bulletin*, 15, 209-216.

표 9.1 낯선 경험에 대한 개별적인 해석

- 정신역동적: 억압되었던 외상의 발현
- 융심리학: 무의식적 대화에의 충동
- 신비주의적: 마음 팽창의 신호
- 영적: 신의 계시나 마귀의 속삭임
- 초심리학적: 특별한 재능이나 예민함, 확장된 무의식, 외계인, 마녀, 점성술적 힘
- 의학적: 신경전달물질의 불균형, 조현병
- 첨단기술적 해석: 인공위성, 전자기파, 실리콘칩 등

망상적 믿음의 선행사건을 이해하기 위해 스스로 깨우치는 방법을 사용하기

망상을 이해하기 위해서는 망상적 믿음이 생긴 선행사건을 이해하는 것이 매우 중요하다. 발병이 급작스런 경우, 선행사건을 찾아내는 것이 쉬울 수 있지만, 증상이 아주 점진적으로 생긴 경우라면 어려울 수 있다. 점진적인 경우 관련된 사건들이 약 수개월이나 수년에 걸쳐 일어났기에 발병에 결정적인 순간을 명확히 구분해 내기 어렵다. 하지만, 대부분 환자들은 중요하게 생각하는 사건이나 상황을 결국에는 짚어낸다. 가끔은 가족이나 친구로부터 혹은 예전 의무기록을 보고서 알아내는 경우도 있다. 선행사건이 정신증을 유발할 수도 있지만 그러지 않을 수도 있다. 하지만 이런 선행사건은 망상이 어떻게, 왜 생겼는지에 대해 이해할 수 있는 단초를 제공하기에 상당히 중요한 의미를 가진다. 내담자들은 자신의 삶에 심각한 불편과 장애를 초래하는 생활 사건을 정규적으로 드러내기 마련이다. 대개 이런 일들이란 이혼, 배우자 사망, 살인이나 심각한 폭행 장면을 목격하는 것, 신체적 폭행이나 성폭행을 당하는 것일 수 있고, 억울하게 고소를 당하거나 경범죄처벌로 직장해고나 관계의 단절이 오는 일을 포함한다. 그 사건들은 개인에게 끼친 영향이 부각되기 전까지는 그냥 지나치기 쉽다.

내담자의 삶에서 진학을 위해 집을 떠나거나 밤낮의 교대근무시간이 바뀌는 등 작지만 다양한 스트레스가 여전히 존재할 수 있고 어떤 이들에게 이것은 미미하더라도 특별히 취약성을 높이는 계기가 될 수 있다. 과거에 자신들이 은근하게 따돌림을 당한 경험이 있었다고 믿고, 주변 사람들이 자신을 훨씬 은근하게 따돌리는 의도가 있는 지 의심하며 살 수 있다. 아니면, 그런 사건을 겪은 후 긍정적인 안심을 얻기를 바랬지만, 이어지는 사건들에서 자신이 기대했던 것을 잘못 이해한 후, 크게 충격을 받거나 실망하게 되는 일들이 생겨날 수 있다.

전구기의 장면: 사건, 믿음, 이미지

어떤 이들에게 질병의 시작은 분명히 마음 속에 각인되어 있는 반면에, 다른 이들에게선 그것을 알아내기 힘들거나 기억조차 없다. 선행사건을 분명히 기억할 수 있고, 그 기억을 떠올리는 것이 심각한 불편감을 초래하지 않는다면, 환자로부터 상세한 설명을 얻는 것이 도움이 될 수 있다. 설령, 자세한 설명을 못 들었다면, 설명을 촉진하는 형식이 도움이 되고, 다른 출처에서 나온 자료를 보충할 필요도 있다. 내담자가 선행사건을 떠올리기를 원치 않는다면, 다음처럼 확인해 볼 필요가 있다.

> "그 일을 떠올리는 것이 무척 힘드신가요? 준비가 된다면, 나중에 할 수 있을 겁니다."

주저하는 듯한 망설임은 환자가 그걸 회상해 내기가 고통스럽다는 것을 의미하지만, 환자들이 편집증이 있어 치료자의 동기를 의심하거나, 병식이 생겨서 자신들이 바보같았다는 생각이 들어 일종의 당황스러움을 반영하는 것일 수 있다. 관련 정보를 캐내기 위해 직접적인 접근방식이 필요할 때 다음의 질문을 염두에 두고 탐색하는 것이 합리적일 것이다.

> "언제부터 당신의 문제가 시작되었나요?"
> "언제 처음 그렇게 생각했습니까?"
> "기분이 괜찮았다고 느꼈던 것은 마지막으로 언제였습니까?"
> "그 문제로 병원을 처음 방문했던 때는 언제였습니까?"
> "그 문제로 정신건강의학과 전문의(혹은 심리사,간호사, 상담사)를 만났던 적은 언제였습니까?"
> "처음 입원한 적은 언제였습니까?"

이런 탐색적 질문을 통해 환자가 경험한 일련의 사건들이 확인되며, 어린시절의 사건들도 일부 언급이 될 수 있다. 이런 경험들이 설령 정신병적인 경험과 별로 관련이 없다해도 사례 도식화를 하는 데 있어서 중요한 자료가 될 수 있다.

래원(Leonard)은 농장에서 외아들로 성장했고 학교 밖에서 다른 아이들과는 상당히 고립된 채 지냈다. 불행히도, 학교에서 줄곧 따돌림을 당했으며 불행한 학창시절을 겪어야 했다. 학교를 졸업하고 몇 년간 농장에서 일하다가 군복무를 시작했다. 군입대 후 몇 주동안 따돌림을 당했고, 선임을 폭행해 군대 영창에 갇히게 되었다. 그 후 며칠 뒤 초조, 편집성 망상과 환각을 동반한 정신병적 삽화가 발병했다.

내담자는 초기 정신병적 삽화보다 앞서 있었던 어느 정도 관련성이 있을법한 일시적 경험들을 기술하거나 보다 고통스럽고 혼란스런 사건들을 위주로 이야기를 꺼낼수도 있다. 초기 경험을 정의하기 위해선 양성 증상과 음성 증상이 언제 처음 생겼는지를 밝혀내기 위해 노력해야 한다.

하지만, 발병이 점진적인 양상이었다면, 앞선 그런 질문을 해도 별로 유용한 정보를 얻지 못할 수도 있다. 그런 경우에 초기의 발병 양상과 개인력을 요약하도록 집중하는 평가 회기를 가져보면 도움이 된다. 출생기, 아동기, 청소년기, 학창시절과 이후의 시기들과 관련된 주변환경들을 살펴보면서, 내담자가 초기 경험을 기술하기 시작하거나 발병이후의 달라진 자신을 이야기하는 것이 좀 더 분명해진다. 어떤 내담자는 수 년동안 입원해 있어서 이런 정보를 얻기가 어려울 때도 있지만, 간호사나 심리사, 의대실습생들에 이르기까지 다양한 출처의 정보를 추적하며, 치료적인 관계를 공고히 할 때 결국 광맥의 정보를 얻을 수 있다.

개인력을 조사하다가 발병의 시점을 정확히 파악하지 못한 것을 알았을 때, 다시 되짚어 보기를 시도해야 한다.

"그래서 당신은 병원에 입원해 있었다는 건데, 어떻게 입원하게 됐나요?"

"누가 있었나요? 부모님이 옆에 있었나요? 구급차를 타고 갔나요? 구급차가 당신의 집으로 왔나요?"

"그렇다면, 구급차가 왔을 때 당신은 뭐하고 있었나요? 의사 선생님이 뭐라고 하던가요?"

"그 때 어떤 기분이었는지 기억해요? 당신이 뭐하고 있었는지 기억해요? 누구랑 싸우거나 다투지는 않았나요?"

질문을 많이 하는 것은 좋은데 신중하게 할 필요가 있다. 반복되는 질문은 조심스럽게 해야 하고, 환자들은 '예'나 '아니오'로 답하는 닫힌 질문을 사용하는 구조화된 접근 방식에 더 잘 반응한다.

치료자: 오늘 기분은 어때요?

병현(Philip): 괜찮아요.

치료자: 걱정거리 같은 것은 없나요?

병현: 네.

치료자: 그럼 몇 가지 질문을 해볼게요.

병현: 네.

치료자: 집에서 생긴 어떤 문제로 입원하셨다고 했는데요. 이웃과의 문제였나요?

병현: 네.

치료자: 이웃이 당신을 화나게 했나요?

병현: 네, 벽을 통해 제 말을 다 엿듣고 있었어요.

치료자: 그래요. 언제부터 그런 생각을 하셨나요?

병현: 지난 성탄절 이후쯤인 것 같은데요.

치료자: 그런 일이 있은 뒤로 싸움을 하게 된 거군요?

병현: (침묵) 말하고 싶지 않은데요.

치료자: 좋습니다. 병동에서는 어떻게 지내요? 해야 될 것이 많죠? (혹은 가족들은 자주 면회오나요? 병원밥은 입맛에 맞아요? 즐겨보는 TV 프로그램이 있나요? 등)

위의 대화에서처럼 치료자가 일상적이고 비특이적인 주제로 화제를 전환할 필요가 있고, 환자가 차분해지고, 대화가 가능해 질 때 좀 더 닫힌 질문을 이용해 탐색을 해 볼 수 있을 것이다. 내담자가 지나치게 초조해하면 이런 과정을 밟아야 한다.

관련된 사건들이 자세하게 나오기 시작하면, 발생했던 사건을 구체적인 이미지로 재구성해볼 수 있을 것이다. 고려해야 할 세부사항은 다음과 같다.

- "당신은 어디에 있었나요?"
- "누구와 같이 있었나요?"
- "무슨 일이 있었나요?"
- "어떻게 그런 일이 일어났나요?"
- "당신은 뭐라고 말했나요? 다른 사람들은 뭐라고 하던가요?"
- "얼마나 오랫동안 지속되었나요?"
- "그리고 나서 어떻게 되었나요?"

이런 토의는 치료자가 사건을 분명하고, 논리적이며 시간순서대로 구성하도록 돕는다. 가끔 환자가 상당한 양의 이야기를 꺼내는 경우에는 말과 행동의 정확한 순서를 알 수 있을 때까지 시간 순서를 재구성하면서 잠시 물러서게 할 필요가 있다. 가급적 환자의 이야기가 자연스럽게 흘러가도록 하는 것이 흐름을 끊는 것보다 더 낫지만 관련없는 내용이 튀어나오고, 했던 이야기를 다시 반복하는 경우라면, 내용을 분명하게 하고 이야기의 매듭을 짓기 위해 다시 논의했던 내용으로 돌아갈 필요가 있다.

이 과정에서 중요한 생활사건을 확인한다. 물론 표면적으로 정신질환의 발병에 극적으로 큰 스트레스 사건만 관여되는 것은 아닐지라도, 대개 중요한 사건들이 질환의 원인으로 자주 반복된다는 것은 되새겨볼만하다. 이들 사건이 갖는 중요성은 개인력과 환자의 생활 환경에 대한 이해를 통해서 분명해지거나 생각과 느낌과 믿음의 연결고리를 채워 간 이후에 임상적 의미가 더 부각된다.

이런 과정은 평가 과정의 일부이지만, 평가 자체만으로 치료적이다. 환자가 사건의 전체 순서를 논의하면서 사건의 의미와 결과를 평가할 수 있게 된 것은 처음 있는 일이었을 것이다. 전에 이런 과정이 있었다면, 내담자는 훨씬 정신병적이거나 사고장애가 심해 정보를 캐내려는 치료자를 신뢰하지 못했었을 수도 있다. 많은 이들에게 자신의 어려움을 치료적으로 논의하는 것은 오랜 기간동안 처음이었을 것이고, 그런 작업은 대단히 고마워할만한 일임에 틀림없다.

내담자가 이야기를 다 끝난 것 같다면, 치료자는 이를 다시 검토해 본다. 대체로 말하면, 내담자가 이야기를 끝내기 전에 사건을 이해하는 좋은 토대 하나 없이 치료적인 개입을 시도하는 것은 매우 위험한 일이다. 이것은 거의 망상적인 것으로 보이는 문제에 대해서 치료자가 결론을 속단해 버림으로 결과적으로 사실에 입각해 환자의 망상을 지지해 준 셈이 된다. 이런 실수는 환자와의 치료적인 관계를 무너뜨리고 환자와 작업을 할 수 있는 여지마저도 완전히 꺾어버릴 수 있다.

그럼 내담자의 이야기를 충분히 들었다는 것을 어떻게 알 수 있을까? 종종 환자들은 당신에게 이 모든 것이 다 관련이 있는 것 같다는 말로 당신에게 알려줄 것이다. 설사 그렇게 이야기하지 않더라도, 치료자가 일관성있고 논리적으로 빠짐이 없는 그림을 어느 정도 구성할 수 있다고 느꼈다면, 사례 도식화를 다 마치게 될 때 이 점이 더 분명해질 것이다.

발단이 되는 사건, 믿음과 결과 사이의 연결고리를 찾기

중요한 사건이 나올 때, 사건에 대한 환자의 생각이 항상 같이 나오게 마련이다. 가령,

"그 때 죽으려고 했어요"
"전 평생 여기에 갇히게 되는구나란 생각이 들었어요"

환자가 이렇게 설명할 때, 좀 더 자세한 설명을 이끌어내는 것이 필요하다.

"왜 그런 생각을 했나요?"
"무슨 일이 일어날 거라고 생각했나요?"

"그 때 기분이 어땠어요?"라고 직접 묻는 것처럼 치료자는 기분에 관해서만 관심을 두고 싶은 유혹이 존재할 수 있다. 물론 이것은 "오늘 기분이 어때요?"라는 식으로 이야기를 열어주는 소재로는 적합할지라도 이런 접근에 저항할 수 있는 소지가 있다. 감정을 끌어내면서 치료적 관계를 촉진할 수 있는 상황들이 있다. 그리고 감정과 생각을 연결시키는 것이 필요하지만(4장 치료적 관계 참고) 일반적으로 이 연결고리가 잘 생기지 않아 사건에 대한 환자의 생각을 탐색하는 것으로 만족해야 하는 경우가 있다.

이 시기에 생각은 거의 사실인 것처럼 표현된다.

"그 무렵 이웃들이 내 휴대전화를 도청하기 시작했어요."

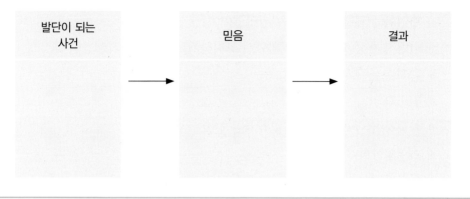

| 발단이 되는
사건 | | 믿음 | | 결과 |

그림 9.1 **ABC 모델**

치료자는 환자가 잘 준비되었다는 생각이 든다면, 부드럽게 이야기를 재구성해 볼 만하다.

"이웃들이 당신 휴대전화기를 처음 도청한 때가 그 무렵이라고요?"

확실하지 않다면, 그런 질문을 그대로 두며 후일을 도모하는 것도 괜찮다. 핵심믿음이 나올 때, 그 믿음이 어떻게 생겼는지를 이해하기 위해 개별적으로 탐색을 시도해 볼 수 있다.

일반적인 인지치료에서 쓰이는 ABC 모델이 사건과 믿음사이의 관계를 분명히 밝혀주는데 도움이 된다(그림 9.1).

ABC 모델은 발단사건(A)과 믿음(B)과 결과(C) 사이의 관계를 구분짓기 위해 활용하는데, 이 셋 사이의 관계가 혼동이 될 때가 많고, 환자가 믿음을 생략하고 A에서 C로 바로 넘어갈 때도 흔하다. 이 순서대로 각각을 검증해 보는 것이 이 관계를 명확히 이해하고, 환자가 가진 추정에 의문을 던지게 되는 계기가 될 수 있다.[5]

이 단계에서 다른 부정적인 생각이 출현할 수 있고, 우울증과 같은 다른 질환에도 다음의 인지오류가 영향을 줄 수 있다.

---

5. Chadwick, P., & Brichwood, M., & Trower, P. (1996). *Cognitive therapy of voices, delusions and paranoia. Chichester*, UK: Wiley.

- 개인화(문제를 개인적으로 받아들이기)
- 선택적 추상(사건을 맥락 밖에서 고려하기)
- 임의 추론(결론 속단하기)
- 최소화
- 확대하기('두더지가 만든 흙두둑을 산으로 여기기')
- 과잉일반화
- 이분법적인 추론(전부 아니면 전무식 사고)

　망상을 이해하기 위해서는 이런 인지 오류를 아는 것이 필수적이다. 자신에게 주의를 돌리는 것은 아주 정상적이지만, 특별히 신뢰할 수 있는 친구나 가족이 곁에 없어서 외부적인 피드백이 전혀 없을 때 사건들을 성급하게 개인화시키는 것이 쉽다. 청각장애나 시각장애가 있는 환자들처럼 대화의 명확함과 확신에 충분히 영향을 줄만한 기능장애가 있을 때에도 개인화의 오류가 나타날 수 있다.

　이런 장애는 중요하지 않은 사건들이 중요해질 수 있음을 의미할 수 있다. 거리에 있는 어떤 사람이 "그것은 사기야"라고 말하는 것을 우연히 듣고, 환자가 '내가 사기꾼이란 말이군'이라고 잘못 생각하는 것과 같다. 맥락이 순식간에 잊혀질 수 있다. 거리에 검은색 장례식 차량들이 줄줄이 가는 모습을 보고 '조폭들이 나를 잡으러 왔다'고 생각하는 식이다. 기다리는 버스가 오지 않는다면 '내가 버스를 기다리는 것을 보고 내가 위험에 처하지 않게 경찰이 일부러 버스를 가로막은 것이다'라고 생각하는 것이다. 아들에게 아침밥 차려줄 것을 잠시 잊었다는 사실을 안 뒤 '쓸모 없는 인간'이란 환청이 들릴 때, 환자가 실제로 그동안 자신의 집과 아들을 잘 돌봤던 것을 간과했다면, 이것은 잘한 것은 당연히 지나치고, 잘못한 것이나 사소한 실수를 확대하는 오류이다. "TV에서 내 얘기를 한다"는 것은 조사나 토론을 하는 방송이 자신에 대해서 조사하는 것으로 과잉일반화하는 것이다. 이분법적인 추론은 전부 아니면 전무식 사고로서 '코가 큰 모든 사람들은 나처럼 못생겼고 그래서 다른 사람들이 나를 피할 것이다'는 그런 믿음을 통해 특정 상황에서 망상적 확신을 강화시킨다. 내담자 자신에 대한 오해를 정상화하기 위해 표 9.2의 제안을 사용해 보면 좋다.

표 9.2 낯선 경험을 이해하기

- 내담자가 주도하도록 놔두라
- 우선 환자의 건강문제의 유형을 탐색하도록 해라
- 정상화해석을 하지만 과소평가하지는 말라
- 질병을 설명하기 위한 취약성-스트레스 모델을 사용하라
  - 취약성 요인을 확인하기: 가족력, 출생손상, 예민한 성격, 뇌손상
  - 스트레스 요인을 확인하기(가능한한 근거를 제시할 것): 직장,학업,성관계, 약물남용, 알코올 남용

우선 어떤 믿음을 다룰 것인가?

선택할 수 있다면, 부드럽게 시작하되 우선은 덜 확고한 믿음을 논하고 나서 더욱 핵심적인 믿음을 탐색하며 확장해나가는 것이 좋다. 하지만, 임상에서 대부분의 사람들은 자신의 걱정은 잘 알고 있어 평가를 받는 동안 치료자는 이런 걱정을 표현하게 하면서 부드럽게 탐색해 나간다. 만일 환자가 걱정하는 바가 불편감을 주거나 심지어 지나친 활기 또는 초조함을 준다면, 환자가 지금 이 상황에서 논의를 계속하기를 원하는지 아니면 나머지 면담 시간에 뭔가 중요한 것을 말하고 싶은 지 살펴볼 필요가 있다. 보통은 내담자가 주도하도록 하고 실천행동을 정하는 의제설정은 의사와 환자가 같이 정하는 것이 가장 바람직하다.

망상에 대한 논의와 토론

망상이 어떻게 생기게 되었는지 얻어낸 정보를 종합해 가설을 도출하고, 망상의 내용을 충분히 고려하면서 망상을 계속적으로 탐색하는 것이 망상에 대한 논의로 가장 바람직하다.(표 9.3).

표 9.3 망상을 논의하기

- 말할 수 있는 관계를 만들라
- 망상의 기원을 추적하라
- 전구기 동안의 상황을 이미지화하라
- 중대한 생활 사건과 환경을 확인하라
- 관련있는 감각(저림, 흐릿함)과 연관된 생각(자살사고, 폭력적 사고)을 확인하라
- 부정적인 사고와 문제가 되는 인지오류를 살펴보라(특히 개인화와 선택적 추상)

망상을 논의할 때 내담자와 망상에 대한 근거, 즉 믿음을 지지하는 증거는 무엇인지 확인하고, 가능하다면 당신이 모아 온 관련 정보로 근거를 보충한다. 예를 들어, 망상적 해석을 만들어낸 것 같은 믿음은 어떤 전세계적인 행사가 관련있는 것으로 여겨질 수 있다. 특히 편집 망상이나 정부 관련 망상이 있는 경우에 더 그렇다. 다른 예를 들면, 환자는 정부에서 자신을 감시하고 난 뒤, 세관이 밀수품을 추적하기 위해서 지역 상점을 추적 조사해 왔다는 지역 신문의 보도가 자신과 연관있다고 믿을 수 있다. 치료자가 논의를 시작할 때, 요즘은 비디오 카메라나 CCTV와 같은 감시활동의 증가로 사람들의 사적 공간이 과도하게 침범받는다는 이야기로 운을 띄우는 것도 괜찮다.

망상에 대한 솔직한 논의가 환자의 망상 혹은 망상적 사고체계로 깊이 들어가 증상을 악화시킬지, 관련된 공포를 조장할 지에 대해서 전혀 알 수가 없다. 하지만 환자의 믿음을 진지하게 논의하고 적절한 근거를 사용하여 망상을 이해하려는 시도는 치료자와 환자 관계를 액면 그대로 좋게 할 것이다. 또한 관련된 상황에 대한 논의에 집중함으로 환자의 자책하는 욕구를 덜어줄 수도 있다. 망상적 믿음에 맞춰 강력하고 명백한 정보를 제공할 때 환자가 때로 불편함을 느끼지만 그런 정보를 제대로 된 시점에서 다룬다면, 치료개입에 큰 장점으로 작용한다. 그런 정보를 뒤늦게 표면화시키면, 내담자는 치료자가 자신을 속였거나 정당하게 대하지 않았다고 생각할 수도 있다.

차후에 망상을 지지하는 증거들이 우연히 믿음을 강화시키기도 한다. 특별히 편집증은 다른 이들의 태도에 의해서 강화될 수 있다. 내담자로부터 풍기는 부정적인 어떤 것이나 무반응으로 인해 주변인들이 부정적으로 반응하거나 거리감을 둔다면, 환자의 편집증은 더욱 강화된다. 이런 결과는 정신의료기관의 입원병동이나 외래에서 충분히 생길 수 있고, 특히 이런 서비스가 환자의 기대에 반해 제공된다면, 치료적으로 도움되는 개입조차도 환자는 편집증적인 방식으로 쉽게 해석할 수 있다. 다른 망상 역시 강화될 수 있다. 예를 들면 건강염려증적 믿음과 종교적 믿음도 건강관련 프로그램이나 종교서적을 통해서 강화되거나 여러 다른 망상적 해석을 낳을 수 있다. 약물 부작용으로 인해서도 편집증이 증가할 수 있다. 예를 들면 떨림이나 비자발적인 근육 운동인 이상긴장반응은 자신을 통제하려는 시도로 해석될 수 있고 사정지연이나 발기부전 같은 성기능 부작용과 프로락틴 증가로 유방이 커지거나 유즙분비가 생기는 경우, 성이 바뀌었다는 망상이나 임신망상을 고취시킬 수 있다.

내담자가 말한 것과 실제 일어난 것으로 보고된 것 사이에서 어떤 이례적인 것이라도 빈틈없이 찾아내야 한다. 반박하는 증거들을 탐색하는 것은 예민한 소크라테스식 질문을 활용하고, 그걸 스스로 깨우치도록 할 필요가 있다. 내담자로부터 증거를 이끌어내는 것은 증거를 직접 제시하는 것보다 훨씬 더 설득력이 있다. '도전하기'는 이런 접근을 설명하는 데 있어 최상의 방법은 아닌 듯 하다. 너무 확신에 찬 논쟁은 자칫 치료관계를 깨뜨리게 할 수 있기 때문이다. 갈등을 풍기는 분위기는 치료적인 작업을 지연시킬 수 있고, 환자의 심리적인 저항을 유발할 수 있다. 다시 말해, 환자가 궁지에 몰리는 느낌을 받는다면, 이들은 무슨 수를 써서라도 자신을 방어하기 시작하고 자신의 경험과 믿음에 관한 대안적 방법을 이야기하는 데에 있어 마음을 더 이상 터놓지 않게 된다. 환자의 정신병리를 지적하는 것은 필요한 일이지만, 우리의 경험상 환자가 직접 자신의 증상을 식별해내는 것보다는 썩 좋은 방법은 아니다.

가끔 환자가 좋아하거나 존경하는 사람을 데려오게 하는 것은 도움이 되지만 가능하면 환자의 동의하에 조심스럽게 이뤄질 필요가 있다. 이런 중요한 인물들이 면담에 개입되는 것이 도움이 된다해도 치료자가 환자와 뭔가를 논의할 때 같이 있을 필요는 없다. 가까운 친구와 이웃에 관한 믿음을 확인하기 위해, 비직면적인 방식으로 다음과 같이 질문을 하는 것이 유용한 방법일 수 있다.

"당신 누나는 그 일에 대해 어떻게 생각하나요?"
"당신 남편은 그 일에 대해 왜 그렇게 생각할까요?"

새로운 관점으로 본다는 것은 믿음을 분간하게 하고, 가끔 망상적 믿음으로 여겨지는 것들이 일부는 진실의 요소를 갖고 있거나 이해할만한 것으로 밝혀지기도 해서 믿음을 설명하는 다른 중요한 요소가 부각되기도 한다. 동시에 타인의 시각에서 믿음을 바라보도록 하는 것은 믿음을 비판적으로 평가할 수 있는 역량을 강화시킨다. 치료자는 다음과 같이 물어볼 수 있다.

"당신의 가장 친한 친구가 당신이 말한 대로 당신에게 말했다면, 당신은 그 친구에게 어떻게 얘기해 줄 것 같아요?"

대안적 설명을 해보기와 이를 탐색하기 위한 조사

명백하게 망상적으로 해석되는 사건이나 생각을 대안적으로 설명하도록 소개하는 것은 상당한 주의를 요한다. 내담자가 다음처럼 결론을 속단하는 것이 쉽기 때문이다.

"선생님은 나를 믿지 않고 있어요. 선생님은 똑같군요."

최소한의 개입으로 환자가 대안적 가능성을 고려할 수 있다면, 훨씬 더 좋다. 가끔은 치료자가 얼굴을 조금 찌푸리거나 어리둥절한 표정을 짓는 비언어적인 지시도 망상을 깨는 부드러운 시도로 적절할 수 있다. 환자가 비록 침묵한다할지라도 사례 도식화를 같이 작성하는 것은 이전에 자신이 확고하게 여겼던 믿음에 의문을 던지는 것이다.

하지만, 대안을 탐색하는 일에서 어떤 진전도 없다면, 다음과 같이 말해보는 것이 안전할 수 있다.

"그 일에 대해 다른 설명을 해 볼 수는 없습니까?"

특정한 가능성에 대해 부드럽게 유도해 보는 것이 적절하다. 물론 환자 스스로 더 좋은 설명을 직접 해 볼 수 있다면 더 좋다. 그러기 위해서 한 번 더 생각하도록 질문을 던진다.

" ~ 은 어떻습니까? 그냥 그게 가능하다고 생각하십니까?"

환자가 대안을 탐색할 수 있는 정도는 환자가 그것을 얼마나 터놓고 대화할 수 있는 지에 달려있다. 환자가 상당히 방어적이거나 터놓고 얘기하기를 주저한다면, 망상이 어떻게 생겼는지를 탐색하는 것이 더 낫지만, 뒤에 기술한 지속적인 망상을 다루는 방법으로 재빨리 옮겨가는 것도 좋다. 물론 이런 작업은 먼저 믿음을 충분히 다루었다는 확신이 든 이후에 하는 것이 매우 중요하다.

8장에서 언급한대로, 정상화시키는 정보는 유용하면서도 비위협적으로 제시되어야 하는데, 예를 들면 피암시성이나 세뇌현상은 쉽게 불안하고, 혼란되게 느끼는 상태이므로 안심시키는 정상화 정보는 적절하게 도움을 줄 수 있다. '의미 찾기'는 불안을 줄이고, 상당한 안심을 주지만 찾아낸 의미가 항상 정확한 대안적 설명이 되지는 않는다. 물론 자동 사고와 불안 증상을 이해하면, 자신의 오해로 초래된 문제에 적지 않은 도움이 될 수 있다.

시험 가능한 가설을 세우기

믿음을 시험해보는 것은 아직 확고하지 않는 믿음의 특성을 명확히 하는 데에 도움을 주고, 사건이나 상황을 바라보는 대안적 시각을 기르는 데에도 도움이 된다. 믿음을 시험하기 위해, 일기를 적어보면 믿음이 생긴 시점과 구체적인 내용을 확인하는 데에 유용하다. 하지만, 어떤 과제라도 단순해야 하고, 그 과제를 달성하도록 요구받는 환자의 입장에서 해 볼만한 가치가 있어야 한다. 그렇지 않으면, 그 일은 성공하기 어렵다. 환자가 나서서 특정한 과제를 직접 하기를 원하는 경우도 있다. 예를 들어, 미래를 예언할 수 있다고 믿는 환자가 정해진 날짜와 시간에 어떤 사건이 일어날 것인지 직접 확인하는 것이다. 그런 실험은 자신의 예상이 빗나갔을 때, 믿음에 대한 의심의 씨를 뿌리게 한다. 하지만 대개 전과 같이 믿음을 고수하게 만드는 또 다른 이유가 생긴다.

가설적인 반박(Hypothetical contradiction)은 환자에게 그런 믿음을 반박할 수 있는 어떤 상황이 있을 수 있는 지를 물어보는 것으로 다른 개입방법의 하나로 제안되기도 한다. 이것은 망상적 확신의 정도를 유용하게 평가하는데 쓸모가 있는 것 같지만, 초기치료를 방해할 수 있기 때문에 치료적 기술로는 한계를 가지고 있다. 그럴 경우 내담자의 전형적인 반응은 다음과 같을 수 있다.

> "당신은 내 말을 믿지 않는 건가요? 분명히 내 말이 틀리지 않았다고 말씀드렸는데요"

특정한 사건이나 믿음에 대한 환자의 설명을 탐색하기 위한 조사와 숙제

믿음에 대한 근거를 탐색하거나 조사해 볼 수 있다. 많은 조현병 환자들이 학창시절에 숙제에 친숙하지 않았기 때문에 '숙제'란 용어에 부정적인 느낌을 받고, 숙제를 하지 않으려는 경향이 있다. 하지만, 어떤 가설적인 주장을 한다면, 그 주장이 타당한 지 확인하기 위해 조사를 해봄이 마땅하다. 예를 들면,

> "인공위성이 사람들의 움직임에 영향을 미칠 수 있을까요?"

"우리는 어떻게 그걸 알아낼 수 있을까요?"

"인공위성에 대해서 많이 알고 있어요?"

"우리는 어떻게 그걸 더 알아볼 수 있죠?"

"도서관이나 인터넷에서 검색을 해 볼 수 있어요. 우리는 누군가에게 물어볼 수 있지만, 잘 알만한 사람이 누구인지를 또 알아내야 하죠."

관련 서적이나 백과사전 혹은 인터넷을 검색해보는 것이 도움이 된다. 하지만 내담자가 그걸 곧이 곧대로 하기를 기대하지는 말라. 우리의 경험상 내담자들은 대개 당신이 가져다주는 자료를 보기는 하고 당신의 그런 노력에 감사하기는 해도 보통은 그걸 자신이 직접 찾아보지는 않는다. 예외적으로 그들이 그걸 하려고 할 때, 이것은 치료에 있어 상당한 진전인 셈이다. 하지만 당신이 내담자의 믿음을 더욱더 진지하게 받아들이고 그걸 조사하려할 때 내담자 본인은 정작 관심을 놓치기 쉽다. 그럼에도 불구하고 중요한 개인적 주제를 놓고 함께 작업을 할 수 있을 때 망상적 믿음에 변화가 조금 생기거나 망상과 결부된 행동들이 변하기 시작한다.

환청이나 사고장애와 같은 다양한 증상이 있는 환자들은 한 영역에서 진전이 있다고 보일 때 다른 증상으로 바뀌기도 한다. 변하지 않는 망상이 있거나 체계적인 망상이 있는 환자들은 치료자가 좌절하기 쉽고 계속되는 논쟁은 역효과를 낼 수 있다. 하지만 그렇다고 너무 걱정할 필요는 없다. 망상에 대한 의혹의 씨를 뿌린 것만으로도 충분히 의미가 있으며, 결국에는 환자가 성장할 것임을 믿기 때문이다(표 9.4).

지속되는 망상

치료가 별 진전없이 맴도는 것 같거나 망상적 믿음이 오히려 더 악화되는 것 같을 때 혹은 환자가 짜증을 낼 때 잠깐 물러서서 이 상황을 바라보는 것이 합리적이다. 자신의 삶에서 일어난 중대한 일에 대해 뭔가를 이야기한 환자가 망상적 믿음과는 별로 관련없는 것을 이야기하는 것은 그 자체로 의미가 있다. 그렇다면, 그것이 뭔지를 알아내고, 합의 하에 내담자와 함께 망상에 대한 추리과정을 잠시 멈추고 내담자가 확신하는 중요한 문제로 주제를 옮겨가는 것이 합리적이다(때때로 치료자들은 특정 망상에 대한 추리작업에 몰두하게 되어 망상과 거의 관련이 없는 것 같지만 내담자의 관점

표 9.4 **망상을 토론하기**

- 망상의 내용을 탐색하라.
- 망상에 대한 근거의 특성을 파악하라.
- 일련의 확실한 근거를 논의하라. 약물 부작용을 포함해서(근긴장이상증)
- 생길 수 있는 어떤 오류에 대해서 철저히 살펴보고 추적해보라. 사냥개처럼 추척하고, 콜롬보 형사처럼 파고들어라.
- 중요한 타인의 의견을 고려하며, 논의하라. 예를 들면, "왜 당신은 그들이 그럴 거라고 생각하나요?"
- 대안을 이끌어내라 "다른 가능성이 있을까요?", "누군가가 당신에게 똑같이 말했다면, 당신은 어떻게 반응하겠습니까?"
- 부드럽게 촉진하라 "또 다른 것은요?", "그게 가능하다고 생각합니까?"
- 가능한 가설적인 입장을 탐색하고 조사하되, 환자가 조사를 해올 것을 너무 기대하지는 말라
- 의혹의 씨앗을 뿌리고, 무슨 일이 생길지 지켜보라.

에서 상당한 의미있어 보이는 주제들을 놓칠 수 있다).

그런 주제가 떠오르지 않는다면, 이 환자에게 어떤 문제가 있는 걸까? 내담자는 망상을 가질 만한 어떤 이유가 있을까? 망상으로 인한 어려움을 겪는 환자를 우리는 어떻게 도울 수 있을까? 자신에게 물어보라. 그 믿음을 고수할 때 얻을 수 있는 어떤 이득이 있는가? 예를 들어, 다음과 같은 다양한 가능성이 있을 것이다.

- 인생의 목표가 되기도 한다(예를 들면, 내 '진짜 아버지'를 찾는 것과 같이).
- 자존감을 높이고 절망에 빠지지 않게 한다.
- 부모와의 개인적 관계에 영향을 미치기도 한다.
- 일을 하거나 친구를 사귀어야 하는 것과 관련된 불안에 맞닥뜨리는 것을 막아준다.
- 더 큰 내면의 두려움에 빠지지 않게 한다(예를 들면, 나는 쓸모없다던가 암에 걸렸다는 식으로).
- 비정상적이고 혼란스런 상황을 일부 설명해준다(예를 들면 우울증으로 인한 피로를 이웃이 독약을 타서 피곤하다고 생각함으로).
- 말할 거리를 제공한다(적어도 이 요소는 전체적인 증상유지에 기여할 수 있다).

믿음에는 흔히 진실의 요소가 존재한다. 당신은 환자에게 진실의 요소를 인정하는 것을 주저하지 말아야 한다. 가끔 그 상황이 환자의 어떤 믿음이 잘못됐는지 모를 때에도 발생할 수 있다. 다른 사람들도 그걸 인정하는 지, 그렇다면 왜 그런 지 분명히 할 필요가 있다. 그렇지 않으면 더 많은 정보들이 나올 때, 환자와 그 내용을 되짚어가야 할 상황에서 신뢰를 잃게 되고, 치료자는 어려운 상황에 처할 수도 있다. 치료에 진전이 없거나 망상과의 직접적인 작업을 시도하는 것을 중단하려고 한다면, 무슨 문제가 있는지 확인하라. 환자의 문제와 그로 인한 결과를 극복하도록 도울 필요가 있는가? 그렇다면 망상과 관련되어 도움이 되는 실제적인 조치들을 제시해 보라. 예를 들면, 누군가에게 폭행을 당할 것을 믿고 있다면, 휴대용 경보기를 소지하도록 하거나 몸만들기를 해보라는 식으로 말이다.

믿음의 논리를 따르기(유추적 연결)

어떠한 이성적 반응에도 저항하는 확고한 믿음을 가진 환자들에게 유추적 연결법을 활용하여 작업을 하는 것이 여전히 시도해볼 만하다. 예를 들면,

> "다른 사람들이 당신이 언급한 믿음에 동의한다면, 그것은 당신에게 어떤 의미입니까? 그것이 어떻게 당신에게 영향을 줍니까?"

유추적 연결법은 믿음에 관해 중요한 사실을 알아내는데 있어 아주 효과적이며 비위협적인 개입 방법이다. 과대망상을 가진 사람들은 자존감과 관련된 주제에 관해 자주 이야기할 것이다. 예를 들면, "나는 인정받을 거야"라는 식으로 말이다. 다른 욕구들은 다른 반응을 불러일으키지만, 평가나 사례 도식화가 끝난 후에도 반응을 정확히 예측하기란 어렵다. 예를 들면, "나는 더 행복할거야", "나는 여자친구가 생길거야", "나는 외롭지 않을 거야" 등으로 말이다. 일반적인 욕구를 확인하게 되면, 더욱 구체적으로 들어갈 수 있다. 가령 "특별히 인정받고 싶은 사람이 있어요?"종종 그런 유추적 질문은 작업할 수 있는 환경에 대한 특정한 정보를 제공한다. 채워지지 않은 욕구를 탐색하는 것은 특히 가족이나 다른 대인 관계에 관련되어 추가정보를 제공한다.

환자: 아버지는 이제는 저를 조금은 인정해 주실거예요.

치료자: 그럼, 이 일이 아버지에게 인정받는 것과 관련있다면, 좀더 그와 관련된 이야기를 해도 괜찮을까요? 당신과 아버지 사이에 왜 그런 관점의 차이가 있을 거라 생각하세요?

가족과 직접 작업하면서 환자의 어려움을 이해하도록 지지하는 것은 관계의 변화를 이끄는 시작점이 되며, 가끔 변화하고 있다는 인식의 계기도 된다. '여자친구 사귀기'와 같은 주제를 환자가 먼저 말한다면, 그것은 환자가 자주 저항하며 난관으로 여겨졌던 영역에서 변화를 위한 동기와 탐색의 돌파구가 되기도 한다. 이 주제를 분명한 변화가 요구되는 영역이나 전에 중요하게 여겨졌던 부분과 관련지어 논의하다보면, 어느새 환자의 망상적 체계에 접근해서 결국 환자는 중요한 내용을 털어놓게 된다. 예를 들면,

> "당신이 에미넴의 정신적 지주라는 주장에 도움을 드릴 수는 없지만 당신이 느끼는 외로운 감정에 제가 도움이 될 수도 있어요."

망상적 믿음을 직접적으로 추론하는 것을 종종 멈춰야만 하는 때가 분명히 존재한다. 모든 평가와 탐색 그리고 대안적 해석을 찾는 작업을 다 한 이후에는 믿음에 대해 초점을 벗어나 있는 것이 향후 치료 진행을 위해서 필요할 수 있다. 당신이 환자와 괜찮은 관계를 형성했을 거라 가정한다면, 너무 길게 그리고 너무 열심히 치료를 시도하는 것은 너무 일찍 치료방침을 바꾸는 것보다 훨씬 더 큰 문제가 된다.

향후 작업은 문제해결과 미래를 위한 단기적(수일내지 수주간), 장기적(수개월,수년간) 목표를 수립하는 데에 집중할 수 있다. 환자가 걱정하고 있는 과거나 현재의 특정한 사건을 우울과 불안을 다루듯이 동일하게 다룰 필요가 있다. 실제로, 사회공포증, 강박증이나 주거문제 같은 일상적 사회문제가 치료자의 관심사보다 우선될 수 있다. 망상과 환청과 같은 핵심문제를 회피한다고 해도 임상실제에서 치료자가 현재 다루고 있는 일상생활 문제가 주된 문제가 될 것이다. 전에는 망상적 믿음과 환청은 환자가 일상적 문제와 직면하는 것을 방해했었다. 현재 치료적 관계가 형성이 되고, 사례도식화가 작성되었다 해도, 환자는 적어도 무슨 일이 일어나고 있는 지 말할 수 있어도, 당장 자신의 믿음을 다르게 바라볼 수는 없을 것이다. 하지만, 시간이 지나면 그런 일도 얼

표 9.5 **치료저항 망상**

초조해지거나 공격적이 되면, 멈추고 도움을 요청하라.

그렇지 않다면, 견해 차이를 인정하고 뒤로 물러서라. 그리고,

- 핵심 문제와 드러나는 염려를 점검하라.
- 유추적 연결을 고려하라.
  - 사실적 함의(Factual implications): "당신의 머리 안에 실리콘칩이 있으면, 작동하는데 전기가 필요하지 않을까요?"
  - 감정적 뒷받침, 걱정이나 믿음의 결과: "좋아요. 저는 그걸 받아들이는게 조금 어렵네요. 하지만 다른 사람들이 당신이 말한 것을 받아들인다면, 그것은 당신에게 어떤 차이가 있을까요?", "어떤 것이 당신을 가장 괴롭게 하겠습니까?", "당신은 무엇을 할 수 있습니까?", "그것이 왜 그토록 중요하죠?"
  - 관계에서 일어나는 특별한 변화를 따라가라: "저는 잘해서 인정받고 싶어요", "특별히 누구한테요?" "내 남편과 딸에게서요"
  - 그런 후 드러나는 주제를 다루라. "물론 제가 당신이 고귀한 왕실의 후예라는 것을 인정할 수는 없더라도 당신 남편과의 일이 잘 풀리게 도움을 드릴 수 있어요."
  - 절차를 설명하라- "경찰이 만약 당신을 잡으러 온다면, 이 번호로 전화해서 꼭 알려주세요."
  - 망상의 내용에 유추적 연결을 적용하라. 아주 조심스럽게 진행하되 무턱대고 말하지 말라 "당신이 세계 제일의 갑부라면, 당신에게 어떤 변화가 생길까요?" 보다는 "물론 당신이 세계 제일의 갑부라면, 뭐든지 살 수 있겠죠. 하지만 당신 인생에서 당장 달라지는 것이 무엇일까요?" 라고 물어라.

마든지 가능하다. 그렇다고 망상에 대한 직접적인 도전은 환자가 천천히 변하도록 하지 않고, 오히려 망상을 더욱 단단히 자리잡게 할 수 있다. 치료자와 함께 약물치료나 다른 형태의 치료에 관해 이야기하면서, 덜 예민하게 은근하면서도 확실히 치료자와 함께 작업을 시작할 수 있다. 그리고 치료를 하다보면 공식적이든 비공식적이든 다른 보호자들이 긍정적인 피드백을 주기 시작할 것이다. 환자의 기분은 좋아지기 시작하고 점진적으로 활동이 나아지지만 그런 목표가 달성되고 분명한 호전이 있기까지 수 개월이나 수년이란 상당히 오랜 시간이 걸릴 수도 있다(표 9.5 참조).

스키마 작업

사람들이 자신이 생각하는 바를 카테고리로 조직화하고 자신의 인식을 스키마란 틀로 이해할 수 있다는 점은 논란의 여지가 없다. 세상과 세상의 일부를 이해하는 이런 방식 즉 스키마가 왜곡되어, 인생의 괴로움을 줄 수 있다는 것도 분명하다. Beck과 동료들은 스키마로 인격을 이해할 수 있고 특정한 핵심믿음을 (예를 들면 '나는 사랑

받을 수 없다.') 기술할 수 있다고 했다. 이런 내면의 믿음에 대한 작업은 기분장애나 인격장애의 치료작업에도 중요한 위치를 차지한다. 하지만, 정신증에서 핵심믿음에 대한 작업을 하는 것이 유용한지 혹은 실제로 가능한지 여부는 아직은 불분명하고 연구를 통해서 확실히 결론을 내지 못했다. 사람들은 일반적으로 '나는 사랑받을 수 없다'는 식의 보편적인 진술을 하지는 않지만, 그런 기회나 상황이 주어졌을 때 그런 진술을 선뜻 받아들이는 경향이 있다. 치료적인 목표는 내 안에 만들어진 그런 '꼭두각시 인형' 즉 부정적인 스키마의 원형을 없애는 것이 될 수 있다. 하지만, 이를 위해서는 보편적으로 '사랑받을 수 없다'는 압도적인 느낌이 형성된 근원과 함께 해석되어야 한다. 특히 정신증을 겪는 사람과 다른 환자들에서 이 느낌이 엄청난 영향을 줄 수 있고, 적어도 초기개입을 심각하게 방해할 수 있다. 환자가 자신의 증상이 사실이 아닌 것을 사실로 믿는 것일 수 있다는 것을 인정해도 스키마 작업은 여전히 어려울 수 있다.

스키마의 변화는 환자가 평가할 수 있는 행동이나 혹은 사랑받는 경험과 같은 삶의 긍정적 경험을 통해서 당연히 일어날 수 있다. 생각에 대한 토론을 한다고 해서 변화가 일어날지는 아직 불분명하다. 하향 화살표 기법 즉 하향으로 내려가면서 감정적으로 강력한 사고인 핵심인지를 찾아내는 것이 정신증 환자에서는 불안을 유발할 수 있고 부정적인 영향을 줄 수 있다. 물론 누군가는 잘 견딜 수 있겠지만, 그런 작업들이 자칫 더 단단한 망상적 믿음이나 환청으로 바뀔지 알 수 없다. 망상의 내용이나 환청으로부터 부정적인 언급을 이끌어 내는 것이 치료적일 수 있지만, 그런 논평은 즉시 검증되도록 논의하는 것이 좋다. 예를 들면,

환자: 쓸모없다는 환청이 들려요.
치료자: 그게 믿겨지세요?
환자: 그럼요. (환자는 잠정적으로 자신이 완전히 쓸모없다는 것을 부인한다고 할
　　　것이다.)
치료자: 당신이 왜 그걸 믿고 있는지 알아볼까요? ('균형 시트'를 작성하고 거기에 대
　　　한 찬성과 반대를 적고 어느 쪽이 더 많은 지 볼 수 있게 한다)

다른 예를 보자.
환자: 이웃이 저를 미행해요(당신이 이를 믿는 근거나 이런 행동이 가능한 이유들을

찾아보고 다른 시간대에서 양쪽의 가능성을 탐색해본다).

치료자: 이웃이 왜 당신을 미행하기를 원할까요?

환자: 제가 나쁜 사람이니까요(혹은 나쁜 짓을 했으니까요).

치료자: 왜 그렇게 믿게 되었는지 저와 함께 이야기를 해볼까요? (상기 비슷한 균형 시트를 이용한다.)

스키마를 이해하는 것은 유용하지만 직접적인 접근방식은 역시 주의깊게 고려되어야 할 필요가 있으며, 환자에게 주는 고통을 최소화하는 선에서 시작되어야 한다. 일반적 영역에서, 사람들이 고통을 겪는다면, 환자가 겪는 고통의 심각성을 줄여주고 나서 다른 치료 방향을 고려하는 것이 가장 현명할 것이다.

구체적인 망상의 종류

위에서 기술한 원칙과 임상지침을 망상이 있는 모든 환자에 적용할 수는 있지만, 망상의 내용에 따라 차이가 있을 수 있어서 망상의 종류를 간단히 언급하고자 한다.

과대망상

과대망상은 환자에게 특별한 능력이 있어 다음의 무언가를 할 수 있다는 믿음의 형식을 취한다. 예를 들면,

- 미래를 예언할 수 있다.
- 사람들의 생각을 읽을 수 있다.
- 다른 사람의 행동을 조종할 수 있다.
- 병을 치료할 수 있다.
- 기발한 것을 발명해낼 수 있다.

그렇지 않으면, 환자는 자신이 특별한 사람이라고 믿기도 하며, 어떤 때에는 역사적으로 위대한 인물 또는 그런 위대한 인물의 자녀이거나 그런 사람들과 잘 알고 있다는 식으로 믿는다. 예를 들면,

- 영적인 능력- 신, 마귀, 귀신, 천사, 예언자
- 왕족- 왕, 여왕, 공주, 황제(나폴레옹 등)
- 정치적- 본국이나 먼나라의 대통령 혹은 국무총리
- 과학자
- 의사, 특히 정신건강의학과 전문의
- 예술가
- 기업가(세계 100대 갑부, 그룹총수, 회장)

과대망상은 자존감과 관련된 주제와 연관된다는 근거들이 꽤 오랫동안 제기되어 왔으며 치료는 협력적 탐색작업을 해도 저항에 부딪칠 수 있다. 하지만, 재발성 과대망상 삽화 즉 조증 환자들에서 기저의 믿음은 적당히 긍정적으로 여겨지는 '특별해지는 것'과 보다 관련이 있지만, 일부에서 '가장 특별한 사람'이 되려다가 통제를 벗어나게 된다. 특히 어떤 성공을 이뤄냈을 때, 자신이 특별하다고 믿고, 기분이 들뜨는 것은 정상적인 인간의 심리라며 정상화하는 해석은 치료적일 수 있지만, 이것도 타인과 실험으로 검증될 필요가 있다. 우리가 만약 노벨상을 수여받는 일처럼 외부의 인정을 받게 되는 예외적 상황에서 특별하다고 느끼는 것은 당연하지만, 이것으로 조절력을 상실하지는 않을 것이다. 만약 조절력을 잃게 된다면, 우리 삶에 손해와 불편이 초래될 것이다.

> "나는 아주 특별한 사람이니까, 일반적인 규칙을 내게 적용할 수는 없어. 내가 원하는 만큼 돈을 쓸 수 있고, 내가 밟고 싶은 만큼 속도를 내서 운전할 수 있어. 모든 사람들이 나를 주목할 것이고, 내 얘기를 듣고 싶어 할 거야."

잘못된 행동을 비난하거나 통제하려는 시도들은 '흥, 이런 얼간이들이 나를 어떻게 알아보겠어'라는 생각이 들면서, 때로는 '선지자가 자기 고향과 자기 집 외에는 존경을 받지 않음이 없느니라'는 예수의 성경구절을 인용하면서, 어떤 제한도 받지 않고, 오히려 자신의 과대망상에 따라 행동하려고 할 것이다.

환자의 과대망상적 사고로 주변사람들에게 끼친 낙인화를 통해 환자는 부정적인 영향을 다시 받는다. 이 때 다뤄져야 할 주된 문제는 환자에 대한 전면적인 배척을 최소화할 수 있도록 자기 표현을 조정하는 방법에 관한 것이다. 이성적 논리는 망상적 믿음을 없애지는 못해도 유추적 연결이나 치료저항적 망상을 관리하는 다른 방법을 통해 기저의 문제를 다루는데 성공을 거둘 수 있다. 그런 믿음은 서서히 변할 수 있는데, 아직까지 과대망상에 대한 작업이 부정적인 영향을 주었다는 근거는 아직까지는 없고 그 반대의 경우는 있는 것 같다. 그런 과대망상이 환자를 타인과 고립시킬 수 있고, 역설적으로 거절로 인한 고통을 초래할 수 있다. 인지치료는 환자의 믿음을 점점 덜 침습적이고 덜 강박적이 되게 만들며, 행동변화를 통해서 타인과 어울릴 수 있도록 돕는다.

편집망상

편집망상은 조현병에서 가장 흔한 증상 중 하나이다. 주로 사람이나 단체 혹은 조직에 대해 편집증을 갖기 쉬우나 환자 자신을 제외한 모든 사람들을 향해 확대될 수 있다. 예를 들면,

- 경찰
- 정부, 우리나라 혹은 외국
- 정보보안기구 : 국가정보원(안기부), FBI, CIA 등
- 마약 판매조직: 깡패, 조폭, 마피아
- 이웃
- 가족
- 정신 건강 의료인
- 낯선 사람, 의심스러워 보이는 사람
- 그 밖에 누구나

편집망상은 외상과 관련되어 나타날 수 있지만, 편집증은 환자의 학대나 폭행에 책임있는 가해자에 대해서 아주 구체적으로 나타나기도 한다. 또한 약물로 유발된 결과이거나 다른 망상적 믿음의 결과로도 생길 수 있다. 예를 들면 '그들이 내 발명품을 훔치려한다'는 과대망상과 동반되어 나타나기도 한다. 관계망상이나 사고 전파(민감성 정신증)와 관련된 과민반응의 모습으로도 나타날 수 있다. 전자의 외상환자군에서, 편

집중은 환자가 처벌받을만하다는 믿음과 관련될 수 있다. (Chadwick[6]과 동료들이 언급한 '나쁜 나') 후자의 약물환자들은 자신을 자격이 없는 '불쌍한 나'로 여기는 반면에, 어느 쪽 입장에 따라 설득할 수 있는 중간입장을 취하는 것 같다.

치료의 주된 목표는 지나친 일반화 경향을 감소시키는 것이다. 이것은 환자에게 구체적이 되기를 요구하는 것을 의미한다. 예를 들어

"그 사람이나 회사에서 누가, 언제 그 이야기를 했습니까? 뭐 안 좋게 이야기한
  것이 있나요?"
"그들이 왜 그 일을 해야만 하죠?"

일어나고 있는 상황을 정확히 파악하고, 특정 인물이나 단체가 그 일을 하는 이유나 숨은 동기가 무엇인지를 확인하라. 환자와 함께 잠시 산책을 나가거나 창밖을 내다보거나 지나가는 특정 인물에 대해서 물어보는 것도 괜찮다.

"그들이 그 음모의 가담자들인가?"
"어떻게 그걸 알지요?"
"그것도 그들이 한 짓인가요?"
"인상착의는 어떤가요?"

이런 질문들은 환자가 외출할 때 자신들의 입장에 보다 비판적인 입장을 견지할 수 있도록 도움을 준다. 특별히 모든 사람들이 다 자신을 반대하지 않고 언제나 예외가 있음을 받아들이는데 있어서 중요하다.

환자가 정부기관이나 경찰이 자신의 뒤를 쫓고 있는 이유를 탐색해 보는 것은 자신의 망상 체계에서 개인적 의미를 분리시키는 시도가 될 수 있다는 점에서 치료적일 수 있다.

---

6. Chadwick, P., Birchwood, M., & Trower, P. (1996). *Cognitive therapy of voices, delusions and paranoia*, Chichester, UK: Wiley.

"그들이 왜 당신의 뒤를 쫓을까요?"

"당신의 뒤를 쫓고 있는 사람들이 몇 명 쯤 돼요? 그렇게 하려면 비용이 많이 들지 않을까요?"

"그것이 맞다면, 무엇을 할 수 있겠습니까?"

"그 정부부처에 민원을 제기했습니까?

"이것이 당신뿐만 아니라 다른 많은 사람들에게도 일어날 수 상황이라고 생각하세요?"

환자와 좋은 치료적 관계가 확립되어 있다면, 이런 탐색적 접근은 상당히 성공적일 수 있다. 물론 지속되는 망상에 필요한 기법이 사용될 수 있다. 환자가 호소하는 두려움에 대비해서 취할 수 있는 방어적인 방법들에 관해 논의할 수 있다. 개인경보기를 휴대하거나 문단속을 하는 등 안전의식을 증대시킬 수 있는 방법이 있지만, 이런 행위들이 도움이 되는지 혹은 이런 방법들로 인해 편집 망상이 강화되는지 확실하지 않다. 이 주제에 대한 분명한 증거들이 나올 때까지 환자가 원하는대로 탐색이 진행될 것이다.

종교망상

종교망상과 일반인들이 갖고 있는 종교적 신념을 구분하는 것은 쉽지 않다. 만약 도움을 줄 수 있는 영적, 문화적 집단의 사람들이 없거나 평가자가 남다른 문화적 배경을 가진 경우에 특히 더욱 어렵다. 일반적으로 종교적 신념은 이해할 수 있는 교훈이거나 도움이 되는 영적 가르침의 구체적인 해석일 수 있다. 종교망상은 어렵기는 해도 상호협력적이며 비판단적인 탐색이 문제의 사안을 분명히 가려줄 것이다.

환청에 대한 종교적 믿음 혹은 해석은 (예를 들면 선지자가 되는 것) 환청을 신의 메시지나 소리로 확신하는 경우라면 변화에 상당히 저항할 수 있다. 어떤 이는 다른 사람들 역시 그 분명한 소리를 들을 거라 기대하지만 (환청에 관해 10장을 참고) 환청이 항상 신 혹은 악령의 목소리로 늘 들리는 것은 아니다. 종교적 신념은 특별하고 비이성적으로 보이는 일들을 평가해 내기에 일반적인 이유를 적용하기는 어려운 면이 있다.

그러나, 종교적 믿음을 종교적 가르침과 비교하며 접근하는 것은 가능할 수 있다. 예를 들면, 목소리를 통해서 비난의 언어를 듣는 것은 인자한 신의 속성과는 대조를 이룬다는 것을 언급해 볼 수 있다. 물론 구약성서에서 나타나는 징계하는 신에 대해 환자가 잘 알고 있다면 이런 접근은 더욱 어려울 수 있다. (일반적으로 신약성서에서는 신이 사랑과 용서의 메시지로 대체되는 것을 아는 것이 돌파구일 수 있다.) 모든 증상 중에서, 기분에 따라 내용을 결정할 수 있고, 내용이 기분을 정할 수도 있다. 그래서 망상에 대한 작업뿐만 아니라 기분과 자존감에 대한 작업을 같이 하는 것이 더욱 성공적일 수 있다.

종교적 주제의 망상을 가진 환자는 직접적인 추론식 접근에는 상당히 저항을 보일 수 있지만 유추적 연결에는 반응을 할 수 있다. 전에 언급한 대로,

"다른 사람들이 당신을 예언자라고 믿는 게 당신에게 그토록 중요한 일입니까?"
"어떻게 해야 사람들이 그렇게 믿게 될까요?"

자존감이나 외로움 혹은 비슷한 주제가 일반적으로 나오고 나서 환자는 비로소 치료자에게 이런 문제를 직접적으로 논의하는 것을 허용해줄 수 있다.

괴이한 망상

극단적으로 보이는 망상(예를 들면, "내 몸 안에 외계인이 있어요")을 정확히 다루는 것은 초기 개입의 정도에 달려있다. 그것이 어떻게 가능한지 온전히 이해하는 것이 어렵지만 타당하거나 이해가능한 부분이 조금이라도 있다면, 이를 어떻게든 다루는 것이 중요하다. 환자와 치료적 관계가 잘 맺어져 있다면, 인상을 조금 찡그리는 질문으로 시작하는 것도 괜찮고 치료적일 수 있다.

"사실 제가 이해하기는 어렵네요. 외계인이라고 말하는 것을 조금 자세히 얘기해 주시겠습니까? 외계인이라고 느끼는 것은 아니구요?"

그렇다면 환자들은 이런 내용에 살을 붙여가며 설명해줄 것이다. 문자적으로 설명해주거나 아니면 자신만의 비유를 얘기할 수도 있다.

상세한 정보를 이끌어내는 것이 어려울 경우에는 다음과 같이 말하는 것이 안전하다.

"무시무시한 이야기로 들려요. 그런 느낌이죠?"

"아니면 다른 뭔가를 더 느끼는 건가요? 예를 들면 그 느낌에 화가 난다던가, 아니면 당신이 선택된 것에 자부심이 느껴지는 건가요?"

"그게 어떤 영향을 줄까요? 그게 당신이 하고 있는 일에 뭔가 방해가 되나요? 아니면 당신이 하고 싶지 않은 것을 하도록 만듭니까?"

"그게 언제부터였지요?"

"외계인이 몸안에 어떻게 들어갔나요?"

"그럼, 외계인은 뭘 먹고 삽니까?"

"외계인이 왜 그 안에 있는 겁니까? 원한다면 다시 떠날 수도 있는 건가요?"

"지금 외계인이 몸 안에 있다는 소견이 무엇인가요?"

"다른 사람들의 반응은 어땠어요? 그걸 아는 사람이 있어요? 누구한테 말한 적 있어요? 그들은 뭐라고 했나요? "

특별히 외계인, 뱀파이어 등이 나오는 괴이한 망상에서, 이것이 영화나 TV 프로그램과 연관이 있는지 확인하는 것이 중요하다. 사실 그런 경우가 많기 때문이다. 영화나 TV와의 연결점을 찾을 수 있을 때, 당신은 환자가 묘사하는 것을 이해할 수 있고, 환자는 당신이 그걸 이해한다고 느낄 수 있을 것이다. 그러면 환자의 마음에 의심의 씨앗을 뿌리고, 그 믿음과 효과적으로 작업하는 것을 시작할 수 있게 될 것이다. 아주 실감나게 만들어진 SF영화에서 나오는 구체적인 믿음이 괴이한 망상의 근원인 경우가 있다.

가령, 실리콘칩에 어떻게 전기가 공급되는지 확인해보라. 그게 가능하다면 실리콘칩이 어떻게 삽입되었는지 그런 시술의 절차를 설명하라고 해 보라. 예를 들면 반드시 시술전 동의절차가 필요했을 것이다. 누가 그런 일을 했겠는가? 불확실하다면, 국가정보원(안기부), CIA, 외계인, 이웃 사람 등 가능한 경우의 수를 놓고 논의해 볼만하다. 그들이 왜 그 일을 해야만 하는지? 그 일을 하면 어떤 이익이 생기는지? 시간이나 다른 자원이 어느 정도 드는지? 그런 관점을 확인하기 위해 무엇을 할 수 있는지 물어보라.

때때로 망상적 믿음은 불안의 신체증상으로 비롯되는 경우가 있다. 따끔거리는 증상이 과호흡증상과 함께 나타날 수 있고, 현기증과 통증도 동반할 수 있다. 이런 증상이 불안과 관련되었다는 것을 환자가 이해하지 못할 때, 증상에 대한 다른 해석을 찾아다닐 수 있다. 아마도 이것을 환자의 개인적 경험에 비추어 신체질환 즉 암이나 신경성 질환같은 큰 질병에 걸린 것으로 받아들일 수 있다. 신경성 질환은 다발성 경화증이나 치매 혹은 뇌종양으로 확대될 수도 있다. 환자의 불안을 이해하고 대안적 설명을 제공하는 것이야말로 일반적 불안을 관리하는 기술로서 매우 중요하다. 질병 정보가 담긴 유인물을 제공하는 것도 불안관리에 유용하다.

많은 망상적 믿음이 환청이나 다른 망상 특히 민감성 정신증이나 약물 관련 정신증과 동반되는 다른 증상들의 일부로 변하기도 한다. 일부 단일한 증상의 정신증(불안성 정신증처럼)은 이런 추론적 기법만으로는 다른 증상으로 변하지 않는다.

건강염려증적 망상

건강염려증적 망상은 여러 형태로 나타날 수 있다. 가장 흔한 것은 다음과 같은 형태이다.

- 신체의 일부가 기형이거나 못생겼다는 것(대부분 다른 사람의 의견과 정반대로)
- 자신에게 특별한 신체적 질환이 있다는 것
- 신체의 일부에 기능의 이상이 생겼다는 것
- 만성적 통증이 지속된다는 것
- 피부나 입이나 항문에서(여성들은 질에서) 악취가 난다는 것
- 피부 안쪽에 벌레가 기생하고 있다는 것
- 장내 기생충이 있다는 것

이런 건강염려증적 망상에 대한 개입은 사회적 욕구와 사회적 관계와 관련되어 광범위하고 포괄적인 관리 패키지로 제공할 필요가 있다. 건강염려증적 망상을 보이는 많은 사람들이 혼자 고립되기 쉬워 사회적 관계를 맺어나가는데 도움이 필요할 수 있지만, 그런 개입을 받아들이는 데에 상당한 저항이 따를 수 있다.

건강염려증적 사고에 적용할 수 있는 인지행동기법은 건강염려증적 망상 환자군에서도 꼭 적용해볼만하다. 더욱 괴이하고 확고히 자리 잡은 이런 증상에 대한 인지치료는 마찬가지로 구조적이며 협력적인 접근을 포함한다. 확고한 건강염려증적 망상환자에서 망상이 자신들이 신체적 증상을 상상하거나 만들어 낸 것으로 해석한다면, 초기 개입이 상당히 어렵고 난관에 부딪힐 수 있다. 스트레스로 인해서 생겼다는 식의 해석

도 마찬가지로 유용하지 않다. 치료반응은 더딜 수 있겠지만, 최소한 말을 아끼는 개입의 방법이 적절할 수 있겠다. 이런 증상을 보이는 많은 환자들이 정신건강의학과 의원에 가는 것을 단호히 거부하지만, 건강검진센터나 다른 종합병원에 가는 것은 꺼리지 않는다. 다른 과 의사나 간호사에게 설명을 듣는 것도 역시 도움이 될 수 있다. 소크라테스식 질문을 통해 환자 자신의 신체적 증상에 대한 믿음에 대해 선입견 없는 부드러운 접근과 탐색을 시도해 볼 수 있다. 다른 과 의사가 개입된 상황에서는 다음과 같이 말하는 것이 좋겠다.

> "지금 주치의가 저에게 당신을 협진의뢰해서 오게 됐습니다. 이게 어떤 분에게는 시간낭비일 수 있겠지만, 당신이 괴로워하는 문제가 뭔지 말씀해 주신다면 제가 가서 당신의 주치의와 상의해 보겠습니다."

치료는 말하자면 기생충의 피부내 잠입이나 신체적인 변화에 대한 걱정을 이해하는 것에 초점을 맞추고 이를 깨달아 알아가는 과정으로 이런 걱정이 생긴 과정과 현재 삶의 스트레스를 다룬다. 또한 기생충이나 신체적 변화로 해석하게 된 특정한 신체적 감각을 확인한다. 대안적 해석을 적용해 보자면, 환자가 제시한 설명이 가장 좋은데, 그런 감각이 생기는 구체적인 이유 등을 (특별히 불안증상은 아닌지) 탐색해 본다. 직접적인 논쟁이나 확실한 직면은 변화를 이끌어내기 힘들다. 하지만 부드러운 탐색은 초기개입을 원활하게 하고, 다른 중요한 영역의 문제가 나올 수 있는 데 필요한 관계 맺기를 허용한다. 가끔 그 믿음을 탐색하고 실험하기 위한 과제를 시도해 보도록 하는 것이 효과적일 수 있다. 앞서 언급한 치료저항 망상 치료에 성공적으로 사용된 기법이 유익할 수 있다. 탐색과 초기개입을 한 이후에는 믿음에 대한 유추적 연결을 통해 환자가 자신의 문제를 다음과 같이 잘 이해할 수 있다.

> "이런 증상 때문에 고통스럽다는 것을 잘 알고 있습니다."
> "당신의 인생에서 가장 힘들었던 점은 무엇인가요?"

필요하다면, 다음의 질문을 더 해 볼 수 있다.

"그 생각 때문에 실제로 아픈 겁니까? 아니면 조금 불편한가요?"

"일을 못하면 가족을 부양할 수 없고, 어머니께 용돈을 드리지 못해서 속상하신
 건가요?"

"지금 일어나는 일들이 부끄러운가요?"

"이것이 당신을 더 외롭게 만드나요?"

그런 후에 환자가 갖고 있는 개인적 문제들을 직접적으로 다룰 필요가 있다. 불편한
것이 원인이라면,

"물론 당신의 불편함을 아예 없애는 것은 힘들겠지만 당신이 잘 대처할 수 있는
 방법을 찾아볼 수 있도록 도움을 드릴 수 있을 것 같네요"라고 말할 수 있다.

사회적 고립에 대처하는 것은 사회적 지지망에 재편입되는 것을 도와주는 것이다.
처음에 망상적 사고에 집중하면서 그 의미를 다룬다면, 환자가 가끔은 타협형성에 가
까운 문제해결책을 받아들이게 된다. 믿음을 없애는 것보다는 증상으로 인한 불편감
과 장애를 줄이는 것에 목표를 두는 편이 낫다. 증상을 없애는 것은 기저의 욕구들이
다뤄진 이후에 시도할만하다.

후각망상

후각망상은 자신에게서 악취가 난다는 것인데 환자들에게서 꽤 흔하고 다른 망상
적 믿음과 유사하게 치료될 수 있다. 흔히 증상은 사회적 불안과 관계망상과 관련된
다. 관계망상은 자신에게서 냄새가 나기 때문에 사회적 상황에서 자신이 배척당할 것
으로 생각하는 것과 관련이 있다.

망상의 사례 도식화와 개입

● 종민(민감성 정신증)

종민이 경험한 망상적 믿음은 사고 전파와 수동성과 관련되었고 뒤에 나올 정신병
리 부분에서 다루었다(11장 참조).

● 영호(약물 관련 정신증)

영호에게 망상적 믿음이 많이 있었지만, 특히 그의 편집망상은 토론과 논쟁에 상당히 개방적인 태도를 보였다. 편집망상은 자주 유명세로 옮겨졌고 다른 증상으로 변하지 않았다. 영호가 가진 망상의 내용은 조금씩 바뀌었고 환청과 환각재현, 수동성과 같은 증상이 그를 좀 더 힘들게 했으며, 추가작업이 필요했다.

● 민정(외상성 정신증)

민정이 경험하는 환청을 다루는 작업에 집중했지만 환청에 대한 믿음은 계속 탐색될 만했다(환청에 대한 믿음은 특히 이웃이나 경찰, 귀신에 의해서 생긴다는 식으로 망상적 수준이었다). 민정은 무엇이 환청을 유발했는지 깊게 탐색할 정도는 못되었지만, 가해자로부터 기인한다고 믿었다. 그런 작업은 이전 사건과의 사례 도식화에 근거한 연결작업을 하게 했다. 즉 그녀가 아동기때 경험한 학대받은 사건들과 망상과 환청을 연결짓는 작업을 할 수 있었다. 자신의 팔이 '생체공학적 팔'이라고 믿는 것은 입원 이후로는 지속되지 않았지만, 다른 망상적 믿음이 잠깐 생기다가 없어지기도 했다. 민정이 다른 종류의 망상을 보였을 때는 '단순히 추론해보기'가 도움이 되었고 가끔씩 사고장애의 경향도 보였다. 이런 믿음을 체계적으로 논의했다.

● 종국(불안성 정신증)

종국에게 망상적 믿음에 대한 작업은 치료의 핵심이었다. 평가를 통해 문제에 접근하게 되면서 종국과의 끈끈한 협력관계가 형성되었고, 포괄적이고 협력적인 사례도식화를 할 수 있게 되었다. 그런 시기에 종국이 갖고 있는 믿음의 옳고 그름의 증거를 따져보았고, 직접적인 추론을 통해 믿음과 수집된 증거의 타당성을 탐색할 수 있었다. 일정한 대안적인 해석이 종국과 치료자에 의해서 제안되었지만 망상적 확신은 큰 변화가 없었다. 하지만, 원래 갖고 있었던 생각이 조금씩 변하기 시작했고 보호자들도 전반적으로 증상이 호전됨을 느낄 수 있었다. 추가적인 작업을 통해 대안적인 탐색을 고려하였고 실제적인 문제를 '기다리고 바라보기' 접근이 망상과 특정한 걱정을 연결시키는데 도움을 주었다. 예를 들면 "경찰에 체포될까봐 걱정이 많으신 것 같아요. 우리가 이런 상황에서 무엇을 해 볼 수가 있을까요?"라고 말하였다. 그리고 스키마 접근법도 효과적이었다.

10장

환청의 사례 도식화와 개입

환각은 '외부에서(즉 마음에서) 기원하는 것으로 인식되는 자동사고'라는 인지모델로 설명할 수 있다. 다시 말해, 스트레스성 사건 및 상황과 연결지어 외부화하는 경향이 이런 환각경험을 촉발시킨다. 환각은 역기능적인 해석(예: 악마의 목소리) 및 지나친 감정반응(욕설이나 비난하는 환청의 내용에 대해 환자가 보이는 심한 감정반응) 그리고 회피와 같은 안전행동에 의해서 유지된다. 환자의 환청은 환청을 재해석하는 작업과 환청의 내용에 맞서서 대응전략을 만들고, 환각은 자신에 관한 믿음을 반영한다는 것을 알려주는 작업을 통해 줄어들 수 있다.

환청

먼저 환각 경험의 특성과 영향을 정확히 파악하는 것이 아주 중요하다. "어떤 소리가 들립니까?", "제가 당신에게 말하는 것처럼 그렇게 들립니까? 아니면 누군가 당신에게 소리지르는 것 같습니까?" 감정반응이나 행동반응 및 문제양상과 촉발인자, 현재 대응방법, 관련된 생각 그리고 동반되어 떠오르는 이미지 같은 것을 부드럽게 탐색하고 이것을 기록한다. 환자 입장에서는 환청 경험에 대해서 이렇게 자세하게 기술하는 것은 아마도 처음일 것이다. 정확히 피드백을 받아서 다시 확인하고 정확한 문제양상의 합치된 의견을 일목요연하게 순서대로 요약한다. 그런 후 표 10.1처럼, 환자와 함께 상호의제를 설정하는 단계로 나아갈 수 있다.

표 10.1 **환청에 대한 치료작업**

환청의 정확한 양상과 관련된 증상을 분명히 파악한다.
환청을 듣는 환자의 해석을 재해석하는 작업을 하고, 실험을 통해 검증한다.
다른 가능한 설명이 있는 지 함께 고민해 보고, 실험을 통해서 검증한다.
환청의 촉발인자와 변동사항을 탐색하기 위해서 환청일기를 사용한다. 가능하다면, 주변환경에 간단한 변화를 주어라.
환청일기를 통해 대응 전략을 항목별로 체계적으로 검증해보고, 효과가 있는 것을 가려내라.
관련된 감정적 악화인자(불안, 분노, 좌절)를 줄이는 작업을 해라.
증상을 유지시키는 안전행동을 줄이는 작업을 해라.
합리적인 반응기법을 이용하여 관련된 외상을 다루고, 정상화하는 작업 및 노출기법을 적용하라.
관련된 스키마가 있는 지 정확히 파악하고 환청을 유지시키는 역기능적인 스키마를 다루라.
사례관리자와 함께 추가회기를 가지거나 작업의 숙련도를 위해 지도감독을 받으라.

환자는 환청을 듣는 다른 사람들의 이야기를 듣고 상당한 도움을 얻을 수 있다. 환청 집단치료나 자조그룹이 있다면, 참여해서 정보를 얻고, 나 혼자만이 이런 증상을 경험하는 것이 아니라는 점을 알고 나면 위로와 안도감을 얻고 증상을 조절할 수 있는 다양한 시도를 하게 될 수 있다.

우선 환청을 경험하는 환자의 인지모델은 체계적이고 비직면적인 방식으로 항상 다뤄져야 한다. 사람들은 보통 "뭔가 이상해요"라며 별다른 해석을 하지 않거나 "사탄의 목소리가 들려요", "외계인이 날 납치하려고 대화하는 것 같아요", "내 머릿속에 전극을 꼽고 뇌파로 날 조종해요"라며 증상을 악화시키는 해석을 한다. 치료자의 도움으로 스스로 깨달아 알아가는 과정과 추가적인 현실세계의 경험을 통해 인지모델을 다시 세워보고, 확신의 정도를 숫자로 적어보게 할 수 있다(예: '신의 계시다': 확신의 정도 90%) 일부 다른 모델도 비슷한 방식으로 적용해 볼 수 있다(예: 스트레스로 인한 것이다: 확신의 정도: 20%) 치료회기 도중에 환청이 들린다면, 환자와 치료자는 환청의 전달방식과 함께 다양한 그럴듯한 해석을 내려볼 수 있다. 아마도 환자는 전에 재해석 과정을 경험해 보지 못했을 것이다(표 10.2).

표 10.2 **환청의 재해석**

- 어떤 현상인지를 논의하라: 분명 착각도 아니고 관계망상도 아님을 확인해라.
  - "제가 지금 이야기하는 것처럼 누군가가 당신에게 이야기하는 것 같나요?"
- 환청의 독특한 특성을 탐색하라.
  - "아무나 그 소리를 들을 수 있나요?"
  - "부모님이나 친구들은 못 듣나요?"
  - 필요하다면 확인해라.
    - 다른 사람과 함께 확인하라.
    - 환자 혼자 있을 때만 들린다면, 그 때 녹음을 해보도록 한다.
- 환청의 근원이 되는 믿음을 발견해라.
  - "왜 다른 사람들이 그 소리를 들을 수 없을 거라 생각하세요?"
- 환청의 근원이 되는 믿음을 논의하라.
  - 할 수 있다면, 망상의 기법을 사용해라. (예; 만약 FBI가 개인에 맞춘 음파를 만들어내는 기계가 있다고 답한다면)
  - 환자가 "그게 어떻게 되는지는 잘 몰라요"라고 답하면, 의심을 좀 더 탐색하라.
- 대안을 찾아보라.
  - "조현병일 수 있어요"이것에 대한 의미를 환자와 함께 논의하라.
  - 정상화하는 대안적 설명을 이끌어내라: 결핍상태나 다른 스트레스가 심한 환경(예: 애도, 인질, 꿈, 외상후 스트레스장애)
- 목표는 환청이 자기 자신의 생각이라는 가능성을 고려하도록 하는 데 있다.
- 환자가 "제 생각은 절대 아니고, 누군가의 목소리이다"라고 할 때에는, 이런 경험을 다음의 것과 연결시켜 보라.
  - 꿈이나 '생생한 악몽'(꿈을 꿀 때 꿈속에서 다른 사람들이 말하는 것을 들을 수 있는 것처럼, 그것은 마음속으로 들리는 것이 아니겠는가? 마찬가지로 환청도 "꿈꾸는 상태와 같다")
  - 감정적으로 풍부한 기억들-기억 속에 아로새겨져서 쉽게 회상하거나 떠오를 수 있는 사건이나 외상
  - 감각박탈상태
  - 정상적 환각경험: 입면 전 환각, 입면 후 환각, 애도 등
  - 다른 이들의 경험에 대한 묘사
    - 환청의 자조그룹
    - 영상이나 유인물 자료

특히 환청의 근원과 특성이 불확실하다면 환청을 녹음해보는 것도 시도해볼만하다. 그러면 다른 사람들은 이런 불쾌한 목소리가 들리지 않는다는 것을 아는 것만으로도 상당한 위안이 되지만, 환자는 자신이 미쳐가고 있는 것은 아닌지 정말 조현병을 앓고 있는 건지 처음으로 의문을 품기 시작한다. 이런 고민은 시간을 따로 내서 다루는 것이 좋다.(부록 4. '환청을 이해하기' 참조) 환자가 이런 주제를 현실적으로 다루

게 될 때 우울해질 수 있다. 또한 친구나 의료진과 같은 신뢰할 수 있는 주변 사람들도 환청이 들리는지 확인해봄으로써 대안적 해석을 고민하게 된다.

이 시점에 환자에게 환청을 기록하는 환청일기를 일주일간 써보는 것을 권유해볼 수 있다. 다음 한주간이 아니더라도 지난 일주일간의 경험을 상세하게 기록해보는 것도 비슷한 효과를 거둘 수 있다. 환자는 환청의 강도와 감정반응 그리고 직면했던 다른 상황과 관련해서 해 봤던 다른 대응방법을 일지에 기록한다. 환청과 관련해서 다양한 경험들이 반영될 수 있는데, 스트레스의 정도, 감정반응, 사고와 기억, 고립감의 정도와 사회화, 그리고 투입되는 활동 등과 같은 요소다. 다음 치료회기 동안 스스로 깨우치는 방법을 통해서 이런 관련성을 이해하며 과거 대응전략의 효과를 탐색해 볼 수 있다. 환청에 대한 강력한 정서적 반응이 나오는 지점에서 합리적으로 반응하거나 좌절이나 분노와 불안의 정도를 감소시키는 행동적 접근이 환청과 동반된 불편감을 줄이는데 효과적이다.

치료자: 윤하(Allan), 오늘은 어떤 환청이 들리던가요?

윤하: 나한테 끔찍한 소리를 하더라구요.

치료자: 스트레스가 있을 때 무섭고 이상한 생각을 할 수 있어요. 하지만 많은 사람들이 그걸 스트레스 때문이라 여기고 그런 속상함을 덜어내려고 하죠(정상화해석하기 시도).

윤하: 환청이 계속해서 제가 '아동성추행범이다'(억울하고 당황스러워하며) 라고 말하는데, 저는 전혀 그런 짓을 한 적이 없었다구요(상심하고, 괴로워하며).

치료자: 그게 누구나 심한 스트레스를 받을 때 생길 수 있는 불쾌한 생각일 수 있어요. 우리 마음이 심한 압박감이 들 때 나오는 신호같은 거예요. 하지만 사람들은 아주 불쾌한 생각이 들어도 거의 그런 생각들을 행동으로 옮기지는 않아요. 그리고 보통은 대수롭지 않게 여기려고 하죠.

윤하: 그럼, 저는 변태성욕자는 아닌 거죠?

치료자: 네, 떠오르는 끔찍한 생각을 계속하면서 겁먹지 않으려 해봅시다. 그냥 생각일 뿐이라고 생각합시다. 당신이 잘못된 행동을 한 것은 아니잖아요. 그냥 무슨 일이 생기는 지 관찰합시다.

환자는 자신의 생각을 완벽히 통제할 수 없고, 특히 스트레스를 받을 때는 그런 이상한 생각이 들 수도 있다고 여기면서, 자신의 불쾌한 환청에 훨씬 편안함을 느끼면서 대처하게 된다. 윤하는 '여자친구와 있을 때 아주 행복했다'는 목소리에 부드러우면서 합리적으로 반응했고 그가 스트레스를 덜 받을 때 무서운 생각이 진정되는 것을 알게 되었다.

어떤 환자는 환청 경험에 대해 매우 수동적이며, 무관심해 하는 접근을 한다. 그들은 상당히 물러나 있으면서 환청에 어떤 반응도 하지 않으며, 시도할 수 있는 대응전략도 포기한 채 환청에 대한 분노 감정을 피하려고 한다. 하지만 사실 그들은 자주 환청경험에 겁먹은 채로 우울감에 빠진다. 이런 환자들조차도 환청에 직면하는 실험적 접근을 하면 증상의 호전이 올 수 있는데, 그것은 환청이 자신에게 말하는 내용에 대해 '과연 그럴까?'라며 의문을 품게 하는 것이다. 자신의 대응전략을 실제 해보고, 각 접근별로 효과를 일지에 적기 시작하면서, 환자는 과거에 성공했었던 모든 대응전략을 강구할 수 있는 역량을 갖게 된다. 하지만 증상으로 인한 고통을 줄여주는 일부 증상적 접근은 사회적 위축이나 약물이나 알코올 남용을 초래해 장기적으로 사회적응에 어려움을 초래할 수 있다. 대안적인 전략을 가능한 한가지씩 시도해봄으로써 어떤 것이 효과적인지를 파악할 수 있다. 표 10.3에 대응전략의 예를 소개했다.

이들 전략을 처음에 시도해보면, 경우에 따라 환청이 좀 더 심해지는 쪽으로 진행될 수도 있다. 하지만 이들 중 효과적인 것이 무엇인지 알 수 있을 때까지 체계적으로 다른 전략을 시도해 볼만하다. 예시에 나와 있는 대로 음악을 듣거나 취미생활을 하거나 그리고 '이성적으로 반응하기'기법을 써 볼 수 있다. 사례 도식화를 보충하는 것도 도움이 된다.

수현(Phenny)의 주 문제는 폭력적인 환청을 듣는 것이다. 환청은 노인과 강압적으로 성관계를 하게 된 이후로부터 들리기 시작했고, 그녀는 자기주장을 거의 하지 못했다. 그 노인은 그녀에게 물리적인 폭력을 행사했을 뿐 아니라 그녀를 감정적으로 함부로 대했다. 수현은 '여성의 쉼터'에 들어가고 나서야 그의 곁을 벗어날 수 있었다. 그녀는 환청이 성폭력과 관련된 자신의 생각이라는 것을 아주 빨리 이해하기 시작했지만, 환청에 적당한 대응전략을 찾아내는 것은 어려워했다. 처음에는 '나는 나쁜 사람이 아니다'라는 단순하고, 훨씬 반복적인 자기주장적 진술

표 10.3 환청에 대한 대응전략

행동조절
- 예를 들어: 따뜻한 물로 목욕하고 산책을 하거나 다른 운동을 하기: 음악을 들으며 이완운동을 하거나 클래식이나 록음악을 들으며 조용한 곳에 머무르기

사회화
- 환청이 들리면 친구, 낮병원 치료자, 믿을 수 있는 주변사람에게 말하는데, 이 때 그 환청을 들을 수 있는 사람은 아무도 없다는 것을 상기한다.

정신건강의학과 진료
- 예를 들어, 약물치료나 정신건강복지센터의 치료진을 만나기

증상에 따른 행동(추천하지 않음!)
- 예를 들어, 만취할 때까지 술을 먹거나, 경찰관을 때리거나, 환청에 소리치기

인지적 조절
- 주의분산: 예를 들어, 컴퓨터 게임하기, TV보기, 음악듣기, 십자말 풀기, 취미활동하기, 평상시 하는 것과는 다른 것을 하기, 명상기법, 기도, 묵상, 소리 내지 않고 나지막하게 말하기, 콧노래 부르기
- 집중하기: 예를 들어, 환청을 그대로 놓아두고 이완해보기
- 합리적으로 반응하기
  - 환청의 내용에 대해 불안, 분노를 줄이는 반응을 사용하기
  - 조절능력을 보여주기 위해 환청을 유발하는 뭔가를 해보고, 이때 환청을 조절하는 것을 시연한 인지치료장면 녹음을 들려주기
  - 정상화하는 해석을 한다. 예를 들면, '조현병이 말썽을 부리고 있다'는 식으로
  - 환청의 전지/전능한 속성과 싸워라. 자신에게 환청이 들린다고 해도 행동화하지 않을 것이며, 따라갈 필요가 없다는 것을 상기시키기
  - 환청에 대한 대화록을 작성해보고, 환청에 대해 자기 주장을 해보기

문을 이용해 환청에 대응하기 시작했고, 마침내 그녀가 좀더 자신감을 찾았고 환청에게 '증거를 대보라'고 따질 수 있을 정도로 발전했다.

환자가 환청에 관해 취할 수 있는 태도는 환청으로 인한 불편감에 따라 달라진다. 자신을 전지전능한 힘을 갖고 있는 능력자에 의해 괴롭힘 당하는 보잘 것 없는 희생자라는 생각은 보통 환자에게 심한 불편감 및 무력감을 불러일으킨다. 환자가 환청에 대한 자신의 믿음(스키마) 즉 '나는 아무런 힘이 없다'를 언급한 이후에, 다음과 같은 접근법을 부드럽게 사용할 수 있다.

- 환청이 말하는 것과 관련된 증거를 나열하기
- 환청이 기능저하를 초래하는 방식에 대해 작업하기(공황 혹은 회피증상을 유발하기)
- 환청과 강박증상의 연관성을 정상적인 경험과 연속선상의 경험을 통해 설명하기
- 스스로 깨우치는 방식(예; 공포스런 목소리와 상황 혹은 무서운 개인에 대한 장면을 상상하게 한 뒤 재작업하기)
- 역할연기(환자가 환청의 입장을 연기하고, 치료자는 거기에 맞게 반응하기 그리고 나서 역할을 바꿔서 하기)
- 스키마에 대항하는 역할(처음에는 회기내에서 모델링, 예) 환자가 '쓸모 없다'는 환청이 들릴 때, 본인이 잘하는 것을 보여주는 것)

비직면적인 방법이 초기에 사용된다. 핵심적인 스키마가 갖고 있는 비적응적 기능이 호전되면, 예를 들면 '나는 가끔 환청을 조절할 수 있다'는 식으로 변화가 있다면, 핵심 주제를 갖고 환청의 내용에 대한 유추적 연결을 시도할 수 있을 것이다. 예를 들면:

호진(Karl): 귀에서 소리가 들려요 '그것도 못하면서, 또 실패할거야. 늘 그래왔으니까'
치료자: 설령 그 과제를 못한다고 칩시다. 그것이 당신에게 어떤 의미이죠?
호진: 시작할 가치조차 없다는 겁니다.
치료자: 그래요, 그 일을 시작조차 하지 못한다면요?
호진: 전 아무짝에도 쓸모없다는 의미겠죠.

호진은 자신의 가치가 오직 자신이 한 일의 성취에서만 나온다고 믿었는데 그의 인생에서 여러 일들이 실패하자, 환청이 이 주제를 언급했던 것이다. 이 사례에서 그렇다고 믿은 근거들을 나열해보고, 연속선상에서 상황을 바라보고, 관련된 긍정적인 보고들을 살펴보면 기저의 보상적인 스키마의 변화를 줄 수 있다. 그리고 다른 성격 영역과 관련되어 자신의 강점에 대한 가치를 인식하게 될 것이다(친근함, 충성스러움, 솔직함, 유머 등). 사례 도식화에 근거한 스키마 작업은 환청 작업에 간접적으로 도움이 되고 특히 외상적 환청에 대한 작업에 효과적이다.

다른 환각

환시, 환촉, 신체환각은 조현병과 관련되어 생길 수 있다. 환시는 주로 '환각재현'의 형태로 오거나 외상성 정신증의 특정 사건과 관련되지만, 괴이한 내용일 수 있다. 이를테면 만화캐릭터나 생생한 이미지로 나오거나 무의미한 형태나 장면이나 눈속 부유물 쯤으로 오인될 수 있다. 환시는 환청보다 순식간에 경험되어 불편감이 덜할 수 있지만, 관련 내용이나 기분에 따라 다르게 나타난다.

환시에 대한 치료작업은 환청과 유사하다. 환시 현상에 대한 정확한 정의를 내리고, 관찰한 것을 일기에 적어본다. 그리고 그 환자가 내린 개인적 의미를 통해 환시를 이해하고 관련된 특징을 찾기 위해서 상호협력적인 탐색을 하며, 상세한 되살리기를 해본다. 가능하다면 사례 도식화에 기반한 접근법이 도움이 된다. 환시는 약물관련 정신증에서 상당히 흔하며, 약물 유발 사건으로 재해석하면 환자가 납득하기 쉽다. 이것은 13장에서 논의할 예정이다. 사례 도식화는 이런 의미와 관련된 증상을 이해하기 위해서 필요하다(표 10.4).

> 윤하(Allan)는 15세에 자살사고와 환각, 그리고 온몸이 마비되는 것 같은 느낌, 그리고 공황증상과 관련된 과민반응을 주소로 내원하였다. 윤하의 유년기 시절은 평범했지만 학창시절에 날라리들과 어울리며, 부모와 사이가 멀어졌으며 환각마약인 암페타민을 복용하기 시작했다. 어느 주말에 그는 이상한 경험을 했는데, 외계인이 자신을 빙빙 둘러싸고 자기 몸안으로 들어오는 환시를 경험했으며

표 10.4 **환시**

- 환시
  - 특정 사건이 다시 보이는 '환각재현' 형태를 취한다. 외상성 정신증과 약물유발 정신증에서 보인다.
  - 괴이할 수 있지만 무의미하게 보일 수도 있다.
  - 오인식이 있을 수 있다.
  - 짧은 순간 경험되어 불편감이 덜할 수 있다.(물론 내용에 따라 다르다)
- 치료 관련하여
  - 경험하는 환시의 정확한 정의를 내려본다.
  - 일기를 써보거나 혹은 상세하게 되살리기를 해본다.
  - 환시의 의미를 탐색해본다.
  - 의미를 이해하기 위해 사례도식화에 기반한 접근법을 사용하라.

심한 편집증이 생겼다. 자기가 마약을 훔쳐서 조선족 3인방이 자신을 뒤쫓고 있다고 했다. 이런 일이 있은 후 윤하는 입원하게 되었고 이후로도 증상이 지속되었다. 사례 도식화를 통해서 자신의 원삽화를 바라볼 수 있게 되었고 현재 증상과 비슷한 점을 이해할 수 있게 되었다. 이후로 그는 자신이 위협받고 있다는 생각을 하기 보다 자신의 증상은 약물로 인한 불쾌한 체험 즉 '환각재현' 때문인 것으로 이해할 수 있었다.

신체적 환각과 환촉은 조현병에서 쉽게 경험되는 증상으로 상당히 고통스럽다. 이런 감각은 대개 누군가가 성적으로 은밀한 부위를 만지는 느낌으로 경험되고 이전에 성폭행 경험과 흔히 관련된다. 신체의 일부가 내 몸의 일부가 아닌 것처럼 느껴지기도 하고, 외계인이 자신의 몸으로 들어오는 것 같은 믿음으로 발전될 수 있다. 신체적 환각에 대한 적절한 대처방식은 이런 현상의 정확한 특성을 이해하는 것으로부터 시작된다. 정확히 느껴지는 것은 구체적으로 어떤 감각인지? 불편감이나 통증, 만져지는 느낌 혹은 운동감각인지? 구분해 보는 것이다. 이런 느낌은 어떤 이에게는 상당히 낯설지만, 때로 정상적인 신체기능과 관련된 느낌으로 나타날 수 있음을 논의해볼 수 있다. 신체가 어떻게 작동되는지에 대한 이해를 통해서 대안적인 설명을 할 수 있고, 왜 이런 느낌이 생겼는지에 대해 상호협력적인 탐색을 한다(표10.5). 가끔 이것은 신체적 변화와 건강염려증적인 생각과 연관되어 우울증적 망상으로 나올 수 있고, 각각에 대해 적절한 치료적 접근을 해볼 수 있다.

표 10.5 신체적 환각과 환촉

- 이런 환각의 존재와 빈도에 대해 자세한 정보를 이끌어내기
- 환각특징에 대한 논의하기(주로 성적인 것인지 건강염려증적인 특징인지)
- 기전을 논의하기:
  - 누가 이런 일을 한다고 생각하는지? 그렇다면 어떤 식으로 하고 있는지?
  - 누군가가 당신을 만지거나 성폭행을 했다면, 다른 누군가가 이런 것을 볼 수 있지 않았을까?
  - 다른 가능한 방법이 있는가- 광선, 전기 혹은 마그네슘 혹은 스트레스 등?
- 다른 가능한 설명을 할 수 있는지 탐색해 보라(예: 환자가 부끄러워하는 성적인 느낌이 있는지, 끊고 싶어하는 어떤 느낌이 있는지).
- 관련된 망상에 대해서 작업하기 (9장을 참조)

환청의 사례 도식화와 개입

● 종민(민감성 정신증)

종민에게는 환시와 환청이 있었다. 민감성 정신증에서 흔한 것처럼, 이런 증상들 중 어떤 것도 특별히 감정적인 불편함을 초래하지 않고 회피나 안전행동의 증거도 전혀 없었다. 증상은 거의 혼돈스럽다거나 설명하기 어려운 것으로 표현했다. 막연하고, 빙빙도는 환시는 사고 전파와 같은 망상과 결부되었고, 당시에 가장 고통스런 증상으로 보였다. 이런 환시는 경험자체에 대한 비평적이고 협력적인 탐색을 통해 반응할 수 있다. 부록 5.4에 있는 환청일기와 유사한 환각 일지를 사용하면 환각자체에 대한 관련된 유발인자를 확인할 수 있고, 환각 자체에 대한 구체적인 조사도 해볼 수 있다. 대안적인 해석을 해 볼 수 있다면 환각자체와 불안감을 감소시킬 것이다. 이런 활동은 숙제를 하면서 체계적으로 해 볼 수 있다. 환시에 대한 개입은 3~4회 기 이상 진행될 수 있다.

종민의 환청은 사고 전파의 망상과 관련된 사고 반향의 형태를 취했다. 이런 고통스런 증상은 수치심, 당황스러움과 사회적 위축을 초래하며 음성 증상을 종종 악화시킨다. 환청이 어디서 유래하는지에 대해 비평적이며 협력적인 탐색을 하다보면 환청의 기전에 대해 논의를 하게 된다. 텔레파시 이야기가 나오면, 관련된 근거가 무엇인지에 대해 생각해 볼만하다(부록 4의 '환청을 이해하기' 참조). 사고 반향이 회기중간에 생기면, 녹음기를 사용해보도록 한다. 환청일기가 환청경험의 변동유무와 나열된 대응전략의 효과를 평가하기 위해서 필요하다. 사고 반향은 합리적으로 반응하기 기법에 효과가 좋다. 이 기법을 통해 사고와 관련된 스트레스를 탐색하고, 인지왜곡을 확인할 수 있다. 합리적 반응을 대처카드에 미리 적어놓는다. 앞서 언급한 기법을 사용해서 우리는 환시와 사고 반향에도 상당한 호전을 기대해 볼 수 있다. 잘 배운다면 이런 기법은 잘 잊혀지지 않고, 적용해 볼 수 있을 것이고, 그 결과 치료효과가 상당히 지속된다.

● 영호(약물 관련 정신증)

영호의 환청은 훨씬 더 고난이도의 문제였다. 사례 도식화를 확실히 알고 난 이후에야 가장 효과적인 기법을 적용할 수 있었다. 환청은 자신의 생각을 반복적으로 떠올리게 하며, 과거에 했었던 난폭한 행동을 유발했기에 환청을 겪는 영호는 자해와 타해의 위험이 있었다. 불법남용약물을 줄이기 위한 동기부여적 상담법이 적용되었고 여러 대처기법들이 적용되었다. 여러 기법들을 체계적으로 적용하고 대처기술을 향상시키는 것이 치료의 관건이었다. 각 회기 초반에 현재 위험도를 탐색하고 적어보게 했다. 영호의 사례처럼 합리적 반응기법을 사용해서 치료과제를 성공적으로 달성할 수 있었다. 지시환청에 대한 작업은 이 단원에 초반부에 제시한 이미지를 사용한 노출방법을 통해서 해볼 수 있다. 이 작업은 정상화 해석과 관련된다. 강박적 사고는 스트레스 시기에는 정상적일 수 있고 불안과 분노를 높이지 않고도 잘 다룬다면, 그 혼란을 줄일 수 있다. 자신의 사례 도식화를 보고 난 후, 영호는 어떤 스키마가 자신의 환청을 유지하게 했는지 깨닫게 되었다. 스키마 수준의 작업은 이런 경우 증상 호전을 유지하는 데 있어 유용하다. 환자가 인격장애가 있다면, 적절한 예비검사를 한 후 스키마 수준의 작업을 해볼 수 있을 것이다. 이 경우가 사실 인지치료에 있어 지도감독이 요구되는 경우라 할 수 있고, 반복되는 위험도에 관한 평가와 다학제적인 상호협력이 도움이 된다.

● 민정(외상성 정신증)

민정의 환청은 상당히 달랐고 훨씬 어려웠다. 내용과 형식에서 환청이 근친상간적 폭행에 대한 환각재현과 유사했고, 청결함, 성매매, 그리고 비난에 대한 주제를 가졌다. 연상되는 시각적 이미지는 민정의 오빠가 이전의 몹쓸 행동을 하도록 강요하는 것이었다. '생체공학으로 만들어진 팔'이란 그런 용납될 수 없는 행동이 그녀의 오빠가 성매매를 강요하는 것과 관련되어 그런 심리를 설명하는 방식으로 이해되었다. 여기서 환청에 대한 작업은 환청의 내용과 관련된 왜곡된 이미지를 다루는 것이었고, 그녀는 점차적으로 자신이 받은 상처와 폭력에 대해서 털어놓을 수 있게 되었다. 개인 녹음기를 사용해서 합리적으로 반응하기와 환청에 대한 점진적인 노출이 반응차단을 통해 일부나마 증상을 조절할 수 있다는 자신감을 갖게 했다. 그런 후, 항정신병 약물을 같이 병행하면서 성공적으로 재활을 시도할 수 있었다. 분명한 사례도식화를 위해서는 상당한 수준의 지지가 필요했고 적어도 약 30회기 이상의 자신감 증진 훈련이 이런 만성적인 사례를 호전시키는데 있어서 필요했다. 인치치료를 받은 후 상당히 호전된 상태를 유지했고, 입원비용을 상당히 줄였다는 측면에서 인지치료는 비용대비 효과적이라고 할만했다.

● 종국(불안성 정신증)

종국이 경험했던 유일한 환각은 입원 첫 며칠동안에만 일어났다. 종국의 불안은 망상체계가 잡혀지기 전까지는 상당히 심했다. 그런 급성기 환각증은 수면박탈로 인한 경우를 예로 들면서 정상화해석으로 설명할 수 있었고 합리적으로 반응하기를 통해 불안을 줄였다. 지속적인 이완요법과 함께 대응전략을 논의해보고 환청과 관련된 적절한 정보를 제공하였다. 사례 도식화를 적어보는데 환청의 내용이 상당히 유용했는데 환청은 과거의 핵심적인 사건뿐 아니라 기저의 스키마와 관련있었기 때문이다.

사고 방해, 수동 현상과 형식적 사고장애

사고 방해와 수동 현상은 망상과 같은 사고내용 장애의 구체적인 형태로서 자신의 관점에서 망상을 합리화하는 과정에서 생기는 것으로 이해되고 있다. 형식적 사고장애는 생각을 표현하는 방식의 어려움을 포함한다.

사고 방해

사고 방해는 자신을 둘러싼 환경에 대해 지나치게 예민한 사람들에게 흔히 나타나는 문제다. 사고 방해는 흔히 관계망상과 같이 나타난다. 사람들이 자신에 대해 험담을 한다거나 자신이 지금 무슨 생각을 하는지를 알고 있다는 것은 상당히 침습적이며 불쾌한 경험이다. 특히 사고 전파는 환자가 가장 힘들어 하는 문제다. 사고 전파의 증상을 갖고 있는 환자는 자신의 생각을 다른 사람들이 잘 알고 있고, 그것을 자신이 도무지 어떻게 해 볼 수 없다고 믿는다. 이런 상황에서 환자들은 그런 생각을 하지 않으려 하거나, 적어도 자신의 생각을 남들이 보기에 깨끗하거나 흠없이 유지하려고 하는데, 그러기란 상당히 힘들고 어려운 일이다.

사고 방해를 이해하기 위해서는 망상적 믿음을 다룰 때처럼, 이런 증상이 처음 생겼던 때로 돌아가는 것이 필요하다. 하지만 사고 방해라는 특성이 당황스럽기 때문에, 환자는 치료적인 관계가 맺어지기도 전에 이를 교정하려는 치료자의 시도를 좌절하게 만든다. 하지만, 환자의 생각과 최근에 생긴 사건을 분석하고 확인해본다면, 이런 특정 증상을 다루는 시도에 상당한 결실을 맺을 수 있다.

"그게 최근에 생겼나요?"

"그때 어디에 계셨죠?"

"무슨 사건인지 정확히 설명해 주실 수 있나요?"

환자로부터 계속해서 정보를 이끌어내는 것이 중요하다.

"누가 당신의 생각을 알아챘다고 생각했나요?"

"그들이 왜 그걸 알아챘다고 생각했죠?"

"그 시간에 당신은 무슨 생각을 하고 있었습니까?"

환자가 대답하기를 주저한다면, 다음의 질문을 해볼 수 있다.

"당신의 생각을 일일이 다 확인할 필요는 없겠지만, 불쾌했거나 약간 일상적인
생각이었나요?"

치료자가 여러 가능한 상황에 대한 예시들을 떠올려 보는 동안에 예상 가능한 결과
를 탐색해볼 만하다.

"이런 생각이 실제로 현실에서 벌어졌나요?"

"당신은 왜 그게 일어날 것 같다고 생각했나요?"

"그 시기에 당신 인생에서 어떤 중요한 사건이 있었나요?"

환자가 스트레스를 받았는지 치료자가 직접 질문해 볼 수 있다. 하지만 환자의 망상
적 확신이 아주 강하다면, 이런 질문은 치료자가 환자를 믿지 않는다는 것으로 여겨질
수도 있다. 환자가 스트레스와 별로 관련이 없다는 식으로 대답하면, 너무 구체적으로
질문하지 않는 것이 더 낫다. 하지만, 대개는 "이런 일에 어떤 반복되는 패턴이 있지 않
습니까?"라며 물어보는 것은 나쁘지 않다. 가끔 어떤 특정한 패턴이 있을 수도 있지만
없을 수도 있다. 부록 5에 제시된 일기를 소개하는 기회가 될 수 있고, 부록 4에 있는
'다른 사람의 생각을 이해하기'란 유인물을 일기와 함께 나눠주면서, 치료자가 유용하

다고 여기는 기법을 사용해 볼 수 있겠다.

치료자가 한두 가지 특정한 사건을 확인하고, 환자가 그것을 어떻게 이해했는지를 검토한다면, 사건의 의미를 탐색하는 것이 좀 더 수월해진다. 환자의 생각을 알고 있다고 믿는 특정인에 의해서 부각되는 행동이 있을 수 있다. 예를 들면, 환자의 생각을 알고 있다고 여겨지는 사람이 환자에 대해 웃거나 쳐다보거나 그들에게 뭔가를 말하거나 누군가에게 이야기한다는 것은 라디오나 TV를 통해 이 모든 것이 전파된다는 환자의 생각과 어떤 방식이든 관련될 수 있다. 증상이 좀 더 심각해진다면, 환자는 환각, 사고반향과 자신의 생각에 이러쿵저러쿵 논평하는 환각을 경험할 것이다. 이것은 환자가 자신의 생각을 다른 사람들이 생각하는 것처럼 귀인해서 해석하는 것이다. 이것을 구분하는 것은 쉽지 않지만, 환자가 자신에게 들린다고 믿는 증상에 치료자가 고심하며 집중하며 다가가는 순간이 대개는 치료가 시작되는 시점이다.

환자와 함께 자신의 생각이 전파되고 있다는 믿음을 주제로 작업을 시작한다면, 자신의 행동을 관찰하게 하는 일만으로 그 믿음이 타당한 것인지 확인시키기에 충분하다. 치료적인 목표는 환자가 자신의 생각이 전파된다는 것에 대안적 생각을 고려하도록 하는 것이다. 예를 들면 다음과 같이 질문해 볼 수 있다.

"그 일을 다른 방식으로 이해해 볼 수 있지 않을까요?"
"그들이 사실 다른 사람을 보고 웃은 것은 아닐까요? 아니면, "그 사람들 중 한명
이 우스갯소리를 해서 웃은 것은 아닐까요?"(대개 이것도 확신을 주지는 못한다)

그런 일이 어떤 식으로 생겼는지를 주제를 바꿔서 논의하다보면, 환자가 다른 가능성에 대해서도 고려해 볼 수 있는 계기가 마련될 수 있다.

"그들이 어떻게 당신이 하는 생각을 알 수 있을까요?"

환자들이 내리는 해석은 애매할 수 있지만, 가끔 음모로 여겨지는 전반적인 믿음을 표현할 수 있고, 그러지 않을 수도 있다. '독심술'은 다른 모든 사람들도 하고 있는 정상적인 것으로 여기기도 한다. 물론 환자는 그렇게 생각하지 않을 수 있고, 자신의 생각을 알 수 있는 선택된 사람이 존재한다고 믿는다. 그들은 아마도 비밀 요원들이거나

마녀 같은 부류들이다. 어떤 환자는 자신의 뇌파가 음파나 전파의 형태로 주변 사람들에게 전달되어 고도로 예민한 사람들은 이를 알아채거나 해석할 수 있다고 설명했다. 이런 시점에서 텔레파시를 언급하는 것은 적절할 수 있다.

"혹시 텔레파시 같은 것을 말합니까?"

많은 환자들이 자신의 경험을 이런 텔레파시와 같은 일상 용어로 설명하면서 마음을 터놓는다. 많은 환자들은 누군가가 그들이 말하는 것을 이런 식으로 이해해주는 것을 보고 안심을 한다. 물론 이것은 그들의 결론을 어떤 식으로든 평가하라는 의미가 아니다. 적어도 당신이 그런 시도를 통해 의사소통의 포문을 열고 있다는 것일 것이다. 환자가 텔레파시 같은 용어가 유용하다는 것을 안다면, 텔레파시가 의미하는 바를 논의하고, 텔레파시가 실제로 존재하는지 조사하기 위한 실험을 해본다. 실험에 앞서 환자가 텔레파시에 관해 아는 바를 먼저 언급해 보도록 해본다.

"그러니까, 텔레파시에 대해서 어떻게 알고 계세요?"

대부분 간단히 설명할 수 있다. 환자들은 자신들이 믿는 가까운 가족들을 예로 들면서 서로 말없이도 의사소통하는 것으로 설명한다. 즉 누군가 그들이 행동하거나 말하기 전에 생각하는 것을 알 수 있지 않느냐며 말이다. 혹은 가까운 가족에게 일어나고 있는 외상적 사건을 멀리서도 즉시로 알아차릴 수 있다고 말할 수 있다. 다음과 같이 좀 더 자세히 설명해 볼 수도 있다.

"사람들이 텔레파시를 사용해서 소통할 수 있을지 확인하려했던 실험이 있었습니다. 1960년대 초에 시작된 실험으로 과학자들이 사람들을 한 방에 앉히고 카드놀이를 보게 하고, 다른 방에 있는 상대방이 그들이 본 카드를 정확히 알아 맞출 수 있는 지를 확인하는 실험이었습니다. 실험이 끝난 뒤 일부 사람들이 평균보다 더 잘 맞추었는데, 일부는 자신들이 초능력자라고 주장하기도 했습니다. 여기에 대한 다양한 해석이 있을 수 있습니다. 예를 들어, 긍정적인 결과들이 부정적인 결과보다 출판될 확률이 높다는 것입니다. 또한 이 결과를 대부분의 사람들에게 적용하기에는 너무 복잡합니다. 일부에게는 물론 유용할 수 있습니다. 하지만 사람들이 타인의 생각을 읽을 수 있는 능력이 있다는 것에는 어떤 근거도 없었고, 유명한 초능력자에게 실험을 해서도 마찬가지였습니다."

이런 합리적 추론의 과정을 다음과 같이 반박하는 것이 가능하다. 아마도 텔레파시가 일어날 수 있는 어떤 조건을 실험적인 조건이 방해했을 거라고 말이다. 하지만, 가장 중요한 것은 이런 현상에 관해 솔직히 털어놓고 논의해볼 수 있는 것이다. 당신의 비평적 접근을 이런 현상에 적용하면서, 그 사람이 실제로 이것을 검증해 보도록 하는 것이다.

텔레파시말고도 비언어적 소통에 대해 논의해 보는 것도 좋다. 가끔 환자가 비언어적 소통을 오해하거나 이해를 하지 못하는 것처럼 보일 때가 있다. 그래서 환자가 자신을 배제하면서 이뤄지는 소통의 형태가 있다고 생각할 때, 환자는 그것을 사고 전파라고 단정지을 수 있다. 환자는 가족이나 치료진 혹은 친구들로부터 나오는 웃음이나 다른 몸짓을 뭔가를 아는 것으로 눈치챌 수 있지만, 그 의미가 실제로 무엇인지 이해하지 못할 수도 있다. 이럴 경우에, 단순히 해석을 해보라고 말할 수 있다. 예를 들면, 목소리의 톤과 몸짓은 신체 운동, 얼굴표정과 눈맞춤 양상에 따라 다양한 감정이나 의미를 반영할 수 있다는 식으로 논의를 이어가볼 수도 있다.

개인적인 예화들을 들면서 설명하는 것이 가장 효과적인데, 가능하다면 환자와의 상호작용 혹은 당신이 타인에 대해서 관찰한 행동에 대한 예화를 소개하는 것이 가장 좋다. 대개 이것을 이해하는 가장 효과적인 방법은 환자를 가르치려고 하는 것보다 환자로부터 정보를 이끌어내는 것이다.

"그들이 웃고 있었던 것이 정말 당신의 생각을 읽었다는 뜻일까요? 어떻게 생각하세요?"

"정말로 빈정대는 것이었나요? 아니면 빈정대었을 때 당신을 직접적으로 쳐다본 것, 그러니까 눈을 맞춘 것이 신경쓰이신 건가요?"

"사실 눈맞춤은 빈정대는 것보다는 누군가가 당신이 이야기를 듣고 이해하고 있다는 것을 확실히 말해주는 거예요."

보통은 환자가 한눈을 팔고 있었거나 순식간에 쳐다보기에 눈맞춤을 쉽게 확인할 수는 없다. 그렇다면 그들에게 '지그시 바라보기'를 제안하는 것이 도움이 될 수 있다. '지그시 바라보기'는 환자들의 의심을 증폭시키지 않고, 대개 자신들이 보는 것을 좀 더 비판적으로 바라보게 하고, 대안적인 설명을 받아들이는데 더욱 열린 입장이 되게 한다.

이런 증상에 대한 변화가 상당히 빨리 나타날 수 있지만 노골적인 직면방식은 도움이 되지 않을 수 있다. 예를 들어, 확신하는 정도를 반복해서 물어보는 것은 증상이 단단히 자리잡게 하는 결과를 가져오게 할 수 있다. 사고전파는 다른 증상들과 직접적으로 연관되고, 기분이 좋아지고 신뢰가 쌓여가면서 증상이 약화된다.

사고 철수는 흔하지 않고 사고 차단과 관련된다. 누군가가 불안해하며, 남의 시선을 의식한다면, 가끔 환자의 사고의 흐름이 끊기거나 중단되기도 한다. 사실, 사고의 흐름이 막힌다면, 다른 생각들이 물밀 듯이 밀려올 수 있다. 예를 들어 '내가 무슨 생각을 하고 있지? ..... 그 생각이 어떤 쪽으로 가고 있지? .... 오, 젠장. 다시 생각해보고 기억하자... 난 역시 돌대가리구나' 환자가 자신에게 일어나는 사고방해를 느끼게 될 때, 환자는 그걸 사고주입과 철수 증상으로 해석한다. 그 믿음을 사고방해와 결부시켜 그 증상을 경험했던 시간과 그것을 경험했던 다른 사람은 없는지를 여러 사람들 앞에서 말해보고 확인해 보는 것도 해볼 만하다. 발생기전을 논의하는 것도 도움이 된다.

"도대체 누가 당신의 생각을 뺏어갈 수 있겠습니까? 아니 뺏어가길 원할까요?"
"그들은 그렇게 할 수 있는 방법이 있을까요?"

이 질문에 애매한 답변이 나올 수도 있지만, 특정한 망상적 믿음이 노출되기도 한다.

"모두 국정원짓(CIA)이예요. 나같은 사람들을 조종해서 중동에서 벌어지는 비밀작업에 투입하려고 하죠."

그런 후 그런 믿음을 검증할 수 있고, 우리가 논의한 대로 망상과 관련된 치료적인 작업을 실제 해볼 수 있다(9장 참조).

사고 주입 역시 상당히 드문 증상이고, 본질적으로 '외부에서 만들어진 생각' 즉 다른 누군가의 생각이라고 믿는 것이다. 사고주입 증상의 발생기전을 놓고 다양한 해석들이 있을 수 있으나, 주로 성적인 것이나 폭력적인 것이나 아니면 좀 당황스러운 내용의 자동적 사고로 보고 있다. 환자들은 이런 생각은 결코 자신의 마음 속에서 나온 것이라고 믿지 않는다. 즉 "나는 그렇게 나쁜 생각을 할 수 없는 사람이에요" 그래서 그들은 이런 생각이 누군가에 의해서 틀림없이 주입되었을 거라 여긴다. 이런 증상에 대한 대안으로 이런 생각을 '환청'으로 여기는 것이다(10장 참조). 환청에 대한 작업을 하면서 자동 사고의 존재와 특성에 대한 논의를 하다보면, 환자가 자신이 갖고 있는 생각과 행동을 구분할 수 있게 되면서, 자신이 그 생각의 주인임을 받아들이게 된다.

사고 반향 역시 드문 증상이다. 우리의 경험상, 사고 반향도 생각의 소유와 관련된다. 자신이 어떤 생각을 좋아하든 싫어하든지 생각은 시작하면 흘러가는 경향이 있다. 이런 생각은 상당히 자동적으로 일어나서 통제하기 어려울 수 있다. 환자들은 자신이 생각하는 것을 사고 반향과 관련이 있을 거라 생각하지는 못하고, 오히려 그런 생각을 하며 고통받으려 하기보다 주의를 분산시키려고 한다. 이런 증상을 이해하고, 그 증상과 함께 살아가는 것을 배우는 것이 치료의 목표다. 고립과 활동의 제한은 사고 반향 증상을 강화시킬 수 있어 음성 증상을 치료하는 작업이 장기적인 관점에서 사고 반향을 줄여주는 데에도 도움이 될 수 있다.

수동 현상

수동 현상은 타인이나 외부의 어떤 힘이 당신의 행동, 사고, 감정을 결정짓는다는 느낌으로 단지 심리적으로 당신에게 뭔가를 하도록 강요하는 것뿐만 아니라 당신의 삶을 고통스럽고 무기력하게 만든다. 그런 느낌은 환자가 특별히 하기 싫은 것을 해야 하는 것일 수도 있다. 또한 하기를 원하지만 자신은 해서는 안된다고 하는 일을 하게 되는 경우를 포함한다. 그런 강요되는 느낌은 상당히 불쾌하고 괴롭고 짜증나게 한다. 위에서 기술한 그런 '만들어진' 생각도 사고 주입과 동일하지는 않지만 비슷한 결과를 낳는다. 사례 도식화 작업을 통해 그런 수동적인 현상을 이해할 수 있다.

상진(Ken)은 별다른 이유도 없이 옆집 주위를 서성거리다가 옆집 현관문을 부숴뜨려 버렸다. 집으로 돌아와서 자신은 아무 잘못이 없다고 항변했고 자신의 그런 행동을 멈출 수 없었다고 털어놓았다. 그는 어머니가 돌아가신 이후부터 힘들게 지내다가, 이모와 삼촌집을 전전하며 외로운 어린시절을 보냈다. 그는 상당히 소심하고 다른 누구와도 친밀한 관계를 맺지 못했다. 그는 옆집 가족들이 다른 사람들과 상당히 잘 지내는 것을 보고 울컥 치미는 시기심을 느꼈는데, 그러다보니 자신도 모르게 그런 행동을 하게 되었다고 했다.

이 현상은 넓은 의미로 정신병적 특징의 일부로 볼 수 있다. 예를 들면, '만들어진' 느낌이 환각약물 때문에 생겼다면, 환시와 환청과 두려운 공포가 동반될 수 있다. 압도되는 감정 경험과 함께 이웃이 자신의 삶을 망쳐놓고 있다는 믿음은 자신의 의사와 상반된 행동 즉 옆집 문을 부수게 된 결과로 이어지게 된다. 환청에 대한 반응의 결과로 수동성이 종종 올 수 있다. 전능하다고 믿는 환청의 존재가 시키는 대로 하게 되는 것은 환자 자신은 그런 일에 선택권이 없다고 믿기 때문이다.

치료자와 환자는 수동현상을 보이는 시기를 주의깊게 평가해야 하고, 처음 증상이 생겼던 때를 확인하고, 왜 이런 일이 생겼는지를 논의한다.

"당신은 왜 그런 행동(느낌, 생각)을 하게 되었다고 생각하나요?"
"어떤 물리적 힘 때문이었나요? 아니면, 최면술이나 자기장 같은 것이었나요?"
"환청의 목소리가 어떤 강력한 존재인 것으로 느껴져요?"

일부 특정한 물리적 힘을 언급한다면, 관련해서 상세하게 논의해 본다. 최면술이 하나의 설명으로 자주 등장하기에 환자가 어떻게 최면에 걸렸다고 생각했는지 물어보는 것이 도움이 된다. 최면유도는 환자의 동의와 적극적인 참여 없이는 이루어질 수 없다는 점을 확실히 해두어야 한다.

"당신은 언제 최면에 걸렸다고 생각했어요?"
"당신이 기억할 수 없다면, 왜 그런 건가요?"
"최면에 대해 좀 더 논의할 수 있지만 저는 최면이 본인의 참여 없이 저절로 걸리는 것은 아니라고 말씀드리고 싶어요."

이 질문은 환자가 더욱 구체적인 설명을 하게 하는 답변으로 이어질 수 있다. 다른 어떤 힘이 개입되었는지 탐색하는 것은 환자가 생각하는 어떤 영향력이 작용 했는지 따져보는 데에 도움이 될 수 있다.

환청이 명령의 형태라면, 전능함의 주제를 따지는 것이 필요하다(10장 참조). 치료자는 환자에게 단지 환청이 크고, 힘이 있는 것처럼 들린다고 그 내용이 다 맞는 것은 아니며, 무조건 복종해야 하는 것은 아님을 설명해야 한다. 또한 말과 행동사이의 분명한 구분점이 있다는 것을 알려주어야 한다.

"환청이 당신 자신이나 누군가를 해치라고 명령한다고 해도 당신이 그대로 행동해야 하는 것은 절대 아닙니다."

"제가 당신에게 '저한테 전재산을 다 주세요'라고 말한다면, 당신은 그렇게 하실 건가요?"

"그러면 당신은 왜 목소리가 들리는 대로 해야만 하지요?"

환자는 명령을 내리는 목소리가 어떤 영적인 존재라고 생각하면 행동으로 반응할 수 있다. 예를 들면 '내가 그 명령을 따르지 않으면 나한테 무서운 벌을 내릴 것이다'고 말이다. 그런 영적인 신념을 논의하는 것을 앞서 다루었다(9장 참조). 처벌의 두려움이란 자기충족적인 현상으로 이 역시 상당히 의미있고, 불쾌감을 준다. 가끔 그런 현상을 반박하는 것이 도움이 될 때가 있다. "당신은 항상 누군가가 시키는 대로 뭐든지 하세요?"(대개는 그렇지 않을 것이다. 가끔 누군가 그걸 안했다고 처벌을 내렸는지 모르지만, 항상 그런 것은 아닐 것이다.) 혹은 환청의 증가로 인한 불편감을 다루는데, 다른 방식으로 도움을 줄 수 있다. 명령에 대한 반응은 실제 그대로 했을 때 초래되는 위험이 작은 곳에서 좀더 자주 나타나고, 위험이 좀 더 심각하다면 훨씬 덜하다.

대부분의 망상적 믿음에서처럼, 이런 논의는 대화를 터놓게 하며, 사례 도식화에 근거한 일반적인 접근은 망상적 믿음이 갖는 중요성을 희석시키고, 관련된 불편감을 점진적으로 줄여준다.

사고 장애

사고장애의 핵심적인 치료목표는 사고장애의 인지모델에 근거해서(1장 참조), 잘 이해할 수 있는 의사소통으로 환자를 돕는데 있다. 이것을 하지 않고서는, 평가와 사례 도식화는 매우 어려운 작업이 된다. 사고장애에 관한 작업은 다른 증상에 대한 치료가 진전되는데 있어서 필수적인 작업이다.

감정문제는 사고장애의 중요한 특성일 수 있다. 감정적으로 두드러진 부분을 논의할 때, 사고장애가 악화되는 것은 자주 있는 일이다. 감정문제가 사고 장애를 둘러싼 차단막의 역할을 하는 것 같고, 사고장애가 감정문제를 초래하기도 한다. 이를 명확히 알아내기 위해 평가가 필요하지만, 다른 접근방법이 필요할 수도 있다. 사고 장애는 약물남용, 특히 암페타민, 코카인, 엑스타시, LSD와 대마초와 같은 환각제와 관련이 있다. 이런 약물을 복용할 때 보통 말의 속도가 빨라지고, 산만성도 증가한다. 사고 장애는 또한 타인과의 상호작용이 비위협적인 방식으로 일어나는 과정일 수 있는데, 거의 대화의 스타일로 굳어졌다 보면 된다. 언뜻 귀찮은 것으로도 여겨질 수 있다. '내가 말하는 것을 당신이 알아낼 수 있는지 보자. 당신이 정말 시도해 볼 수 있나? 다른 사람처럼, 당신은 내 생각을 떨쳐버릴 수 있을까' 가끔 사고장애 안에 과대성의 느낌이 존재할 수 있다. '나는 특별하고 특별한 방식으로 이야기할 수 있어. 사실 이건 고도로 지적인 언어여서, 당신이 내 말을 과연 이해할 수 있는지 어디 좀 볼까?' 이럴 때 비유나 다른 의미의 단서를 사용해 보는 것은 의사소통과 라포형성에 도움이 되기도 한다.(사실 상당히 재밌지만 아주 어려운 퍼즐을 풀기 위해 고심하는 것 같기도 하다.)

초기 목표

당신의 환자를 이해하려고 하는 의지를 보여주는 것이 중요하다. 환자는 대개 당신 둘 사이의 의사소통이 제일 중요한 목표라고 깨달을 것이다. 이 시점에서 사고장애가 생긴 이유를 구체적으로 찾아보려고 하는 것은 좋지는 않다. 전체 사례 도식화를 완성하기 전에 이유에 집착하는 것은 미숙한 것이다. 물론 그런 사례 도식화를 작성하기 위한 어느 정도의 의사소통은 필요할 수 있겠다. 어느 정도의 시간이 지나서 사고장애에 대한 논의를 하는 것이 적절할 수 있고, 물론 경우에 따라 이런 작업이 불필요할 수도 있다. 숨겨진 이유를 찾기 보다는 단지 의사소통의 수단으로 논의해보라. 당신이 그것을 어떻게 이해하려고 하는 지 논의하는 것이 합리적일 수 있지만 그런 노력자체가 핵심임을 명심하라.

사고 장애를 풀어내기

혼란 속에서 질서를 만들어 내기 위해 대화를 부드럽게 구조화시켜야 한다. 그래서, 처음에는 모든 치료적인 장면에서 하듯이 환자가 자신의 관점이나 특정한 선호주제를 표현하도록 대화의 흐름을 갖게 하는 것이 필요하다. 환자가 선호하는 관점이나 주제가 무엇인지 분명하게 와 닿지 않아도, 그런 가능성에 대해서 이해하고 의견을 제시하는 것은 시도할만한 가치가 있다. 다른 말로 당신이 그 환자에 대해 지금까지 알고 있는 것에 관해 추측을 해보라. 그리고 환자들이 했던 말에 대해 어떤 핵심단어를 연관시켜보는 것이다. 핵심단어는 '그녀가 죽었어요', '엄청난 사건', '매우 고통스러운', '닥쳐'와 같이 감정적인 요소가 다분히 스며있는 용어일 수 있다. 어떤 '추측'을 하더라도 간결하면서도 분명히 할 필요가 있다. "그게 당신의 어머니를 말하는 건가요? 당신에게 일어나고 있는 사건을 가리키는 건가요?"

반응은 대개 짜증이나 분노섞인 반응부터 "잘 들으라고!"처럼 당신이 말한 것을 단순히 무시하는 것이나 "그래요, 우리 엄마라구요"라고 인정하는 것까지 매우 다양하게 나타날 수 있다. 중요한 주제를 반복적으로 이끌어내기 시작하는데 시간이 좀 걸릴 수 있고, 이를 위해 명료화 기법이 쓰인다.

> "당신이 '지옥행' 이라고 말한 것이 무슨 뜻인지 정말 이해 못하겠어요. 아주 안 좋은 말인 것 같기는 한데."

작업의 속도는 환자의 반응에 달려있다. 당신이 한말이 환자가 그 자리를 당장 떠나게 할 정도로 짜증나게 한다면, 그가 당신에게 해대는 욕을 중단할 때까지 앉아서 기다려볼 수 있다. 아니면 당신에게 뭔가를 질문하게 할 수 있고, 당신이 다시 시작할 수 있을 정도로 충분히 안정될 때까지 작업의 속도를 늦출 수 있다. 하지만, 대개 환자들은 의사소통에 있어 자신들의 어려움을 명확히 이해하려는 치료자의 도움을 반긴다. 환자들은 당신이 집중하는 특정한 주제에 관해 부드럽게 질문하도록 허용해 줄 것이다. 이런 작업에선 닫힌 질문(예나 아니오로 대답하는)으로 시작하고, 화제가 발전하면서 열린 질문을 해본다. 환자가 방해를 받아도 주제에 머무르는 것이 가능할 수 있다.

> "우리가 다른 주제로 넘어가기 전에 원래 주제에 대한 대화를 끝낼 수 있다고

생각하세요?"

가능하다면 그 개입은 편안한 분위기에서 부드럽게 해야 한다.

"저기.... 잠깐만요.... 당신이 국정원(FBI,CIA)에 대해서 걱정하는 바를 제가 이
해할 수 있을지 모르겠네요. 오늘은 제가 진도가 안나가네요"

치료자는 상세한 명료화가 별로 성공적이지 못한 순간을 경험할 수 있다. 그런 경우
나중에 그 주제를 논의하기를 기약하며 다른 주제로 넘어갈 수 있다. 그리고 중요한
해결의 통로로 여겨지는 것들이 결국에 막다른 골목으로 판명날 수도 있지만, 그렇게
대화에 집중하는 과정이 항상 더 관련있는 주제를 탐색하도록 돕는다. 대화를 하다보
면 뭔가 의미있는 것을 발견할 수 있을 거라는 치료자의 믿음이 도움이 되기는 하지만
사고장애를 겪는 환자에게 뭔가 알아내는 것이 힘들 수 있다는 인식도 필요하다. 사고
장애도 일부 생물학적인 영향이 없지는 않지만, 시간이 많이 주어진다면, 대화에 있어
약간의 질서가 생기고, 적어도 어느 정도는 이해할 수 있는 수준이 되기도 한다.
　환자를 잘 아는 보호자나 치료자 혹은 친구들을 개입시키는 것이 이런 의사소통의
질서를 확립하는데 도움이 될 수 있다. 환자를 가장 잘 아는 어떤 이들은 환자가 이야
기하는 바를 이해할 수 있고 치료자의 통역자 노릇을 할 수 있다. 더구나 당신이 언어
적인 혼란 속에서 뭔가를 이해하려는 노력을 본다면, 환자 주변의 사람들은 당신이 이
해할 수 있도록 힘써서 도울 것이다(그림 11.1).

사고 방해, 수동 현상과 형식적 사고장애
● 종민(민감성 정신증)
사고 방해는 종민에게는 핵심적인 문제였다. 그는 타인이 자신의 생각을 읽어낼 수
있고, 자신은 그들의 생각을 알지 못한다는 망상을 지속적으로 보였다. 가끔 그는 특
정한 시간을 알아낼 수 있고, 이런 능력을 가진 사람을 알아볼 수 있지만, 이걸 흔히 있
을 수 있는 것으로 생각했다. 이런 주제 중 일부는 비언어적 의사소통이 일어나는 방
식을 오해한데서 생기는 것 같아서 일정 시간동안 이걸 논의하였고, 이 문제를 다룬
참고서적을 읽도록 했다. 비록 그가 완전히 망상을 떨치지는 못했지만, 이런 독서치료

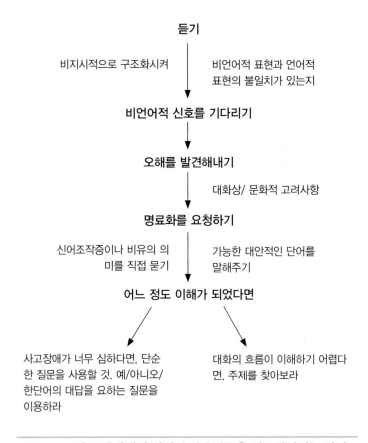

듣기

비지시적으로 구조화시켜 / 비언어적 표현과 언어적 표현의 불일치가 있는지

비언어적 신호를 기다리기

오해를 발견해내기

대화상/ 문화적 고려사항

명료화를 요청하기

신어조작증이나 비유의 의미를 직접 묻기 / 가능한 대안적인 단어를 말해주기

어느 정도 이해가 되었다면

사고장애가 너무 심하다면, 단순한 질문을 사용할 것. 예/아니오/한단어의 대답을 요하는 질문을 이용하라

대화의 흐름이 이해하기 어렵다면, 주제를 찾아보라

그림 11.1 사고 장애에서 언어적 상호작용을 명료화시키는 기법

는 자신의 믿음을 약하게 만들었고 그가 외출하는 것에 대한 두려움을 덜어주었다. 특별히, 그는 혼잡한 곳도 혼자서 갈 수 있다고 느꼈는데, 예전에는 그는 그런 곳에 가면 숨이 막히는 듯했다. 그에게는 수동 현상도 있었다. 특히 자신이 이해할 수 없는 위장을 짓누르는 듯한 느낌을 호소했는데, 그는 이것을 외부의 어떤 힘에 의해서 생겼다고 생각했다. 다시 불안과 스트레스가 어떤 영향을 주는지 그에게 대안적인 관점에서 생각할 수 있는 틀을 제공해주자, 그는 그것이 자신의 마음 속의 어떤 원인으로도 올 수가 있다고 이해했고, 아울러 신체를 검색하는 기법을 통해 도움을 얻었다.

● 영호(약물 관련 정신증)

사고 장애는 영호가 급성기 병변을 앓고 있을 때, 대화에 지장을 주었지만, 일반적으로 이해하기 어려운 표현들을 확인해가면서 어느 정도의 대화는 가능했다. 사고장애가 호전되면서 영호는 환청과 환각재현과 관련된 수동현상들이 더 뚜렷하게 나타났다. 그는 자신의 몸주위가 눌리는 듯한 느낌을 호소하였는데, 이런 긴장되는 느낌은 특히 그가 불안하고 정신병적인 증상이 시작되는 삽화와 관련이 있었다. 스트레스 사이의 관련성을 탐색하면서 점차 이런 증상을 이해할 수 있게 되었다.

◉ 민정(외상성 정신증)

때로 민정은 자신의 생각을 타인이 저절로 알 수 있는지 궁금해했지만, 그녀는 상대적으로 그 의견을 쉽게 믿지는 않았다. 하지만, 자신이 환청이 들리면 무언가를 할 수밖에 없고, 특히 자해를 하게 될 것이란 믿음은 상당히 확고했다. 이 망상에 대해 내용을 토론하며 다시 재해석해주는 작업, 특히 사고와 행동 사이의 관계를 돌아보며 망상에 맞설 수 있게 했다. 민정은 환청이 시키는 대로 하지 않으면 자신에게 재앙이 있을 거라고 믿었다. 물론 민정은 환청의 내용대로 가장 심각한 행동을 하지 않았고, 어떤 일도 일어나지 않음을 확인하였지만, 그 환청은 끊임없이 그녀를 힘들게 했다. 그녀가 환청이 말하는 대로 했더라도 자신의 증상을 호전시켜 주지는 못했을 것이다. 물론 그녀가 저항할 때 일시적인 불편함도 증가했다. 환청이 아무런 힘도 없다고 깨우치는 작업을 하는 것이 가장 중요했고, 그러기 위해 많은 시간이 소요됐다.

◉ 종국(불안성 정신증)

종국은 사고 방해, 수동 현상을 보이지 않았다.

12장

음성 증상

음성 증상은 치료자와 보호자, 그리고 조현병 환자들에게 부정적인 영향을 끼친다. 음성 증상은 병에 대한 이해를 포함해 확실히 문제해결을 거스르는 현상 같아 보인다 (표 12.1).

당신이 무엇을 시도하든, 당신 앞에 펼쳐지는 현상은 변화와 무관하듯 보인다. 우리가 하는 모든 일이 점점 힘들어지고 고단해지는데, 여전히 환자들은 좋아질 기색을 보이지 않는다. 당신이 "난 더 이상 못하겠어"라고 말하는 탈진의 순간에, 무엇을 해도 소용없다는 믿음이 생긴다. 하지만 꼭 그렇게 생각할 필요는 없다.

심리적 치료가 음성 증상을 치료할 수 있다는 근거들이 나오고 있기 때문이다. 우리의 연구[1]는 인지치료가 음성 증상에 지속적이고 유의한 호전을 보였고, '친구되어주기'는 그로 인한 효과가 반감이 되는 시기 이후에도 여전히 효과가 있었다. Neil Rector[2]의 연구그룹과 Pinto[3]와 연구진도 비슷한 증상개선의 효과를 보고했다. Nick Tarrier와 연구진[4]도 유의한 변화를 보고했다.

---

1. Sensky, T., Turkington, D., Kingdon, D., et al.(2000). A randomised controlled trial of cognitive behavioural therapy for persistent symptoms in schizophrenia resistant to medication. *Archives of General Psychiatry, 57,* 165-172.

2. Rector, N. A., Seeman, M. V., & Segal, Z. V. (2003). Cognitive therapy of schizophrenia: A preliminary randomized controlled trial. *Schizophrenia Research, 63,* 1-11

3. Pinto, A., La Pia, S., Mennella, R., et al. (1999). Cognitive-behavioral therapy for clozapine clients with treatment-refractory schizophrenia. *Psychiatric Services, 50,* 901-904.

4. Tarrier, N., Wittowski, A., Kinney, C., et al. (1999). Durability of the effects of cognitive-behavioural therapy in the treatment of chronic schizophrenia: 12 month follow up. *British Journal of Psychiatry, 174,* 500-504.

표 12.1 음성 증상에 대한 간단한 설명

감정의 둔화	얼굴표정이나 언어표현의 반응성이 감소하고 눈맞춤이 줄어듦
무논리증	대답하는 것이 느려짐: 말의 양과 내용이 감소하거나 중단됨
무의욕증	일반적 활동이 줄어듦 (개인위생이나 학교나 직장일 까지)
무쾌감증	어떤 활동이나 관계에서 흥미가 감소하고 허무하다는 느낌
사회적 위축	친구나 가족관계에서 참여적 활동이 줄고, 적극적으로 회피
주의력 결핍	집중하거나 기억하는데 있어서 어려움

표 12.2 다양한 음성 증상을 설명하는 인지치료 모델

감정의 둔화	가끔 충격적인 사건을 접하고, 감당하기 어려운 충격적인 사건을 접할 때, 의기소침해질 수 있는데, 이는 과거의 외상적 사건으로부터 자신을 방어하는 전략일 수 있음
무논리증	대화할 때 생각이 잘 안떠오르거나 말하는 것이 어려운가? 이것은 다른 사람이 나를 비판할 수 있을 것 같은 생각에 대한 반응일 수도 있음
무의욕증	잘해야 하는 기대를 저버리게 될 것 같은 압박감 때문에 현재에 머무르고 싶은 마음일 수도 있음
무쾌감증	희망없음, 무뎌짐 그리고 의기소침해지는 것
사회적 위축	과도한 외부적 자극을 줄이기 위해 스트레스를 줄이는 전략
주의력 결핍	과도한 외부적 자극으로 인해 집중력과 주의력이 흐트러진 것

　　기본적인 음성 증상(무논리증,감정의 둔화와 자폐증)이 출현하는 인지모델은 Bleuler[5]의 연구를 떠올리게 한다. Bleuler는 음성 증상을 양가감정과 연상의 이완과 함께 조현병의 기본적인 증상으로 보았고, 스트레스를 견딜 수 없을 때 나오는 방어적인 증상으로 제안했다. 음성 증상은 상당한 취약성이 있거나 스트레스에 낮은 내성을 보이는 사람들에서 훨씬 흔하게 나타날 수 있고, 이들은 주로 사회불안증, 광장공포증이나 만성병원에 장기입원하는 경향을 보일 수 있다. 표 12.2는 다양한 음성 증상을 인지치료에서 어떤 식으로 다루는지를 설명한다.

　　이런 환자들을 대할 때는 부드러운 지지치료의 하나인 점진적인 '긴장풀기'(Warm up)가 필요할 수 있다고 보아왔다. 인지치료는 부드럽고 느린 대화법을 사용하며, 구체

5.　Bleuler, E. (1911). *Dementia praecox or the group of schizophrenia*. New York:International Universities Press.

적인 활동 스케줄을 짜되 쉬운 목표를 세워 부담을 덜어주는 치료기법을 적용한다. 환자들은 음성 증상들을 천천히 인식하면서 스트레스에 대처하는 법을 배울 수 있다. 그런 후에 관계망상, 사고전파와 같은 증상으로 악화되는 공포불안을 다룰 수 있게 된다. 양성 증상이 있다면, 양성 증상에 대한 작업을 병행할 때 음성 증상이 호전될 수 있다. 처음에는 주로 감정적으로 덜 북받친 증상들에 집중한다. 환자와 신뢰를 쌓아감에 따라, 사회적 위축을 덜 경험하고 사회적,직업적 환경에 더욱 관련있는 의사결정을 시작할 것이다. 이 모델은 치료적 전략을 공고히 할 수 있는 안정적인 토대가 된다.

회복기

첫 급성기 삽화나 재발 삽화가 끝난 후, 심리적 치료 및 안정을 위한 시간이 필요하다. 급성기가 끝나도 여전히 혼란스럽고 괴로운 경험을 할 수 있다. 따라서 무의미하거나 상당한 고통을 주는 이런 증상의 의미를 이해하기 위한 시간이 필요한데, 이것이 회복기이다. 정신건강서비스를 받으면서 정신병원에 입원하는 것은 어떤 환자에게는 외상후 스트레스처럼 예상치 못한 충격적인 경험으로 다가온다. 과거에 환자가 정신건강문제를 갖고 있는 사람을 바라보듯 자신을 그렇게 받아들이는 데에 상당한 시간이 소요된다.

Strauss[6]는 회복기의 의미를 재즈 음악가가 활동을 마치고 대중의 무대에 설 때까지 신곡을 작곡하기 위해 정원에 있는 스튜디오에서 연습하는 것과 같다고 설명한 적이 있다. 외부세계에선 뮤지션이 오랜 준비와 리허설과 작곡준비를 마친 후 대중 앞에 등장하기 전까지는 아무 일도 없었던 것처럼 보일 것이다. 이 기간을 방해하거나 그가 다른 활동을 하도록 부추기거나 통상의 연습을 방해하는 것은 무대 복귀에 필요한 시간을 더 지연시킬 수 있다. 마찬가지로 회복을 시도하는 조현병 환자에게 치료진들이 도와주려는 마음이 커서, 낮병원에 가보라고 종용하거나, 직장에 복귀하라거나 나가서 친구를 사귀라고 설득하는 것 등은 아직 준비가 되지 않아 망설이고 있는 환자들에게 큰 부담이 될 수 있는 일이다. 최선의 방법은 필요할 때 도움이 되어주는 것이다. 그들이 자신의 페이스에 맞춰 가장 적절한 타이밍에 회복되는 것이 가장 중요하다.

---

6. Strauss, J. S. (1989). Hallucinations and delusions as points on continua fuction. *Archives of General Psychiatry*, 21, 581-586.

조현병 환자들과 보호자들에게 해 줄 수 있는 다른 비유가 있다. 만일 우리가 다리에 골절을 입었다면, 휴식, 안정과 치유의 시간이 필요하다. 하지만, 급성기 정신병적 경험을 한 이후에는 대개 이런 휴식 시간이 주어지지 않는 것 같다. 부러진 다리를 고정시킨 깁스를 너무 일찍 풀거나 처음부터 깁스를 하기를 거부한다면, 향후에 커다란 문제가 생길 수 있다. 마찬가지로, 상처받은 우리의 마음을 다스리는 데에는 휴식과 안정, 적어도 평화로운 이완의 시간이 필요하다. 심지어 이러한 혼란스러운 경험을 겪고 난 후, 명백한 음성 증상을 겪는다고 해도 회복기의 시간은 매우 중요하고, 스스로의 낙인을 떨쳐버리는 데에도 분명 의미가 있다.

음성 증상의 보호적인 특성

음성 증상은 어감상 부정적인 의미를 내포하고, 때때로 부적절한 용어라는 생각이 든다. 하지만, 음성 증상은 실제로 어느 면에서 상당히 보호적인 특성을 갖고 있다. 예를 들어, 사회적 위축은 스트레스와 양성 증상을 줄여줄 수 있다. 환자가 혼자 집에 있으면, 환청이 희미하게 들리거나 적어도 환청이 들리더라도 타인을 신경 쓰지 않아도 된다. 이런 시기에 사회적 접촉으로 인해 관계망상과 사고전파 증상이 생긴다면, 특별히 힘들 수 있겠다. 주변에 사람이 없으면 사람과 관련된 망상도 약해질 수 있다.

많은 환자들이 기상시간의 변동으로 늦게 일어나거나 이른 아침시간에 잠자리에 든다. 약물의 진정작용 때문에 일찍 일어나기가 어려울 수 있지만, 이른 아침은 사실 상당히 스트레스가 되는 시간일 수 있다. 다른 가족들이 출근준비를 하고 있는데, 자신은 그렇지 못하다는 사실을 깨닫게 해 주기 때문이다. 아침시간은 식사준비로 시끄럽고, 라디오나 TV가 켜져 있으며, 출근이 늦을 것 같은 걱정이나 사소한 말싸움이 일어나는 등 상당히 자극적이고 번잡스러운 시간이다. 이 모든 것에서 피해있는 것은 환자에게 의미가 있는 것이고 어떤 환자에게는 자정과 새벽 3시 사이는 가장 평화롭고 조용한 시간일 수 있다.

이런 보호적인 특성을 갖는 음성 증상을 다루기 전에, 음성증상이 표출되는 기회를 줄이기 위해 관련된 양성 증상에 대한 작업이 필요하다. 또한 환자에게 생길 수 있는 스트레스를 관리하는 방법을 제공하고, 양성증상이 생겼을 때 바로 동원할 수 있는 대응전략을 짜보는 일도 필요하다. 스트레스에 보다 잘 대처할 수 있는 능력은 거의 항상 중기 목료하야 한다.

음성 증상의 발현

전에 언급한 것처럼, 관리전략을 세우기 위해 발병전의 양상을 아는 것이 중요하다. 환자의 병전양상이 상당히 불량하고, 학업성취도는 바닥이었으며, 사회적 고립이 있었다면, 관리전략은 병전양상이 양호한 사람들보다 일반적인 사회적 기술과 다른 기술을 갖춰 나가기 위해 좀 더 적극적으로 세울 필요가 있다. 만약 환자가 대학졸업을 하는 등 사회적 성취가 평균이상이었다면, 기대를 걸고 하는 작업이 특별히 중요할 수 있다. 후자에서는 사회적 발달이 상당히 다양할 수 있어서 모자란 부분에 맞춰 평가가 이뤄질 필요가 있겠다.

병전 사회적 성취가 불량한 환자에서 다른 기술을 갖도록 요구하는 것은 의욕과 능력이 떨어져 있는 환자에게 매우 부담스런 일이다. 예를 들어, 감정적 기술, 불안관리, 자기주장훈련과 감정인식 훈련은 기본적인 맥락파악 능력 뿐 아니라 다른 사회적 기술발달이 요구된다. 이런 환자들은 일상생활의 요구 및 사회적 상호작용 그리고 취업 부담을 극복하는 것이 상당히 어렵다.

병전 발달양상이 보다 양호한 환자들은 호전을 위해 즉각적인 압력과 기대를 낮춰 주는 것이 급선무이다. 앞서 언급한 회복기가 가장 최근의 급성기 삽화 이후에라도 몇 년이 지나서도 필요할 수 있는데, 환자는 이 시기에 비로소 쉴 수 있고 정신을 가다듬을 수 있기 때문이다.

계획 관리

치료 목표 정하기

치료 목표 정하기는 환자가 특별히 자신의 기대를 파악하고, 성취해 나간다는 점에서 특히 중요하다. 하지만, '우리가 어떤 목표를 향해 가는가?'에 대한 논의 자체는 일부 환자에게는 공황반응내지 부담감으로 작용할 수 있다. 그래서 초반에는 장기 목표를 설정하는 것은 뒤로 미룬 채 단기 목표를 구체적으로 정하고, 이를 차근차근히 이

뤄나가도록 하는 태도를 꾸준히 기르는 것이 매우 중요하다. 일단 이런 접근을 보여주는 예로,

> "당신이 잘 쉬고 편안한 것이 중요합니다. 부담을 떨쳐버리세요. 이게 지금 이 순간 우리가 추구해야 할 전부예요."
>
> "당신이 편안히 이완되는 느낌을 잘 느낀다면, 우리는 미래에 대해 좀 더 긍정적으로 생각할 수 있습니다."

대부분의 조현병 환자들에게 이 단계에서 필요한 목표에 대한 논의는 사실 이게 전부라 해도 과언이 아니다. 어떤 이는 좀 더 구체적인 목표를 설정하기를 원할 것이고, 특별히 보호자들의 요구는 대부분 지나친 감이 있다. 그런 경우에는 다음처럼 제안하는 것이 좋다.

> "우리는 이 단계에서 잠시 멈춰서 숨을 고르고 있을 겁니다. 당신이 대학진학이나 직장복귀를 포기하라는 말은 아닙니다. 하지만 한 번에 하나씩 차근차근 해 봅시다."

환자나 보호자의 입장에서, 보통 빨리 달성하기 원하는 분명한 초기 목표가 있다(그림 12.1). 이런 목표를 달성하는 시도를 직접적으로 해볼 수 있다(그림 12.2). 아니면, 환자는 자신이 가진 기대 수준보다 훨씬 더 빨리 달성하는 시도를 해 볼 수 있다(그림 12.3).

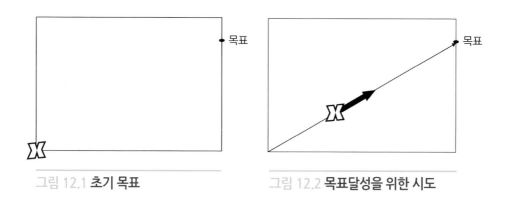

그림 12.1 **초기 목표**   그림 12.2 **목표달성을 위한 시도**

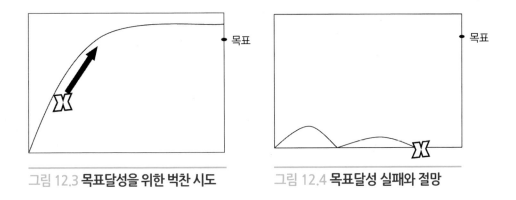

그림 12.3 **목표달성을 위한 벅찬 시도**

그림 12.4 **목표달성 실패와 절망**

하지만, 실제적인 성취는 항상 기대에 부응하는 것은 아니다. 오히려 목표를 달성하는 것보다 환자는 밑바닥에서 구르면서 반복적인 실패를 하거나 목표달성에 어려움을 겪는다(그림 12.4).

좀 더 성공적으로 여겨지는 안전한 방법을 그림 12.5에서 보여준다. 초기의 목표를 단지 '조금 좋아지기' 같은 것으로 삼는 것이다. 이 목표를 달성하면, 환자는 공부나 일, 사회적 활동을 조금씩 할 수 있을 것 같은 자신감을 갖는다. 이 경우에도 매우 조심스럽게 시작해야 한다. 그런 후, 활동속도를 조절해 보는 것이다.

이런 접근은 처음에는 특히 동기부여가 안되고 위축되어 있는 환자에서 활동수준을 좀 더 줄여주는 것과 같은 것으로 시간이 지나 환자는 자신의 목표와 통제 하에서 그런 활동을 재개해볼 수 있을 것이다(그림 12.6).

좀 더 낮은 수준의 목표를 다시 설정하는 것이 필요할 수 있다(그림 12.7). 하지만 이

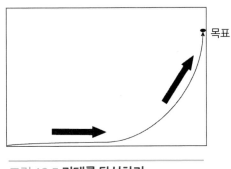

그림 12.5 **기대를 달성하기**

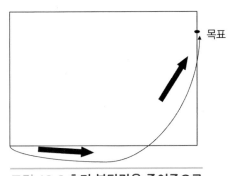

그림 12.6 **초기 부담감을 줄여줌으로 목표를 달성하기**

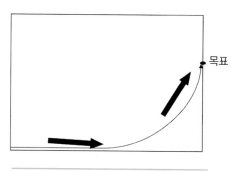

그림 12.7 장기적 목표를 수정해서 목
표를 달성하기

것은 대개 첫 단계는 아니다. 목표가 다시 세워질 필요가 있다고 느끼는 것은 수개월
이나 수년 이후에 분명해지는 것이고, 장기적인 관점에서 이것이 야심찬 목표였는지
는 나중에 논의해볼 수 있다. 실제적으로 달성가능한 수준의 목표를 세워본다. 증상이
일년 미만으로 지속된다면, 활동계획표는 몇 개월치를 일단 잡아본다. 증상이 수년동
안 지속되면, 회복을 위한 활동계획은 역시 수년이 걸릴 수도 있다. 우리는 단지 일년
을 그냥 쉰다는 느낌으로 그리고 단지 어떻게 다시 시작해 볼 수 있을지 제안하는 것
부터 시작해본다. 치료자가 반드시 환자와 함께 많은 시간을 보낼 필요는 없다. 간격
을 두면서 3~4주에 한 번씩 보는 것도 상당히 적절할 수 있다. 자신을 추스르는 일의
실제적인 이득은 입원기간을 단축하는 효과로 입증된다.

효과적인 치료 목표의 특징과 중요성

분명한 것은 목표설정은 까다롭지만 반드시 필요하다는 것이다. 여기서 목표란 분
명히 환자와 치료자가 모두 받아들일 수 있는 목표여야 하지만, 환자가 지금 이 순간
에 지나치게 부담을 느끼지 않는 범위내의 목표여야 한다. 어떤 목표는 너무 평범하고
분명해서 뭘 더 해보지 않아도 될 것 같다. 만족스런 직업 갖기나 내집 장만하기, 신뢰
할 수 있는 친구 만들기와 평생 반려자 찾기와 같은 그런 문제들일 것이다. 하지만, 모
든 사람들이 다 이런 동일한 목표를 다 세우는 것은 아닐 것이고, 많은 이들이 좀 다른
목표를 갖는다. 어떤 이들은 영성이나 윤리적인 혹은 지구환경보존과 같은 분야에서
구체적인 목표를 세워볼 수 있다. 혼자 살아보기는 하나의 목표로 완벽히 받아들일 만
한 목표이다. 특별히 만족스럽지는 못해도 일정시간 일을 할 수 있거나, 어느 정도의

돈을 벌어올 수 있는 직업 갖기는 환자의 목표가 될 수 있다. 하지만 음성 증상이 있는 조현병 환자에서 위의 목표는 상대적으로 도달하기 어려운 목표이다. 따라서 환자를 힘들게 하지 않는 선에서 목표를 찾아보고, 이들이 시간이 지나면서 좀 더 확실해질 수 있는 이를테면 좀 막연한 방향이긴 해도 이들을 이 정도에서 두고 보는 것이 좀 더 적절할 수 있다. 환자들은 종종 자신의 개인적인 목표에 대한 암시를 우리에게 주기도 한다. 다음처럼 말이다.

> "친구가 좀 생겼으면 좋겠어요."
> "다시 훈련과정으로 복귀했으면 좋겠어요."

단기 목표를 설정하는 것이 중요하지만, 이것 역시 손쉽게 지속적으로 달성할 수 있는 목표여야 한다. 초기 목표가 달성되지 못하면, 목표 달성에 필요한 노력을 줄일 수 있는 쉬운 목표를 다시 세워 보는 것이 필요하다. 그래야 이들이 느끼는 부담이 덜어질 것이다. 다음과 같이 충고해볼 수 있다.

> "맘 편안히 먹고, 긴장을 풀면서 회복합시다"
> "약간 늦게 일어나서 차 한잔 마시는 것은 어떨까요? 피곤하면 다시 자도 괜찮
> 아요"
> "담배 사오라고 어머니에게 심부름시키지 말고 직접 가서 사오는 것은 어때
> 요?"

위와 같은 목표들은 흔한 단기 목표이다. 환자가 할 수 있는 준비만 된다면, 혼자서 약간 부담이 되는 목표를 정하는 것도 시작해 볼 수 있다. 환자가 얘기하는 가장 단순한 일부터 해보는 것이 가장 바람직하다. 환자가 무엇을 시도하든 그보다 약간 덜하도록 조언하는 것이 괜찮은 전략이다. 이것은 환자가 항상 너무나 많은 일을 너무 빨리 시도하려고 하기 때문인데, 그런 부담을 줄여주고 성공의 가능성을 보증해주는 것이야말로 공동목표를 달성하는 데 있어 좀 더 효율적인 전략일 수 있다. 환자가 목표치에 근접해가면, 어쩌면 불편감이나 고통을 경험할까봐 두려운 마음이 생길 수 있다. 이런 두려움은 환각의 증가나 관계망상의 경험이나 긴장이 되어 잘 못 견딜 것 같은

형태의 불안으로 표출될 수 있다.

중기 목표는 단기 목표가 어느 정도 성취되어감에 따라 점진적으로 세워볼 수 있다. 예를 들면 직장에 복귀하는 것은 확실한 중기 목표이지만 형의 결혼식이나 다른 필수적인 사회적 모임에 들려보는 것이 가능한 목표일 것이다. 어떤 모임에 가입하려고 하는 여행은 가족모임보다는 더 많은 동기부여가 필요하고 환자의 자신감을 불러일으키는 정서적 지지가 필요할 수 있다. 그러기 위해 정신보건 요원이 첫 모임에 같이 참석해서 있어 주면 좋다. 환자가 그것을 할 수 있는 지는 그 모임이 얼마나 잘 유지가 되는지, 그리고 얼마나 자신을 환영해주는 지, 공통의 관심사를 가진 다른 사람들도 참석하는 지에 달려있다. 그 모임이 당신 환자의 의도에 맞지 않는다면, 그 목표를 지나치게 밀어 부칠 필요는 없다. 치료자가 환자의 반응을 탐탁치 않게 여기거나 실망한 모습을 보인다면, 환자는 치료자나 타인, 자신에게 목표달성에 실패했다고 여겨 실망감을 느끼고 뒤로 물러설 가능성이 높다. 여기서 한 발짝 더 나아가려고 하는 마음을 먹는 것은 훨씬 더 많은 시간이 지난 뒤에야 가능하다. 따라서 목표를 정규적으로 재설정해주는 것이 필요할 수 있다.

시간이 지나고 장기적인 5년 계획이 수립될 수 있고 필요한 경우에 의기소침함을 떨쳐버리기 위해 계획을 재조정해볼 수 있다. 제한적이지만 때로는 좀 덜 구체적이고 일반적인 목표를 갖는 것으로 치료에 대한 희망을 불러 일으켜 볼 수 있다. 예를 들면,

> "당신이 좀 편안히 쉴 필요가 있다는 얘기가 당신의 미래의 꿈을 포기하라는 말은 아닙니다. 하루하루 당신이 자신과 삶에 대해 집중하고, 좀 더 편안한 기분을 느끼는 것이 최선일 수 있다는 얘기입니다. 당신이 앞으로 무엇을 하기를 원하는 지 고민해야 되지만, 오늘 그걸 당장 할 필요는 없습니다."

장기목표나 중기 목표가 시간이 지나서 세워지더라도 즉시 세부적인 목표를 수립해야 하는 것은 아니다. 단기목표를 상대적으로 구체적이지 않게 세우더라도, 이것은 치료자가 모호한 목표나 목적을 가지라는 것을 의미하는 것은 아니다. 환자에 맞게 개별화된 목표를 세울 필요가 있고, 목표를 평가하기 위한 표준화된 방법들이 필요할 수 있다. 이를 위해 환각으로 인한 불안이나 고통의 정도를 측정할 수 있는 표준화된 도구들을 사용할 수 있는데, 치료자가 척도사용법을 숙지하고 있다면 더욱 좋다(5장 참

조). 표준화는 되지 않았어도 임상적으로 민감도가 높은 방법으로 증상을 평가하는 것도 효과적일 수 있다. 조현병 환자에게 기분과 스트레스나 환청여부를 질문할 수 있다. 또한 증상이 얼마나 심한지? 얼마나 자주 경험했는지? 일상생활에 얼마나 방해가 되는지? 이런 질문에 대한 대답은 발현되는 증상에 따라 달라질 것이다. 목표가 좀 더 구체적일 때 외출시간, 집과의 외출거리, 그리고 자신들이 경험하는 사회적 접촉의 수준들이 모두 적절한 호전의 지표로서 사용될 수 있다.

사례 도식화로부터 나온 초기 치료목표는 음성 증상과 음성 증상에 영향을 줄만한 다른 영역의 목표를 포함한다. 특히 음성 증상의 특성과 음성 증상을 어떻게 설명할 수 있는지에 대한 교육이 치료에 핵심적인 부분이다(그림 12.8). 환자의 부담과 기대를 적절한 수준으로 줄일 필요가 있고, 거기에 대한 추가적인 설명을 해줘야 한다. 부록 4에 제시된 유인물이 환자와 보호자, 치료자에게 좋은 안내서가 될 수 있다.

특정한 스트레스원이 되는 '압박 요인'을 치료자를 통해 스스로 깨우치는 방법을 사용해서 확인할 필요가 있다. 현재 발현되는 문제와 경과에 대한 토론을 통해서 압박요인을 유추하거나 확증할 필요가 있고 또한 직접적인 질문을 통해 이끌어낼 수 있다.

> "그래서, 모퉁이에 있는 가게에 들리는 것이 실제 문제인데, 맞아요? 집에서부터 좀 더 떨어진 수퍼마켓이나 편의점을 가보는 것은 어때요?"

명심해야 할 것은 환자를 음성 증상에서 빠져나오도록 몰아부칠 수 없다는 것이다. 하지만, 치료자는 환자들이 그 해답의 문을 찾고 스스로 그 문을 열 수 있도록 도울 수 있을 뿐이다.

가족, 보호자와 치료진과의 작업

음성 증상은 다른 어떤 증상들보다 보호자를 어렵게 한다. 음성 증상을 이해하기 어렵다는 점이 보호자들이 실제로 부딪치는 어려움이다. 그런 증상들을 게으름이나 일부러 그러는 거라 믿어버리기 쉽다. 그래서 전형적인 '지나친 감정표출'로 나타나기 쉽다. 음성 증상은 타인들이 좀 더 잘하고자하는 집안일에 더 신경써야 하는 것을 의미하기에 보호자와 가족, 직장이나 동료에게는 억울한 심정을 유발할 수 있다. 하지

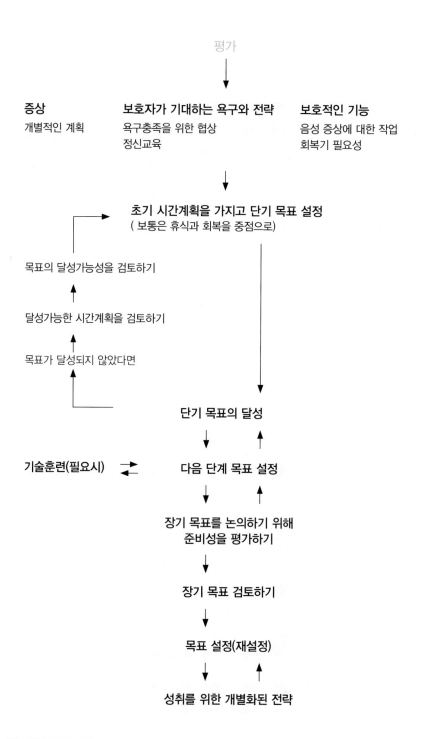

평가

증상 보호자가 기대하는 욕구와 전략 보호적인 기능
개별적인 계획 욕구충족을 위한 협상 음성 증상에 대한 작업
정신교육 회복기 필요성

초기 시간계획을 가지고 단기 목표 설정
(보통은 휴식과 회복을 중점으로)

목표의 달성가능성을 검토하기

달성가능한 시간계획을 검토하기

목표가 달성되지 않았다면

단기 목표의 달성

기술훈련(필요시) 다음 단계 목표 설정

장기 목표를 논의하기 위해
준비성을 평가하기

장기 목표 검토하기

목표 설정(재설정)

성취를 위한 개별화된 전략

그림 12.8 **음성 증상 치료 흐름도**

만 실제적인 결과보다 이런 믿음으로부터 나오는 많은 걱정들이 있음을 본다. 조현병의 한 증상으로 음성 증상의 실체와 특성을 잘 알고 토론할 수 있는 것이 조현병을 받아들이고 이해하고 치료하는데 있어 유용한 첫단계이다. 보호자들이 환자가 잘되라고 심리적 압박을 가하는 것이 자주 있는데 이것은 밀어놓기만 하면 저절로 된다는 가정에 근거한다. 하지만, 이런 효과는 역효과만 낼 수 있고 치료자와 토론을 하면서, 환자의 의도가 괜찮은 것인지, 어떤 가능한 방법이 쓰였는지 이야기해보는 것이 모든 면에서 환자가 겪는 고통을 줄여줄 수 있다.

어떤 보호자들은 놔두는 것과 한 발짝 물러서는 것이 상당히 어렵다는 것을 알지만 많은 이들이 그들이 그걸 해내는 것을 보고서 안심한다. 그게 어렵다고 여기는 많은 보호자들도 그렇게 하는 이유를 설명해주면, 쉽게 설득할 수 있다. 하지만, 우리는 습관적으로 환자와의 접촉을 줄이거나 다른 보호자를 중재자로 두는 것이 이 상황에서 할 수 있는 유일한 방식이라고 우선 믿고 본다. 하지만 제대로 진행이 되면, 그 메시지가 전달이 되고 받아들여지게 된다.

일부 음성 증상은 시간이 지나면 다른 문제를 야기할 수 있다. 예를 들면, 새벽 2시에 음악을 틀어놓는 것은 다른 가족에게는 용납되지 않아서 헤드폰을 사용한다든가 음량을 줄인다는 등의 타협안이 필요할 수 있다. 보호자들은 안전문제, 즉 담배꽁초로 인해 집에 불이나는 문제에 대해서 예민하기 때문에, 이에 대한 합리적이고 안전한 타협방안을 세워보는 것이 치료 계획의 일부가 될 수 있다. 환자가 출근일까지 일어나지 않는다는 사실도 문제가 될 수 있지만, 적어도 처음에는 이런 걱정은 회복기 모델을 사용해서 누그러뜨릴 수 있다.

> "시간이 지나 직장이나 학교에 가기 위해 일어나는 것이 필요하지만 지금은 그
> 보다는 복구와 휴식, 그리고 회복을 위한 시간이 더욱 중요할 수 있습니다."

약물 전략

적절한 약물사용은 음성 증상을 좋게 하고, 음성 증상의 악화를 예방할 수 있다. 음성 증상에 고전적인 항정신병약물이 효과가 있는 지는 아주 제한된 근거가 있다. 그러나, 특히 클로자핀과 같은 약물이 음성 증상에 도움이 된다. 하지만 약물이 뻣뻣함이

나 운동의 느릿함과 무표정한 얼굴표정을 초래할 뿐 아니라 환자를 진정시키고, 동기를 감소시키는 점에서 진정효과는 오히려 환자를 어렵게 할 수 있다. 약물이 양성 증상을 줄이는 데에는 효과가 있지만 음성 증상을 증가시키는 점에서 상호보완적이다. 확실히 적정 유지용량으로 약물을 줄이는 것이 필요하다. 이것은 환자의 증상이 다시 출현할 위험성을 담보하는 일이지만, 이런 적응과정이 주의깊고 협력적인 방식으로 취해졌을 때, 상당한 효과를 얻을 수 있다(14장 재발방지참조).

음성 증상

● 종민(민감성 정신증)

종민에게 동기부여는 중요한 문제였고, 첫 평가 이후에 모든 회기에서 이 문제를 다루었다. 개별 작업에는 부모와 함께 동기부여전략과 대처기술에 대한 토의를 포함시켰다. 이 전략은 종민이 경력을 쌓고 새로운 관계들을 맺는 데에 있어 분명히 도움이 되었다. 상당한 논란이 있었지만 그의 부모와 그는 언뜻 불가능해보였던 대학시험을 통과하는 일 같은 단기 성취에 집중하는 것을 목표로 받아들였다. '타임아웃'의 시기가 필요했고, 그 시기로 일년이 적절했다. 시간이 지나자, 종민의 기분과 집중력은 한결 좋아졌고 그는 처음에 시간제 일을 하고 나서 취업준비과정을 마친 후 전일제 자리에 취직할 수 있었다. 양성 증상과 음성 증상 사이의 상호작용은 충분히 검토했고, 양성 증상은 직장에서 관련된 압력과 관련되어 지속적인 업무를 보는 것을 힘들게 했다.

● 영호(약물관련 정신증)

음성 증상은 확실히 영호의 문제의 일부로 보였으나, 양성 증상이 심각해 즉각적인 작업에 착수했다. 그래도 아직, 미래의 목표나 우정에 관한 논의에 집중했지만 부적절한 기대나 부담은 갖지 않도록 배려했다.

● 민정(외상관련 정신증)

민정에게 양성 증상이 주요한 증상이었고, 초기 개입에 주된 목표로 삼을만했다. 양성 증상이 좀 나아지자, 음성 증상이 좀더 분명해졌다. 하지만, 음성 증상은 의존성과 제한된 대응능력과 주로 관련이 있었고, 이런 점들은 발병 전부터 있었던 문제들이었다. 재활은 그녀에게 아주 중요한 사안으로 고려되었고, 처음에는 독립적인 삶을 유지할 수 있는 능력이 부족한 것으로 보이자, 지지적인 환경 안에서 어느 정도 지낼 수 있도록 하는 것을 장기적인 목표로 삼았다.

● 종국(불안 정신증)

양성 증상이 발현하자 음성 증상은 관심에서 밀려났지만, 입원한 뒤 찾아온 우울과 편집성으로 음성 증상이 실제적으로 중요하게 고려되었다. 음성 증상의 출현을 막기 위해 즉각적인 증상관리가 필요했다. 보호자와 좋은 사례 관리자와 함께 한 치료작업이 질환으로 인한 이차적인 손해를 줄일 수 있었다.

13장

공존 질환

정신증의 공존 질환

정신증에서 다음과 같은 진단이 동반되는 경우가 흔하다.

- 물질남용
- 인격장애
- 공황과 공포증 등의 불안장애
- 강박장애
- 우울증

가끔 정신증을 보이는 환자에서 조현병, 우울증, 인격장애 중에서 어떤 진단이 맞느냐를 두고 논란이 있는 것은 흔한 일이다. 이것을 명확히 구분해 내기는 쉽지 않다. 왜냐면 사회공포증은 편집증과 겹치고, 강박장애는 환각과 일부 겹치며 경계성 인격장애는 조현정동장애에서의 증상과 같이 올 수 있기 때문이다. 이 개념을 그림 5.1에서 설명했다. 정신증 진단을 복잡하게 하는 공존질환에 대한 치료원칙은 환청과 망상을 우선적으로 재해석한 뒤에 공존질환을 관리하는 것이다. 가끔 위계적인 진단체계를 사용하면 생물학적 치료의 순서를 정할 때 도움을 얻을 수 있는데, 순위로 따지자면 기질적인 질환에 대한 치료가 우선이고, 조현병, 그 다음은 우울증, 마지막에 불안증 순이 되겠다. 이 위계적 진단을 이용한 생물학적 치료는 공존질환을 낮추는데 기여한다. 예를 들면, 항정신병약물은 정신증에서 보이는 우울증과 불안증상을 호전시킨다. 하지만 심리적인 치료를 병행하게 되면, 각각의 문제는 독립적으로 취급되는 문제가 된다. 따라서, 조현병의 양성과 음성 증상을 치료하는 것은 불안과 우울증상을 가진 환자에게 도움이 될 수는 있지만, 이런 문제도 대개 이 장 후반부에 기술하는 것처럼 원칙을 갖고 치료해야 한다.

사회적 영역의 공존 병리

사회적 영역에서 어떤 문제가 있는지를 확인하는 것이 환자와 작업을 하는데 있어 필수적이다(5장 참조). 이런 영역에 대한 적절한 사회적 관리가 인지치료의 문제해결 기술을 통해(표13.1) 개별적으로 이뤄질 수 있다. 하지만 환자가 노숙자가 되거나 채무로 회생가능성이 없는 문제에 직면했다면, 정신병적 증상의 효과적인 치료를 위한 개입은 매우 어려운 일이 돼버린다. 반대로 재정문제가 있는 환자에게 재정 관련 복지 서비스가 제공된다면, 정신증의 치료개입에 있어서 큰 도움이 될 수 있고, 6장에서 제시된 것처럼, 사례관리와 인지치료가 결합된다면 상승효과가 날 수 있다.

그래서 치료자는 정신증의 치료와 함께 아래와 같은 다양한 사회적 문제에 대한 관리와 치료를 통합해 볼 필요가 있다.

- 실직
- 사회적 고립

표 13.1 문제해결 단계[1]

문제에 대한 명확한 정의
달성가능한 목표의 선택
해법을 만들기
마음에 드는 해법을 선택
마음에 드는 해법을 보완
평가하기

---

1. Gath, D. H., & Mynors-Wallis, L. M. (1997). Problem-solving treatment in primary care. In D. M. Clark & C. G. Fairburn(Eds.), *Science and practice of cognitive behaviour therapy*. Oxford:Oxford University Press.

- 관계 문제
- 양육의 어려움
- 빈곤한 주거환경
- 불량한 사회적, 가족내 기술

조현병의 치료는 사회적 문제가 존재하는 영역에서 적절한 사례관리의 맥락 안에서 함께 다뤄져야 한다.

신체적 영역의 공존 병리

또한 치료자들은 신체적 문제가 있는 환자가 자신이 갖고 있는 사회적 심리적 문제들로 인해 신체질환의 위험성이 증가하는 상황에서 신체적 문제의 영향력을 추산할 필요가 있다(흡연으로 인한 호흡기질환, 비만으로 인한 당뇨). 조현병이 있는 환자는 질병률과 사망률이 상당히 높아서 건강한 생활 습관을 갖도록 도와주는 것이 중요하다. 건강 검진을 통해서 질환을 식별하고 운동, 다이어트, 금연 등을 통해 건강을 관리하는 것이 환자들에게 빠짐없이 시도되어야 한다. 물론 협력적인 접근을 사용하는 것이 필요하다. 다이어트와 운동을 방해하는 믿음을 탐색하고 동기부여가 안되는 문제가 있는지 확인하고 논의해야 한다.

만성 신체질환은 환자의 삶에서 특히 취약성과 사회적 접촉이란 조건하에서 기능장애를 초래하는 원인과 결과로 작용할 수 있기에 문제를 도식화하는 데 있어서 상당히 중요하다. 환자는 신체적 증상과 장애로 어려움에 처할 때, 질환을 처벌을 받는 것으로 해석할 수 있다. 시각장애와 청각장애는 정신증의 취약성을 높이는 요인으로 제안되는데, 현실검증력에 장애를 초래해서 지각의 왜곡을 증가시킬 수 있고 결국 혼란과 불편감을 유발할 수 있다. 이런 장애로 인한 불편감을 갖고 살아가는 것 역시 그 자체로 스트레스 요인으로 작용한다.

물질 남용

알코올과 약물남용 문제를 다루는 데 있어 일반적인 원칙이 있고, 둘 사이의 구분점이 존재한다. 알코올과 대마초는 흔히 통용되는 약물로서, 전세계의 수백만의 사람들이 이완목적과 사회활동을 돕는 수단으로 이용하고 있다. 알코올은 합법적으로 통용되지만, 대마초는 합법화된 일부 나라를 제외하고 불법 마약류로 취급된다. 대마초가 통용되는 역사는 훨씬 짧지만, 대부분의 나라에서 광범위하게 통용되고, 대마초 복용에 대한 세대적 인식의 차이가 엄연히 존재한다. 대마초를 단기간이나 장기 복용하게 될 때의 효과는 잘 알려지지 않았고, 여기에 대한 논란이 여전히 존재하고 있다.[2]

암페타민, 코카인,엑스타시와 LSD, 헤로인은 상대적으로 적은 인구에서 사용된다. 물론 이 약물들의 복용율은 증가하고 있다. 헤로인은 거의 임상양상을 복잡하게 하지 않는데, 그 자체로 동반된 요인을 복잡하게 하는 일은 드물다. 하지만, 정신증으로 내원하는 상당수의 사람들이 암페타민을 복용하고, 적지만 코카인, 엑스타시와 LSD와도 정신증과의 관련성이 인정된다. 지속적인 정신병적 질환을 유발하게 하는 이런 약물들의 역할에 대해서는 아직까지 확실히 정립되지 않았지만, 확실한 것은 일시적인 정신병적 상태를 유발할 수 있다는 것이다. 이들 환각약물을 복용한 뒤 지속적인 정신질환으로 발전하는 환자들은 약물로 인한 첫 정신병적 상태에서 경험했던 것과 거의 흡사하거나 동일한 증상을 지속적으로 경험하는 것으로 보인다. 이것이 지속되는 문제를 야기했는지 여부는 환자와 치료작업하는 측면에서는 거의 문제가 되지 않는다. 중요하게 봐야 할 부분은 현재 마약 복용에 대한 영향일 것이다. 현재의 증상을 원래의 약물 유발성 정신병적 삽화와 결부시켜 재해석하는 것이 치료적일 수 있다.

이 분야에 관한 대부분의 인지치료 연구는 마약을 복용 중인 사람들을 포함해야하지만, 충분한 양을 복용하고 있는 마약 의존증 환자들을 배제했다. 이는 약물사용에 대한 문제는 다루고는 있지만 고용량의 약물사용은 간과했다는 점에 문제가 있다. 한 개의 출판된 논문을 제외하고는 고용량 약물 사용과 관련된 연구는 상대적으로 드물다.

마약을 복용하는 어떤 환자는 치료자의 태도에 신경을 많이 쓰는 경향이 있다. 특히 '자신을 나쁘게 보지 않을까?', '나를 처벌하지 않을까?'를 걱정한다. 복용 자체를 정당화시켜주지 않으면서 그 경험을 정상화하는 것이 가장 좋다. 이런 식으로 말해보라.

---

2. 역자주) 미국 콜로라도주에서 대마초가 합법화된 이후로, 오리건주와 워싱턴주와 캘리포니아주 등 6개 주가 합법화 대열에 동참했다.하지만 나머지 주에선 미국 연방법에 의해서 의료용을 제외한 기호용 마리화나 사용은 불법이며, 대한민국 국민은 마리화나 복용시 법률위반으로 처벌될 수 있다.

"많은 사람들이 그런 약물을 먹고, 항상 부정적인 반응이 나타나는 것은 아닙니다. 불행히도 당신에게 그런 부정적인 영향에 대한 취약성 그러니까 약점이 있는 것 같아요."

분명 취약한 일부 사람들이 존재하는 것으로 보인다. 그것은 동시대의 그런 환경의 탓이라기보다는 생물학적으로 결정된 것인지 모른다. 예를 들면, 이런 취약한 이들에게 어떤 이유로 경찰과 최근에 문제가 있었고 이미 약물사용에 대해서 불안해 했다. 예를 들어, 친구들이 동시에 잡혀갔고, 그들은 경찰에 자신들이 잘못 기소될 수 있을 것이라고 두려워했다. 더욱 걱정스러운 것은 약물판매상과 관련이 있을 수 있다는 생각이었다. 이점에서는 어떤 부정적인 영향, 두려움, 편집증 혹은 환각이 당연히 악화될 것이고, 그런 갈등이 해소되지 않는다면, 증상은 더욱 오래 지속된다. 이 기간에는 사소한 유발요인도 증상을 일으킬 수 있다. 예를 들면, 마약을 조금 복용한 것, 거리에서 대마초를 피우는 사람의 연기를 간접흡연한 것 혹은 자신들과 관련있다고 믿는 약물 판매상에 대한 TV 고발 프로그램 등이 그렇다.

동반된 약물과 알코올 남용의 치료는 약물효과의 정도 즉 약물이 불러오는 긍정적인 효과와 부정적인 효과가 무엇인지 평가하며 시작한다. 약물로 인해 다음과 같이 일상생활이 어려움에 처할 때 약물남용을 다루는 특정한 평가 도구들이 필요할 것이다.

- 약물남용과 분명히 관련되거나 원인이 되는 정신병적 삽화의 반복적인 유발
- 약물의 장기복용으로 증상이 지속되는 것
- 사회적 지위의 하락-예를 들면, 경제적 문제, 관계의 문제, 혹은 주거환경의 낙후됨과 집을 잃을 가능성

그런 평가 도구들은 이 매뉴얼에서 다루는 정신증 작업에 앞서서 동기부여적 상담법을 통해 약물로 인한 피해를 최소화하기 위해 사용되는 경향이 있다. 이 작업은 약물남용을 지속할 때 나타날 수 있는 위험성과 해로움을 환자와 함께 협력해서 타협해 나갈 수 있도록 다루는 것을 포함한다. 물질남용을 우선순위로 다루는 것은 환자가 치료적인 작업에 다음과 같은 이유로 참여하지 못할 때 효과를 발휘한다.

- 약물과다복용으로 인해 주의력, 동기부여, 그리고 집중력에 문제가 생길 때
- 나중에 약물복용을 하지 않을까하는 걱정으로 주의가 분산될 때
- 어려운 문제들이 물질남용의 기회로 사용될 때-물론 정신증의 인지치료를 이 문제로 늦출 수는 없다.

환청이나 다른 정신증상을 동반하는 물질남용의 사례에서 이런 증상을 관리하는 대처전략이 환자가 경험하는 불편감을 완화시키는데 도움이 되는지 개요를 잡는 것이 중요하다. 즉 장기적인 관점에서 어떤 것이 대안이 되며, 훨씬 더욱 효과적이고 지속적인 방법인지를 알아내는 것이다. 하지만, 환각물질의 효과는 훨씬 빨리 나타나고 단기적으로 환자들은 그런 약물을 쉽게 찾게 되는 것을 인정할 필요도 있다. 물질남용에도 불구하고 더 나은 미래를 위한 희망을 고취시키는 것이 이 시점에서 중요하고, 한번의 실수는 할 수 있다는 태도는 간단한 치료작업을 시작하는데 있어서 유익할 수 있다.

물질남용이 타인에게 미치는 영향도 고려할 필요가 있다. 보호자와 치료진은 이 점을 이해한다고 하면서 지지적이든가 결탁하거나 이 둘에서 왔다 갔다할 수 있는데, 이 둘이 어느 정도는 다 섞여 있고 도움이 안 되는 태도와 반응으로 나올 수 있다. 보호자와 치료진이 물질남용에 대해서 명확한 태도를 보이는 것은 어려울 수 있다. 전에도 언급한 대로, 일부는 알코올이나 물질남용이 심리적으로는 해롭지 않다는 인식을 갖고 있는데 그런 도그마적 태도가 치료를 방해할 수 있다. 보호자와 치료진 측에서 보이는 '전부 아니면 전무'라는 태도는 불필요한 직면을 유발하거나, 분노폭발, 정신증의 악화를 초래할 수도 있다. 어려운 상황이 더욱 악화되지 않도록 한 단계 물러서며 치료진을 돕는 것은 훌륭한 전략이자 능력이다. 그런 보호자들은 자신들의 전체적인 목표가 올바르다고 안심하고 즉 자신이 걱정하는 환자의 상황이 점점 나아질 것이고, 이상적으로 약물남용이 줄어들 것이라고 믿는다. 하지만 단순히 금지만 하는 원칙은 효과가 없다. 그들이 약물금지에 대해 논쟁을 지속적으로 벌인다면 그들은 물질을 훨씬 더 남용할 가능성이 있다. 행동의 자유를 허용하는 것은 환자에게 자기 자신의 약물문제에 대해 책임질 기회를 제공하고 물질남용의 결과에 대해 보호자를 탓하지 않게 한다. 환자에게 보호자가 하는 걱정을 상기시켜줄 필요는 없다. 그런 종류의 교육은 반드시 필요하지 않지만, 환자에게 지지를 제공하도록 치료진이 의견을 제시하며 타협

적인 방법을 취하는 방식이 성공적일 수 있다. 그런 점에서 보호자의 지나친 감정표출을 줄이는 협력적인 작업이 적합하다고 여겨진다.

마약을 약과 함께 먹으면 어떻게 하나? 라는 걱정이 자주 제기된다. 이런 걱정에 대해서 단도직입적으로 대답해줄 수 있다. 같이 먹게 되는 경우에 진정효과가 강력하게 나타나서 해로운 결과가 나올 수 있다는 점이 핵심이지만, 이것은 어떤 약물을 복용했는 지와 사전복용경험에 따라 달라진다는 것이 고려될 필요가 있다. 그리고 보호자들이 물질남용을 하는 친구들을 만나지 못하게 할 수 있다. 이런 경우에 환자의 유일한 친구가 그들이라면 사회적 고립이라는 다른 문제가 생길 것이다. 친구들의 접근을 제한하는 것은 역효과를 낳고, 결국 필요한 경우에 만날 수 있도록 하는 것이 이런 문제를 해결하는 보다 나은 방법일 수 있다. 재정문제도 갈등이 싹트는 요소가 된다. 명확하지 않은 이유로 보호자가 환자의 약물구입을 재정적으로 지원할 때, 자기 멋대로 하는 환자의 태도를 강화시키고, 결국 갈등의 소지가 된다. 부모상담을 통해 이런 행동은 지양될 수 있을 것이고, 물론 이렇게 결단했을 때 상황이 좀 어려워질 수 있다는 두려움이 있더라도 환자는 자신이 가진 돈에서 해결하는 법을 배울 것이다. 물론 이런 결정도 다른 사람들의 영향을 받을 수 있다.

요약하면, 알코올과 약물남용은 자해와 타해의 위험에 기여하는 요소이므로 이런 임상적 중요성이 간과되서는 안되겠다. 이런 증상을 관리하는 데에는 균형감있는 타협적인 접근이 성공적인 것으로 여겨진다.

인격장애

누구나 정신증상을 겪을 수가 있다. 인격 유형에 따라 정신증의 임상적 발현양식이 달라질 수 있다. 하지만, 환자가 인격장애를 의심할 만한 지속적인 행동패턴으로 관계맺기에 심각한 어려움이 있다면, 이것은 임상양상을 복잡하고 어렵게 할 수 있다. 일반적으로 인격장애를 가진 정신증에서 치료적 효과가 있다는 근거는 제한적이다. 정신증으로 인격장애가 악화된 경우에서의 치료 근거 역시 더욱 제한적이다. 하지만 임상적으로 가장 복잡한 사례는 인격장애와 정신증에 물질남용이 삼중으로 더해진 경우라고 할 수 있다.

인격장애 중 가장 흔하게 볼 수 있는 유형은 경계성, 반사회성, 조현성, 편집성, 의존성 인격장애이다. 하나씩 살펴보기로 하자.

경계성 인격장애

경계성 인격장애(이하 BPD) 환자는 진단하기가 어렵다. 또한 환각재현과 환청으로 인한 어려움을 겪는다. 반대로 경계성 인격성향을 가지면서 조현병이나 조현정동장애의 진단기준을 충족하는 상당수의 환자들이 존재한다. 이런 환자들이 하나의 진단인지 아니면 다른 진단을 갖는 지에 대한 논의는 무의미하다. 하나의 진단에서 다른 진단으로 옮겨갈 수 있기 때문이다. 실제로, 환자들이 환청을 외부가 아닌 내부에서 기원하다고 재해석이 가능하도록 치료한다면, BPD에서 정신병적 증상은 보다 잘 이해되면서 누그러지게 되고, 추가적인 치료가 효과를 볼 가능성이 있다. 환각에 대한 작업이 적절해지는 시점이 이 때다(10장 참조). 이전의 폭력적인 경험과 연관된 환각의 부정적인 내용에 집중하는 작업은 자신들에게 심어진 믿음을 재조명하게 된다.

BPD와 작업하는 많은 임상의들은 정신병적 증상을 갖고 있는 환자들을 배제하는 경향이 있다. 이는 사실 불행한 일로 정신병적 증상작업은 상대적으로 재해석이라는 관점을 적용하면 분명한 효과를 보이기 때문이다. 정신병적 증상에 관한 작업은 BPD와 관련된 작업도 가능하게 한다. 환자군과 작업을 한 다른 연구진은 일단 재해석이 일어나게 되면, 환청에 대한 이전의 정신병적 믿음으로 되돌아가는 것에 저항력이 증가하는 것으로 보고했다. 과거의 외상적 경험을 다룬다는 것은 사건에 대한 노출에 집중하기보다 관련된 의미와 믿음을 이해하는 것에 더 가깝고, 통상적인 진료를 조금 수정하는 것이 효과를 볼 가능성이 있었다. 정신병적 증상이 있는 인격장애 환자들은 좀더 심한 장애를 겪는다. 물론 반드시 다 그런 것은 아니다. 우리는 심각한 정신병적 증상이 있는 BPD 환자들이라도 유연성있는 치료방법을 통해 양호한 회복경과를 보이는 것을 목격한다. 이런 사람들이 일반적인 그룹 세팅에 참가해서 변증법적 행동치료(DBT)에서 주장하는 동일한 치료들을 할 수는 없지만, 그런 프로그램의 상당 부분을 개별화시킨 치료를 접목시킨다면, 상당한 효과를 보일 수 있다고 본다.

반사회성 인격장애

정신증과 반사회성 인격장애(이하 APD)를 동반한 환자들은 정신병적 삽화를 유발하는 물질남용의 관점에서 봐야할 필요가 있다. 이들은 자해와 타해의 위험이 높아 신체적인 손상도 초래할 수 있고, 편집증과 공격성이 증가하는 복잡한 양상을 띤다. 이런 정신증을 치료하는 것은 약물치료와 사회적, 심리적 치료의 협업의 어려움으로 난관에 봉착할 수 있다. 따라서 이런 환자들을 치료한다는 것은 가장 어려운 도전으로 생각된다. 그런 환자들은 대개 범죄행동의 피의자 신분으로 진료를 보게 되고 그런 혐의를 피하고자 사력을 다하며 보다 안정적인 치료환경에서 도움을 필요로 한다. 물질남용이 부가적인 문제라면, 안정적인 입원환경이 그런 남용문제를 단기간동안 호전시킬 수 있다. 만약 치료가 개방병동에서 이뤄지는 것이라면, 지속적인 문제가 생길 수 있다. 그러나 개방병동에서라도 물질남용 문제에 대한 작업은 상기에 기술한 대로 상당히 해볼 만하다. 자의 입원 환경에서 약물치료는 정신증상을 조절하는 측면에서 안정적이며 성공적으로 시도될 수 있다. 이를 위해서는 처음 증상발현과 이후의 증상 사이의 연관성에 대한 치료적인 작업에 집중해야 한다.

이런 연결 작업 이후에는 충동적이고 반사회적인 문제가 남는데 치료에 대한 불순응과 개인적 자유에 대한 제한이 점진적으로 풀리면서 물질남용 문제가 되풀이될 수 있다. 정신증에 대한 치료는 물질남용과 인격장애 문제만큼 어렵지는 않다. 하지만 이런 문제는 정신증의 양상을 복잡하게 할 수 있다. 충동적 행동에 대한 직면과 도전은 초조반응을 증가시키고 정신병적 증상을 악화시켜 편집증과 사고장애를 유발한다. 하지만, 어떤 잘못된 행동을 하더라도 결과에 대한 책임을 묻는다는 것을 확실히 하면서 행동수정하는 작업에 역점을 두어야 한다. 즉 이것은 분명하고 명확한 제한을 설정하는 것이다. 이런 식으로 치료진과 보호자들이 지속적으로 관리하는 것은 쉽지 않지만, 시간이 지나면 효과를 발휘한다. 종종 이런 활동은 경찰과 연계된 작업을 포함하지만, 반사회적 행동을 환자의 정신병적 상태에서 어느 정도로 주의깊게 직면할 수 있는지가 치료의 관건이다.

기타 인격장애

기타 인격장애가 동반될 수 있는데, 이 경우 정신증의 양상을 복잡하게 한다. 적어도 이론상은 그렇다. 의존성 인격을 가진 환자들을 음성 증상이 주된 정신증 환자들과 구분해야 하는 것은 진단적으로 중요한 과제로 여겨진다. 그러나 의존성은 정신증보다 더 오랜기간 지속되는 문제이며 주로 아동기와 초기 청소년기에 시작되는데 정신증은 이런 발현양상을 띠지 않는다. 하지만, 정신증과 동반한 의존성이 생길 수 있고,

환자가 자신의 행동에 대한 책임을 지도록 지켜보는 것이 자칫 음성 증상에 대한 관리를 방임하도록 할 수 있는데, 일반적으로 이런 목적은 압박을 줄여주는 목적으로 시도되어야 한다. 환자가 어떤 역할이나 책임을 부여받도록 하는 것은 단계적인 도움을 필요로 하고 주의깊게 다뤄져야 한다. 하지만 이런 환경에서 치료자의 고집이 통하는 경우도 있다.

조현성(즉 고립되고 위축된), 편집성 인격장애 환자는 진단의 어려움이 있다. 물론 질환에 앞서 특히 초기 청소년기나 성인기에 이런 특징을 보여야 인격장애 진단이 가능하다. 하지만, 정신증이 이런 특징과 우연히 같이 나타나는 시기에는 환자가 사회적 참여를 상당한 수준으로 원할지라도, 이를 위해 상당히 노력하는 것은 현실적이지 않을 수 있다.

다른 정신장애

다른 정신장애 역시 정신질환과 동시에 생길 수 있다. 예를 들어, 환청을 호소하는 많은 사람들이 환청이 내부에서 나오는 현상으로 인식할 때, 강박적 반추의 시기를 겪는다(1장 참조). 실제로 강박과 환청에 있어서 유일한 차이가 있다면, 강박증은 자아동질적인데 비해 환청은 자아이질적이라는 점이다. 다시 말해, 강박은 내부에서, 환청은 외부에서 들리는 것으로 믿어진다는 점이다. 내용은 동일할 수 있다. 어떤 환자들에서 이런 강박성향을 치료하는 것이 정신증의 치료보다 우선되는 것으로 여겨진다. 예를 들면 어떤 여자환자가 자신의 코가 너무 커서, 다른 사람들이 자신의 큰 코를 보고, 게이라고 생각한다는 강박증을 보인다고 하자. 이런 믿음에 대한 반추는 정신증상보다 치료적인 개입에 훨씬 더 큰 저항을 보이므로 상당히 결연한 인지행동치료가 요구된다.

불안도 자주 동반되어 치료가 필요하다. 실제 사례들을 보면 불안에 대한 치료가 정신증 치료에 있어 정신증상의 악화를 막는데 긍정적으로 영향을 미칠 수 있다. 치료는 일반적으로 정신증상이 없는 환자들에서 사용되는 불안관리기법이 동원된다. 이완운동과 명상은 내향성이나 지나친 심사숙고함을 일으켜 정신증상을 유발할 것이라는 우려가 있기는 하지만, 우리의 경험상 확실히 그렇지는 않다. 실제로, 우리 연구진들이 환청에 대한 치료로서 '마음챙김'에 기반한 명상기법을 발전시키고 있다. 물론 환자가 명상을 불편히 여기거나 이로 인해 환청이 더 크게 들린다면, 환자에게 이런 치료를 받으라고 기대하는 것은 옳지 않다.

우울증은 아주 흔하게 동반되는 증상이고, 우울증만 단독으로 있어도 치료가 시급하다. 정신증으로 인해 우울증이 올 수 있고, 반대로 우울증이 정신증을 초래하는 경우도 있다. 예를 들면, 우울증이 관계망상, 무가치함, 허무주의, 신체변화, 편집증, 환각같은 정신증상을 유발하는 경우가 많다. 특히 기분이 호전된 이후에 이런 정신증상이 지속되면, 조현정동장애나 조현병의 진단을 고려해 볼 수도 있다. 자살사고를 자신이 하지 않았다고 해석하면, 환각으로 치부할 수 있다.("저는 제 인생을 끝낼만한 비참한 생각을 할 수 없는 사람이예요.") 이것은 특히 자살행동에 대한 금지, 예를 들면, 종교적 금지나 양육이나 다른 돌봄에 대한 책임과 의무가 강조되는 곳에서 흔한 것 같다.("내 아이에게 그런 일이 일어나는 것을 생각할 수 없었어요.") 특히 자살사고는 산후 우울증의 결과로 혹은 산욕기에 동시에 일어날 수 있다.

사례 도식화와 공존질환

공존질환의 치료에 있어 사례 도식화에 기반한 접근이 핵심적이다. 사례 도식화는 다음을 가능케 한다.

- 각각의 증상 예를 들면 물질남용과 관련된 요인에 대한 이해. 물질남용은 정신증과 직접적으로 연관된다. (즉 술을 먹고, 불안을 달래고 적어도 단기간에는 환청의 강도를 감소시킬 수 있다.) 환청이 물질남용의 결과나 부산물로서, 선행하거나 동반될 수 있다.
- 적절하고 현실적인 목표 선택(관계망상을 탐색한 이후에 사회불안 증상을 치료하는 작업이 적절하다.)
- 적절한 기법의 선택(외상후 스트레스 장애의 노출작업은 단계적으로 시도되어야 하고, 그렇지 않으면, 조현병의 양성 증상을 활성화시킬 수 있다.)
- 책임을 분담할 수 있는 다른 치료자와 치료기관과의 협력

환자가 보이는 다양한 증상, 문제와 공존질환 사이의 관계는 환자의 배경, 상황에 대

한 평가를 도식화함으로써 보다 일관된 그림을 파악할 필요가 있다. 정신증 환자들도 일반인들과 동일하게 불편하고 지장을 주는 공존질환이 있다면 이에 대한 치료가 필요하다. 주된 차이는 정신병적 증상이 나올 때 고조된 감정을 견딜 수 있는 힘이 크지 않는 것 같다. 그래서 불안을 유발하는 치료는 좀 더 주의를 요할 필요가 있다. 그러나 좀 더 인지적 기반의 접근들이 성공적일 수 있다. 예를 들면 환자가 자신의 문제를 실시간 혹은 상상으로 경험하는 것보다 경험을 통해 생각을 돌아보는 기법 등이 효과적이다.

공존 질환

● 종민(민감성 정신증)

종민에게 우울증과 사회적 상황에서 불안이 공존질환으로 볼 수 있었다. 정신증상과 관련된 사회적 상황을 탐색하는 작업과 함께 항우울제와 같은 약물 치료가 병행되었다. 종민에게는 정신증에 대한 치료작업이 주된 부분이고 사회불안은 직접적인 치료를 요하지 않았다. 물론 개인적으로 도움되는 사회기술 훈련을 약간 적용했다. 사고 전파와 관계망상에 대한 믿음은 사회불안과 관련이 있었고, 이런 작업을 진행함에 따라 정신증상이 다른 해석적 가치를 갖을 수 있다는 논의가 상당히 도움이 되었다.

● 영호(약물 관련 정신증)

영호에게 약물남용은 핵심문제였고 약물이 정신증을 유발했다. 첫 삽화와 현재의 증상을 서로 관련짓도록 하는 것이 현재의 증상과 정신증상의 경험을 재해석하는 데 유용했다. 그의 물질남용은 점차 줄어들었는데, 물론 이것은 대마초를 복용하지 않는 친구가 없었던 점도 작용했을 것이다. 그는 약물복용을 하는 친구들과의 만남을 줄였지만, 이것은 동시에 사회적 고립을 초래했고, 이점을 현재 사례관리자가 인지하게 되면서 관련된 논의를 진행할 수 있었다.

● 민정(외상성 정신증)

민정에게는 물질남용 문제는 해당되지 않았다. 물론 이 문제가 있었다면 그녀의 외상성 정신증을 더 악화시켰을 것이다. 하지만, 민정에게 의존성과 우울증과 불안이 주된 문제였고 각각 치료가 필요했다.

● 종국(불안성 정신증)

종국에게 물질남용과 인격장애의 문제는 없었지만 우울증이 종국의 믿음에 큰 영향을 주어서, 우울증상에 대한 직접적인 개입이 필요했다. 치료자는 종국과 함께 우울증과 관련된 자존감 문제를 다루었다.

14 ^장

재발 방지와 치료 종결

재발 방지

재발이란 무엇인가? 그것은 불편함이나 기능장애가 악화되는 현상으로 보는 것이 가장 유용하다고 생각된다. 대개는 증상의 갯수가 많아지거나 증상이 다시 재출현하는 것으로 나타나나 증상 특성의 변화 즉 중립적인 내용에서 부정적인 내용이 나오는 것으로 설명할 수 있다. 재발은 환자의 질환에서 중대한 악화내지 증상 개수의 증가를 의미하는 경향이 있지만 몇 개 이상의 증상을 재발이라고 하는 절단점의 기준은 임의적이다. 물론 절단점은 연구목적에서 결과를 측정하는 것으로 유용한 가치를 지니기는 하다. 환자와 보호자가 안좋아지는 것을 재발이라 여기면 얼추 맞을 것이다. 재발은 증상대처에 있어 무기력함이나 피로가 원인일 수 있거나 약물복용중단이나 주변상황의 변화로 인해서 찾아 올 수도 있다.

재발 방지는 지금껏 다룬 모든 치료작업 중에서 가장 중요한 작업이다. 그것은 환자가 이해할 수 있는 사례도식화를 바탕으로 자신에게 일어난 것을 받아들이는 것, 즉 통합과 수용이 일어나는 과정이다. 이런 수용은 부정이나 급성기 삽화의 어떤 다른 증상으로의 도피와 같은 스펙트럼의 다른 끝에 있는데, 도피 현상은 어떤 형태의 정신건강적 개입요소라도 회피하는 것을 포함한다. 즉 변하고 싶다는 자연스런 반응과 조현병과 같은 낙인화시키는 결과에 대한 반응 사이에 이 수용의 연속선이 존재한다. 일부 부정반응은 (그것이 중요한 문제로 부각될 때의 반응을 차단시키지 않는다면), 불편함을 줄여준다는 측면에서 일면 도움이 되는 반응일 수 있다.

증상의 악화나 재출현은 공통적으로 동일한 특징을 가지면서도 개별적인 특징을 갖는다. 대부분의 사람들은 불편함, 불안함 혹은 스트레스를 경험한다(자신들이 인식하기에 유용한 다른 적절한 표현들을 얼마든지 사용할 수 있다). 그 변화는 생활 사건과 직접적으로 관련되고, 어떤 위험은 사건들이 환자들의 뇌리를 사로잡아서 자신들과 자신의 건강상태를 돌보는 것을 방해한다. 때때로 생활사건과의 관련은 분명하지 않을 수 있는데 그것은 스트레스의 중요도는 낮으나 지속되는 특징을 갖거나 환자가 취약한 조건에 있을 때 특정한 불안을 유발하는 형태일 수도 있기 때문이다. 그런 특정한 스트레스를 인식하는 것은 매우 어려울 수 있다. 물론 재발이후에도 많은 조현병 환자들이 그런 재발요소들의 관련성을 찾아내기는 한다. 이 점은 미래의 재발을 예방한다는 점에서 중요한 가치가 있다. 하지만, 유발원인을 찾는 노력을 한다고 해서 출현한 증상을 다루는 작업을 지연시키지는 말아야 한다. 가끔, 원인을 찾는 강박적인 노력이 합리적인 방법을 강구하는 것을 회피하는 수단으로 사용된다(예를 들어, 약물재개 혹은 용량 적정화).

재발을 유발하는 특정한 증상은 다음을 포함한다. 다음 증상 중에서 어떤 일정한 패턴이 나올 수 있다.

- 일년 중, 어떤 주나 어떤 날의 특정한 시간대
- 특정 사람들과의 만남(장인어른), 특히 어떤 시기에 들어가게 될 무렵(공휴일 주간에)
- 기념일-누군가를 죽음으로 떠나보낸 애도반응(특히 그 사람의 생일) 혹은 병원입원과 같은 사건
- 약물의 변화
- 영화나 TV 프로그램, 음악감상이 어떤 의미에서 유발인자가 될 수 있다.
- 알코올이나 불법약물복용

재발 징후(개인화된 패턴)는 수면패턴의 변화를 포함한다. 특히 수면시간의 감소로 인한 피곤함, 불안과 우울증 혹은 정신병적 증상의 재출현도 포함한다. 환취망상, 관계망상 혹은 편집망상의 내용이 부정적인 내용이 더 많아지거나 빈도수가 더 많이 보고되기도 한다.[1] '조현병이 재발할 것 같은 기운'은 어떤 환자가 자신이 경험한 정신병

---

1. Birchwood, M., Smith, J., MacMillan, F., et al. (1989). Predicting relapse in schizophrenia: The development and implementation of an early signs monitoring system using patients and families as observers. *Psychological Medicine, 19*, 649-656.

적 증상의 재발징후를 표현한 것이었다. '미칠 것 같은 공포'는 재발을 예측하는 흔한 첫 증상으로 기술되고, 주의깊게 다룰 필요가 있다. 환자와 보호자, 치료자에게서 불안을 유발시키는 악순환이 증상을 어떻게 악화시키는지 쉽게 볼 수 있다. 가끔 불편감이 그 악순환을 유발하고 두통이나 허리통증 같은 신체적 증상의 호소가 재발신호가 될 수 있다.

재발방지에 보호자, 친구와 가족주치의와 기타 지인의 역할이 결정적일 수 있다. 그들은 이전에 발생했던 초기재발징후를 알아차리고 환자와 논의해볼 수 있다. 이들 정보는 재발 징후를 정의하고, 증상출현을 식별하는데 있어 도움이 된다. 보호자와 중요한 주변지인들은 가끔 이전 삽화에 선행했던 행동이 다시 나오는 것을 보고, 이해할만한 수준의 불안을 경험할 수 있다. 물론, 이런 불안이 항상 재발을 의미하는 것은 아닐 것이다. 자기주장성이나 반항성행동들도 특히 이런 재발증상군에 들어갈 수 있어 주의 깊은 평가를 필요로 한다. 하지만, 대개 이런 증상은 보호자와 지인들의 예측이 옳다는 것으로 판명난다. 물론 가끔은 이런 증상이 자기충족적 예언으로 불리기도 하지만 더 나은 미래를 위한 치료작업은 환자들이 그런 행동에 보다 긍정적이고, 건설적으로 반응하도록 돕는 데에 목표를 둘 필요가 있다. 때때로, 어떤 환자들은 재발 전구기 증상이 무엇인지 알아채지 못하거나 분명히 표현하지 못할 수 있다.

재발을 피하기

재발을 피하는 것은 합리적인 목표가 될 수 있지만, 이를 위해선 개인의 피나는 노력이 요구된다. 많은 환자들이 세상과의 접촉을 피하고 이런 목적을 가진 사람들과의 만남을 회피한다. 그래서 재발의 위험을 줄이고, 정상적인 삶을 사는 것 사이의 균형이 필요할 수 있다(12장의 음성 증상 참조).

그러기 위해 정신건강 복지서비스, 친구, 가족구성원과 같은 사회적 지지관계의 접촉과 약물치료에 대한 접근가능성을 높이는 것이 필요하다. 이런 지지서비스와의 접촉을 지속하는 것은 이런 접근 문턱을 낮추는 것에 기여할 수 있다. 만약 이런 만남이 일년에 한 번 있는 연중행사라고 할지라도 지난 일 년동안의 삶의 경과에 대한 정보가 새롭게 추가될 수 있고, 향후 1년 동안의 일상적인 스트레스 사건에 대해 대비하고 같이 고민해 볼 수 있을 것이다. 가끔씩 환자에게 주간재활서비스를 여전히 받을 수 있다고 설명해주는 것도 도움이 된다. 치료구성원이 변한다면, 이에 대한 간단한 설명도 나중에 도움이 될 수 있을 것이다.

재발을 관리하는 전략을 세우지 않았다고 해서 일어날 재발을 속수무책으로 두고 볼 필요는 없다. 당신이 처음으로 환자를 만났다고 하자. 환자는 당신에게 그가 최근에 당신이 담당하는 지역으로 이사했다는 이유로 의뢰되었을 것이다. 혹은 환자의 이전 사례관리자가 불가피한 이유로 그만두어서 당신에게 의뢰하게 되었다고 소개해 줄 수도 있을 것이다. 재발을 촉진할 수 있는 어떤 논쟁을 피하고 싶은 마음도 이해할 수 있지만, 이 문제는 아주 주의깊게 다뤄져야 한다.

당신은 환자에게 일어난 일에 대해 얼마나 알고 있나? 그의 문제를 사례도식화할 수 있을 정도로 많이 이해하고 있나? 이 환자에게 유용한 인지행동기법을 적용해 볼 수 있나? 그렇지 않다면, 이런 작업에 많은 시간이 소요될 것이다. 하지만 재발 가능성을 줄이기 위해서 필요한 시간은 훨씬 더 많이 든다. 이것은 환자가 어떤 문제가 있을 때 당신에게 찾아가는 참여과정을 촉진하고 재발가능성을 줄이며, 치료 계획과의 협력 작업도 증진시킨다. 당신은 다음처럼 질문해 볼 수 있다.

"당신에게 일어난 일을 제가 다시 말해 봐도 될까요?"
"당신은 그게 잘 이해된다고 느끼세요?"

환자가 자신에게 일어난 일에 대해서 말하거나 특정 사건에 대해서 논의하길 원치 않는다면, 이런 환자의 욕구도 존중해 줄 필요가 있다. 하지만 대개 사람들은 너무나 바쁜 나머지 자신에게 일어난 일을 주의깊게 살펴보지 않는다. 급성기 삽화를 포함하거나 초래하는 사건들 (즉 선행사건이나 경험들)도 잘 털어놓지 않으며, 환자는 헷갈림 속에 방치되거나 다가올 재발을 두려워한다. 이런 혼란과 두려움은 그런 재발의 가능성을 높인다. 환자가 상당히 불안하다면, 추가적인 논의는 다음 번에 하는 것으로 연기할 필요가 있거나 완전히 중단하는 것도 고려해본다. 하지만 환자가 이에 대해 스스로 결정할 수 있도록 하는 것이 중요하다.

6장에서 살펴본 대로, 사례 도식화는 증상의 관해가 이뤄졌을 때, 더욱 단순하고 명확하게 작성할 수 있다. 사례 도식화는 자신에게 일어난 일을 이해하는데 도움이 될 뿐 아니라, 환자가 (사례를 타인에게 발표해도 된다고 허락하면, 치료자가 설명) 타인에게 자신의 일을 설명하도록 해준다.

재발을 가로막기

어떤 재발징후가 확인되면, 보호자와 환자 주변 사람들이 가장 중요하게 기억할 것은 '당황하지 말라'는 것이다. 증상이 다시 생길 거라고 예측하는 것이 당연하고, 그것이 스트레스에 대처하는 환자의 방식이라 해도 그것이 불가피한 재발을 의미하지 않는다. 일부 환자들은 그런 스트레스 하에서 우울해하고, 다른 이들은 불안해하며, 어떤 이들은 더 일에 빠지고, 어떤 이들은 신체적인 통증을 호소하고 어떤 이들은 환청을 듣는 것이다. 그들이 그 징후를 식별했다면, 그들에게 필요한 만큼의 도움을 받을 기회를 제공하는 것이 오히려 성공적인 결과를 가져올 수 있다.

재발이 분명하다면, 약물을 재검토하는 것이 합리적이다. 물론 약물을 올린다고 한다면, 저항이 따를 것이다. 하지만 매번 약물을 재검토하는 것이 약물 용량을 증가시키는 것이라고 환자가 생각하도록 만든다면, 환자가 다른 가능한 전략을 협력적인 방식으로 추구할 수 있는 기회를 심각하게 약화시키는 것이다. '환자에게 기회를 주고, 늦게 해도 괜찮다'는 것이 적절한 조언일 수 있지만, 항상 그런 것은 아니다. 변화할 기회를 줄 뿐만 아니라 활동을 줄여보는 것도 고려할 필요가 있다. 영향력 있는 스트레스원을 재고려하는 것도 재발을 방지하기 위해서 충분히 해 볼만한 가치가 있다.

아마도 재발 방지에 있어서 가장 중요한 요소는 환자의 조절감이다. 압박되는 느낌을 조절할 수 있다는 것, 그런 증상이 찾아오더라도 전에도 극복했기 때문에 재앙의 수준은 아닐 것이라고 인식하는 것이다. 또한 조절할 수 있는 역량이 생겼다고 격려해줘야 한다. 대응 전략을 어느 정도 갖추었다고 생각되면, 감당할 수 있다는 느낌을 심어주는 것도 필요하다. 자기주장훈련도 스트레스를 극복하고 가끔은 진전을 방해하는 관계를 재형성하는데 있어 가장 중요한 요소가 될 수 있다.

재발 방지
● 종민(민감성 정신증)
재발 즉 양성 증상의 악화는 종민의 작업에 중요하게 고려되는 부분이었다. 회복력과 대응전략이 생기면서 직장에서 스트레스 대처능력이 점차 갖춰졌다. 종민의 재발징후를 정의하는 것이 주된 목표였는데, 뚜렷한 악화 없이 점진적으로 발전되는 증상은 뚜렷히 재발로 단정짓기 어려운 점이 있었다.

● 영호(약물 관련 정신증)

영호의 사례에서, 양성증상을 줄이는 것이 급선무였지, 재발방지가 주된 목표가 아직 아니었다. 시간이 지나면서 약물 남용이 특정한 악화요인으로 확인됐고 약물남용을 다루는 방식을 탐색했다. 그가 약물을 남용하는 친구들없이는 혼자서 외롭게 지낼 수 밖에 없다는 것도 중요한 문제였다.

● 민정(외상성 정신증)

민정에 대한 치료작업은 적절한 지지를 제공하고 증상의 악화 즉 재발의 초기 단계를 개입하는 기회를 제공하기 위해서 계속되었다. 도움을 받은 후, 그녀는 재발증상의 초기 신호를 탐색할 수 있는 능력을 키워나갔고 간단한 환청이 재발의 첫신호임을 확인할 수 있었다.

● 종국(불안성 정신증)

스트레스로 인한 불안의 증가, 수면감소와 첫 발병 때와 유사한 형태의 망상 증상을 보이는 것이 그의 재발징후였다. 그는 이런 경험을 통합해가면서, 재발 징후를 아는 것이 치료에 매우 유용하다는 것을 입증해 보였다.

치료 종결

치료종결 시점에서 두 가지 일반적인 상황이 존재한다.
- ● 사전 계획된 퇴원을 하는 경우
  - 치료자와 환자는 다음의 두 가지 조건 중 하나일 경우 치료 종결을 함께 결정한다.
    - 정신건강서비스를 계속 받을 수 있을 때,
    - 서비스로부터 종결이 있을 때
  - 치료계약이 치료비지원이 되는 외부기관과 같은 다른 외부적 영향에 의해서 결정되고, 치료지원시기가 끝나면, 치료자의 요구로 인해서 종결된다.
- ● 계획되지 않은 퇴원을 하는 경우
  - 치료자가 지속될 수 없는, 다음의 두 가지 조건 중 하나일 경우

- 예상치 못한 치료자 개인 사정, 질병 등으로 인해
- 일부 있을 수 있는 이유로(치료자가 자신의 의원을 폐업하는 경우)
- 환자가 치료를 종결하는 경우, 다음의 두 가지 조건 중 하나일 경우
  - 정신건강서비스로부터 지속적인 지지를 받는 경우
  - 서비스로부터 종결이 있을 때

치료 종결은 어떻게 결정해야 하는가? 치료종결은 다양한 고려사항에 따라 달라질 것이다. 외부치료비 지원기관, 지도감독하는 기관이 얼마나 오래동안 환자를 보는 것을 허용해 줄 수 있는지에 따라 다르다. 퇴원이라 함은 정신건강 서비스의 다른 영역에서 있을 수 있고 그 서비스를 제공하는 치료자의 역할에 따라 달라질 것이다. 예를 들어, 당신이 인지행동치료사로 일한다면, 조현병이나 다른 정신증으로 진단된 당신이 보는 사람들은 복잡한 요구를 가질 것이고 당신이 그런 사람들을 짧게 본 후 치료비 지원기관으로 보낼 가능성이 높다. 당신이 정신건강의학과 전문의이거나 정신건강보건요원 혹은 개인 의원에서 일하는 치료사라면, 당신은 환자를 좀 더 오랜 기간 보고, 치료종결까지 만나는 시간을 더 늘려갈 수 있다.

이상적인 환경에서 환자는 치료자와 협력하면서 퇴원의 과정을 밟기 시작할 것이다. 퇴원에 임박해서 환자들은 자신들이 지금은 내적 자원과 외부적 지원을 충분히 갖고 있다는 것을 인식하게 된다. 내적 자원은 (1) 증상이 멈추고, 환자들이 자신이 막 시작된 재발증상을 조절할 수 있는 자신감이 생기고 (2) 증상은 지속되지만, 전보다 안정적인 삶을 살면서 자신들의 대처전략이 충분히 발휘된다고 여기는 것이다. (필요하다면 치료약속을 잡을 수 있다.) 약물 복용은 퇴원이후에도 계속될 것이지만 어느 순간에 환자는 약물복용을 중단하는 결정을 할 수 있다. 이런 결정은 환자가 병식이 있는지 혹은 병의 재발이 아닌지를 분간하도록 평가한 뒤, 치료진의 퇴원결정에 영향을 줄 것이다. 하지만 그렇다고 해서 그 자체가 퇴원을 못하게 되는 거부사유가 되는 것은 아니다. 증상의 안정성, 치료지원여부, 치료를 중단하려는 환자의 욕구는 좀 더 중요하게 고려되는 결정요인이다. 외부적인 지원 즉 특히 친구, 가족구성원이나 다른 정신건강 복지센터와 믿을만한 관계들이 의미있는 방식으로 유지된다면 이것 역시 충분히 고려해야 한다. 상당히 고립되고 자신의 증상에 방어적인 환자들은 아마도 퇴원 준비가 되지 않은 것으로 여겨진다. 물론 결코 친밀한 관계를 필요로 하지 않거나 타인

에게 의존하지 않는 생활방식을 가진 소수의 사람들은 자신만의 방식으로 생존할 수 있을지 모른다.

치료 종결(사전계획된 퇴원)을 계획하는 데 있어서 한가지 요령이 있다. 이것은 예상치 못한 사건을 겪더라도 환자에게 최소한의 지장만 주도록 하기 위함이다. 각각의 상황에서는 각기 다른 반응이 요구된다. 먼저 우리는 첫 번째 예, 치료를 위해 바람직한 상황을 다룰 것이다. 치료를 위해 만남을 주선하는 과정은 환자가 치료를 유지하고 조기 종결의 가능성을 줄이기 위해 필요하지만, 인지치료와 관련된 과정- 협력과 피드백, 역량 강화를 통해 성공적인 종결로 이어지도록 해야 한다. 치료자와의 의존은 치료초기에 생길 수 있으며 생기는 것이 당연하다. 하지만 종결의 시기에는 환자가 치료자와 이별해야 하는 과정인만큼 독립성과 자기주장성이 생겨야 한다.

정신병적 질환에서 지지와 정신건강서비스의 지도감독은 지속적으로 연계되어야 한다. 치료와 지지과정은 확실히 수년의 기간이 요구되는 지난한 과정이다. 하지만, 상당히 심한 질환에서 회복되어 퇴원한 많은 조현병 환자들이 있음을 안다. 이들은 일년에 한두 번 정도 우리 치료진들과 정규적인 만남을 갖고 필요하다면 즉시 만날 수 있게 하는데, 재발방지 차원에서 계속되어야하는 작업이다.

다음 병원 방문약속을 정하는 것은 퇴원계획에서 중요한 요소이다. 급성기 질환에서 일주일의 몇 번 만나는 것은 한 두주 동안에는 고려할 만하지만 일주나 이주간격의 만남이 환자에게는 좀 더 편안하거나 효과적일 수 있고, 치료자에게 경제적일 수 있다. 회기내에 작업을 고려해야 하고, 회기사이에 숙제가 반드시 있어야 한다. 걱정거리가 생길 많은 사례들이 생길 수 있고, 건설적인 토론이 있어야 한다. 하지만 치료에 있어 적극성이 예전보다 줄어들었다면, 환자는 어느정도는 증상의 안정성과 거기에 대한 대처능력을 갖고 있는 것으로 볼 수 있는데, 이런 경우 적게 불편해하고 걱정도 덜하게 된다. 회기 사이의 기간을 늘려나가는 것도 유지기 동안에 고려해야 하고, 어느 정도의 장단점이 있다. 또한 시간이 지나면 미래를 위한 지지를 확보하는 데에 유리할 것이다. 정신건강 서비스를 받으면서 환자는 사례관리자와 정신보건요원을 더 잘 알게 될 것이고 좋은 관계를 맺는 것을 배울 것이다. (이상적으로, 치료자는 환자의 사례 도식화를 잘 이해할 수 있고, 대처 기술과 재발방지 기술을 잘 수립할 수 있는 치료자에게 환자를 의뢰할 수도 있다.) 다른 가능한 지원(가족, 친구, 가족주치의, 교회나 사회적 모임)에 대한 평가와 이런 지원을 활용할 수 있는 개인의 능력 또한 상당히 중요하게 고려된다.

예상치 못한 사건들이 생겨 종종 치료에 지장을 주는데, 치료자가 직장을 그만두는 일 같은 것은 사전에 알게 되는 대로 최대한 빨리 준비되어야 할 필요가 있다. 치료가 도중에 중단되면, 다른 치료자에게 의뢰하는 것이 이상적이지만 항상 가능한 것은 아니다. 인지행동치료를 정식으로 훈련받지 않는 다른 사례관리자라도 (심지어 가족들이라도) 일정한 도움을 제공할 수 있다.

환자들이 치료를 스스로 종결할지라도, 나중에 특정한 날짜에 만남이 가능하도록 준비되는 지 살펴야한다. 그들은 종결 이후라도 자주 올 수 있고 자주 오지는 못하더라도 그들을 지속적으로 볼 수 있는 체계 안에 있다는 것을 알려주는 것이 중요하다. 이런 안내를 받는 것만으로도 도움이 되고, 그들이 의미있는 누군가와 관계를 지속하는 데 있어서도 도움이 될 수 있다.

대부분의 조현병 환자들과 치료자들에게 치료 종결은 자신들이 노력한 일을 반추해보고 긍정적인 변화들을 볼 수 있기에 매우 긍정적인 경험임에 틀림없다. 앞으로도 다양한 방식의 지원이 더 필요하지만 인지치료는 어려운 상황과 정신증상에 대한 대처능력과 병식에 대한 이해를 통해 환자들이 좀 더 희망적이고 낙관적인 미래를 전망하게 할 수 있게 할 것이다.

치료 종결

● 종민(민감성 정신증)

종민이 가진 증상의 특징은 넓은 의미에서도 치료종결이 멀게만 느껴졌다. 그는 취업을 하면서도 지지가 필요했고, 일을 하면서 관계들을 만들어 나갔다. 이것은 정규적인 치료시간을 줄여나가는 걸 의미했고 재발에 대한 걱정이 들 때는 빈도수를 늘려나갔다. 이런 대부분의 작업은 숙련된 치료자들에 의해서 이뤄졌고 치료종결때까지 유지되었다.

● 영호(약물 관련 정신증)

영호가 가진 증상 역시 오랜 작업을 필요했지만, 사례도식화에 근거한 특정증상에 맞춘 작업이 매우 효과적이었다. 다시 말해, 영호에게 사례관리는 지지를 계속해주기 위해 반드시 필요했다.

● **민정(외상성 정신증)**

민정의 증상은 완화되었지만, 그녀가 가진 여러 복잡한 취약성으로 인해 지도감독이 요구되었다. 하지만, 치료작업을 다 마친 후 (적합한 사례관리자를 만나게 해주는 등) 퇴원을 시켰으면 하는 아쉬움이 있었다. 종결의 시기는 누구에게나 어려울 수 있고 가끔은 종결기간에 증상이 재발할 수 있다. 현실적으로 치료적 관계에서 제공되는 지지는 민정이 좀 더 자신감을 가질 수 있도록 하기 위해 주변 지인들에게 계속해서 제공될 필요가 있다.

● **종국(불안성 정신증)**

종국의 증상이 완화되면서 적어도 자신의 삶에 대한 부정적인 영향이 감소되었고, 치료자와 내담자가 함께 치료종결에 합의할 수 있을지 논의했다. 이 과정에서 종국은 주도적인 역할을 했다고 생각되었고, 재발방지와 증상관리대책에 대한 작업이 성공적으로 이뤄졌다.

15 ^장

치료 중 생기는 어려운 문제

    이 책에서 우리는 사례 도식화에 근거한 치료프로그램을 다양한 증상을 가진 환자들에게 다양한 방식으로 적용하는 것을 보여주었다. 그래도 가끔 지금껏 설명했던 패턴에 딱 들어맞지 않는 상황이 생길 수도 있다. 그래서 이 마지막 단원에서는 치료적인 상황에서 접할 수 있는 다음과 같은 여러 문제 상황을 다루는 법에 대한 적절한 조언과 핵심전략을 개괄해보고자 한다.

- 병식이 없는 급성기 정신증 환자를 대할 때
- 동기부여가 안되는 무논리적이고 자기방임적인 환자를 대할 때
- 과대적이고 체계적인 망상을 다룰 때
- 치료도중에 생기는 새로운 감정을 다룰 때(우울, 수치 혹은 죄책감)
- 공격적 행동의 위험이 있는 환자를 다룰 때
- 자살사고의 위험을 다룰 때
- 치료자들이 망상에 빠질 때 무엇을 해야 하는지
- 회기내에 나타나는 환각을 어떻게 다루는지
- 치료자가 환자가 전혀 좋아지지 않는다고 느낄 때 어떻게 해야 하는지
- 재발시 어떻게 해야 하는지를 다뤄보고자 한다.

병식이 없는 급성기 환자를 대할 때

조현병 초기의 연구들은 인지치료와 지지적 상담이 일반적인 치료와 유사한 치료효과를 보이고 이 둘을 병합했을 경우 보통의 치료보다 더 나은 효과를 보고한다. 하지만 인지치료는 현란한 정신병적 상태를 보이는 환자에서 지지적 상담이나 일반적인 치료보다 더 나은 효과를 보이는 것 같다. 병식이 전혀 없는 급성기 정신병적 상태에서는 심리적 치료가 아주 중요하게 여겨진다. 여기서 중요하게 생각되는 점은 일주일에 두세 번 10~15분 정도의 간단한 치료회기를 정규적으로 갖는 것이고, 라포를 맺으며 신뢰할 수 있는 치료적 관계를 형성해 나가는 것에 집중해야 한다는 것이다. 이 시기에 적절한 정상화해석 방법이 도움이 된다. 치료자는 현실검증 과정을 환자가 견딜 수 있는 속도로 시작한다. 불편함을 인식하는 측면에서 염려를 분명하게 표현하고, 필요한 만큼 그런 작업을 반복하면서 격려한다. 그러면서 매우 단순한 실험이라도 집중하면서 해낼 수 있게 하면서, 작지만 분명한 연속적인 과정을 밟게 한다. 사례도식화의 핵심 문제가 향후 참조작업 시 상세히 언급될 수 있도록 회기내에서 노출되어야 할 것이다. 정보전달은 병동내에서 흔하게 할 수 있는 것으로 약물 부작용이나 이완훈련, 그리고 필요하다면 지지를 어떻게 이끌어내는지와 관련된 정보가 전달되어야 한다. 환자가 정신병적 증상을 적극적으로 표현한다면, 이런 시간은 환자가 처음부터 완전히 주도권을 장악할 수 있는 기회가 된다. 환자가 특히 사고장애가 뚜렷하면 의사소통이 상당히 어려울 수 있다. 물론 11장에 기술한 혼란된 사고에서 논리적 순서를 이끌어내는 기법들이 도움이 된다.

치료자는 환자가 충분히 조절감을 느끼고 불편한 영역에서 작업을 시작할 정도로 괜찮고 믿을만하다는 느낌이 들 때까지 너무나 많은 작업을 시도하지 않으면서 부드럽게 회기를 이끌어나가는 것이 필요하다. 그런 상황에서 가장 범하기 쉬운 치료자의 실수는 환자가 준비되기 전에 증상관리를 하려고 치료자가 먼저 앞서나가는 것이다. 그런 상황에서 도움이 되는 핵심전략은 천천히 가되, 마음을 열고 공감하는 자세로 환자가 자신에게 생긴 증상을 이해하고 대안적인 설명을 찾을 수 있도록 환자에게 주도권을 주는 것이다.

동기부여가 안되고 무논리적이고
자기방임적인 환자를 대할 때

결핍증후군(핵심적인 음성 증상, 주로 무논리증과 감정의 둔화- 2장 참조)을 가진 환자는 이전에는 심리적 치료의 적당한 대상자로 여기지 않았다. 하지만 인내심을 갖고, 치료에 계속 임한다면, 인지치료는 이런 집단의 환자를 돕는데 매우 분명한 역할을 하는 것 같다. 4장에서 기술한 면접법을 충분히 참고한다면, 이런 환자들에서도 사례도식화를 작성해볼 수 있다. 반복해서 말하자면, 초기 회기는 다음을 포함해야 한다.

- 병동 TV 앞에 그냥 앉아있는 것
- 환자와 함께 병동 복도를 걷기
- TV나 병동생활에서의 소재를 가지고 대화하기
- 일정부분 치료자가 간단히 자기 이야기를 해 보기
- 가능하다면 환자가 좋아하는 스포츠팀이나 가족 활동 등을 언급해서 환자의 관심사를 부드럽게 탐색하는 정도로 이야기해보기

인지치료모델은 유전적, 생물학적으로 혹은 환경적으로 결정된 취약성을 전제로 환자의 스트레스성 생활 사건, 환경과 관련되어 환자가 가진 복잡한 병력을 이해하기 위해서 사용된다. 스트레스 사건과 환경은 청소년기 동안에 쌓이거나 발전되어 관계망상, 편집망상, 감정의 둔화, 무논리증, 동기저하와 자기방임(민감성 정신증)을 일으킨다. 그렇지 않으면, 이런 증상은 수 년간의 병원입원생활이나 요양원 생활 후에 나타날 수 있다. 결핍증후군 환자들은 개인적 동기부여가 요구되는 개인치료나 그룹치료와는 잘 맞지 않고, 약물에 대한 반응도 상당히 불량하다. 이런 환자들은 상당한 감정이 실려있는 체계화된 환각이나 망상과 같은 양성 증상을 갖는 경향이 있다. 하지만, 증상을 감소시키는 작업은 환자가 정서적인 준비작업이 되지 않고서는 시작하기 어렵다. 치료회기는 불안이나 우울증상을 식별하는 것에 맞춰져야 하고, 이런 증상이 현재의 문제들과 어떻게 연관되는지 탐색되어야 한다. 초기에 어떤 행동변화를 위한 목표는 세우지 않는다. 치료자는 현재나 과거에 즐겼던 흥미나 취미 등을 질문할 수 있다. 그런 후 이런 것과 관련되어 기분이 도출될 수 있고 관련된 생각이 대화를 통해서 드러난다.

치료자: 집에서 지내는 것은 어떠세요?
지태(James): 좋아요(아무 감정없이)
치료자: 어떻게 시간을 보내요?

지태: 신문보거나 TV봐요. (아무 감정없이)

치료자: 가장 좋아하는 프로그램이 뭐예요?

지태: 축구요. (아무 감정없이)

치료자: 어떤 팀을 좋아하는데요?

지태: 뉴캐슬 유나이티드요. (아무 감정없이)

치료자: 예전에는 잘했던 것 같은데 요즘은 별로라고 하던데?

지태: 앨런 쉬어러[1]가 잘해요. (약간의 주장이 들어가 있음)

치료자: 그 선수는 너무 느리잖아요. 이번 주말 경기에서 골을 넣을 수 있을 것 같지
        않아요. (미소를 띠며)

지태: 골을 넣을 거예요. (약간의 주장이 들어가 있음)

치료자: 저는 라디오로 경기중계를 들어요. 여기에 라디오 있어요? 나중에 쉬어러가
        어떻게 경기했는지 다음에 볼 때 이야기해줄 수 있어요?

지태: 좋아요. (아무 감정없이)

이런 치료적 관계는 놀라울 정도로 빨리 생길 수 있고 관계망상과 같은 관련된 양성 증상에 대한 작업을 자신의 감정과 생각을 표현하면서 시작할 수 있게 해준다. 치료적 관계가 형성되면, 선행사건들을 탐색하면서 좋은 사례도식화를 작성할 수 있고, 이후 증상관리를 할 수 있다. 숙제를 부여하는 것과 관련되어 역설의 원칙을 새길 필요가 있다. 즉, 치료자가 환자가 할 수 있는 범위 내에서 과제를 부여한다면, 환자는 결코 치료자를 실망시키지 않을 것이다.

과대적이고 체계적인 망상을 다루기

과대망상을 다루는 핵심적인 개념은 치료자를 통한 스스로 깨우치도록 하는 방법을 통해 사례도식화를 작성하도록 한 후 과대망상이 밑바탕의 걱정과 어떻게 연관되어 불편감을 주는지를 탐색하는 것이다. 이것은 기저의 스키마라고 할 수 있다. (이런 증상을 보이는 환자들은 대개 불안성 정신증의 진단기준에 좀 더 맞을 수 있다.) '망상

---

1. 역자주) 영국 프리미어 리그 뉴캐슬유나이티드 소속 전 축구선수, (1970-), 클럽팀에서 733 경기에 출전 379골
    을 기록해 프리미어 리그 통산 최다골 기록한 전설적인 최전방공격수

적 기억'과 같은 이런 망상은 주변부 질문과 현실검증에는 거의 반응을 하지 않는다. 처음에는 환자와 함께 증상평가와 개입을 통해 작업하고, 이런 과정은 환자가 과학적 방법을 통해 믿음을 검증하는 방식을 발전시키도록 돕는다. 하지만 알다시피 환자는 거의 자신의 망상적 신념을 굽히지 않는다. 망상은 부정적 생활 사건과 환경에서 해당되는 스키마가 활성화되면서 망상적 기분이 드는 시기에 출현한다. (직장에서 승진누락이 자기효능감에 관련된 믿음에 영향을 준다.) 사례 도식화를 작성하면 망상적 주제를 정신증이 발병하기전 생활 경험으로 전환시켜 생각해 볼 수 있도록 하는 데 도움을 줄 수 있다. 사례도식화를 작성하는 작업은 다양한 인지와 정동이 이 시기에 확인되도록 해준다. 표 15.1에 예로 든 흐름도를 작성해볼 수 있다.

이 사례도식화는 핵심적 스키마라도 자주 변경될 수 있음을 보여주지만, 좋은 협력적 치료관계가 형성되지 않았다면 유추적 연결(inference chaining)을 사용하지 못할 수도 있다. 표 15.1에서 기술한 연대기적 사례도식화를 보면 종국은 형이 고아원으로 버려진 것에 대해서 일정부분 자신의 잘못 때문이라는 믿음이 마음 깊숙이 존재한다는 힌트를 얻을 수 있다. 그가 어떻게 이걸 느꼈고, 그 사건에 대해 어떻게 생각했는지

표 15.1 사례 도식화 유도 과정(종국)

0~3세	친형이 고아원으로 입양되었다는 것을 알게 됨(분노와 눈물)-"누구도 말해준 사람이 없었어요." '어두운 가족사의 비밀'이라 언급
3~6세	그의 부모가 자신을 감정적으로 지지하지 않았다고 믿고, 거절감을 느낌
6~9세	아버지는 일에 바쁘고, 어머니는 무관심
9~12세	학교에서 열심히 공부하고, 축구도 잘함
12~15세	자위행위경험을 강렬하게 느끼기 위해서, 여성 속옷에 대한 잡지를 수집
15~18세	고등학교 때, 여자옷을 입어보고, 죄책감을 느낌
18~21세	시험도중에 뛰쳐나가버림, 2번의 기회동안 고교졸업시험에 불합격. 간염을 앓음. 여성 옷을 입지 않으려고 노력함
21~24세	여성 옷 가게에서 머리부터 발끝까지 옷을 다 입고, 죄책감을 느낌
24~27세	여자친구가 자신의 컴퓨터에 온통 여자 옷 관련 파일을 수집한 것을 알고, 실망하고 '변태'라며 떠나버림, 몇 년 뒤 그녀가 다른 사람과 결혼한 것을 알고 크게 낙담함
28세	그의 형이 직장에서 승진한 것을 알고,갑자기 불안과 초조해짐. 급성기병동에 입원

논의해 보는 것은 환자가 가진 걱정에 대해 말할 수 있도록 해주겠지만, 이런 작업은 언제든지 자발적으로 나오도록 할 필요가 있다. 반드시 이런 정신역동을 해석해주거나 의견을 제시해줄 필요는 없다. 하지만 여기서 보면, 성취에 대한 욕구 주위에서 보상적인 믿음이 존재하는 것 같고, 어떤 일은 받아들여지지 않을테니 남들에게 말해서는 안 된다는 믿음도 존재하는 것 같다. 망상적 믿음과 관련된 유추적 연결을 사용한 작업의 예시는 다음과 같다.

> 치료자: 당신이 옷가게에서 여성옷을 입었다는 것이 CCTV에 녹화되었다는 것이 맞다면, 그게 당신에게 어떤 의미가 됩니까?
> 지태: 제가 까발려진다는 거죠.
> 치료자: 뭐가 알려진다는 거죠?
> 지태: 알려지면 가족에서 수치스러운 일이잖아요.
> 치료자: 그게 일어날 수 있는 가장 최악의 일인가요?
> 지태: 예(슬픔이 담긴 눈물을 흘리며).

내면에 숨겨진 걱정에 대한 작업은 이후로 진행되어, 실제로 잘못된 믿음 "나는 비난받아야 한다." 혹은 "나는 망신거리다." 그리고 성취에 관련해 보상적인 스키마 "나는 무슨 수를 써서라도 해내야만한다"와 같은 비적응적인 스키마를 이끌어낸다. 어떤 스키마는 절대로 환자의 입을 통해 언급되지 않는다. 이 사례에서 보상적 스키마는 처음에 시도한 작업을 통해 비적응적인 스키마에 접근하도록 해 주었다. 환자가 어떤 일에 관해 말하는 것을 너무 힘들어한다면 연속선상에 정상화기법과 여성복을 입는 것과 관련된 근거를 따져보는 다양한 기법들을 통해 보상적 스키마를 유추해볼 수 있다. 이후에 이뤄진 작업은 '나는 망신거리다' 혹은 일정부분 '비난받을 짓을 했다'는 핵심 믿음에 대해 역할연기를 통해 증거를 따져보고, 관련된 심상이나 아동기 기억에 대한 작업을 시작했다. 관련된 믿음에 대한 개입은 대개 체계화된 망상 혹은 과대망상을 다루는 데 있어 필수적이고 그런 스키마 수준의 작업은 양쪽이 다 받아들인 사례 도식화를 바탕으로 이뤄져야 한다. 하지만 환자가 저항하거나 불편해한다면, 한 발짝 뒤로 물러서는 것이 필요하다. 그 믿음에 접근하는 다른 방법은 다른 동료와 지도감독자를 통해서도 얼마든지 찾아볼 수 있다. 가끔 환자가 이런 믿음에 대해 다시 되돌아볼 수 있도록 준비될 때까지 환자와 좋은 관계를 유지하면서 다른 작업을 하며 적절한 개입의 때를 기다려 보는 것이 중요하다. 자주 있는 일은 아니지만, 이렇게 기다리다 보면 치료자가 생각하기에 중요한 문제에 대한 직접적인 토론을 하지 않았음에도 불구하고, 행동이 나아지기 시작해서 치료자가 의아하게 생각하는 경우도 있다.

치료도중에 생기는 새로운 감정을 다루기

단단히 자리잡지 않은 망상은 해석, 교육, 현실검증과 대안적 가설을 세우는 인지치료의 방법을 통해서 호전되면서, 당황스러움이나 부끄러움, 우스움 등의 감정이 나타난다. 이런 감정은 치료과정 중에 인식되어야 하고 공감적으로 다뤄져야 한다. 상당기간 동안 환자가 유지하고 있었던 믿음을 포기하는 과정은 고통스런 작업임을 예상해볼 수 있다. 임상실제에서 상당히 강력하게 유지되었던 믿음은 변화의 속도가 더디고 (종교적인 회심과 같은 수준의 과정이 일어나지 않는 한 치료적인 과정에서 그런 변화는 드물다.) 변화가 조금 일어나더라도 심리적으로 적응하게 된다. 그럼에도 불구하고, 믿음의 변화는 새로운 증거들이 명확해짐에 따라 매일 믿음을 포기한다는 것을 전제로 정상화될 수 있다. 이 점을 분명하게 하기 위한 예를 들어보겠다.

치료자: 우리가 새의 둥지를 찾아냈던 것이 우리집을 찾아온 방문하던 외계인의 흔적이 아니라는 것을 깨달아가는 과정이 좀 힘이 드는 것 같아요.
환자: 제가 바보같았어요.
치료자: 저는 예전에는 민주당에 항상 표를 찍어줬어요. 하지만 그들이 국민은 안중에도 없고 정당의 이익만을 따른다는 생각이 들어서, 지금은 신노동당에 투표를 해요. 저에게는 어려운 결정이었지만 해볼만했어요.
환자: 그렇군요.

과대적이고 체계적인 망상과 관련하여 나오는 감정들은 치료자가 도와주지 않으면 표현해내기가 상당히 고통스러울 수 있다.

환자: 저는 야쿠자 조직 두목의 아들이 아니죠. 그렇죠? 그냥 그 가족의 똘마니인데.

그래서 미움을 받고 저를 다 경멸하는 것 같아요.

치료자: 당신은 단정짓는 것을 잘 하시는데, 이런 경향은 아이들이 잘 하는 것입니다. 아이들은 잘못된 판단을 내리는 경우가 많지 않습니까? 실제 가족 사진 앨범을 보고 확인해 볼까요?

가족 사진앨범으로 실제 증거를 확인한 이후에 그가 야쿠자 조직원이라는 믿음은 점차로 변해갔다. 그가 우연히 들었던 대화의 소재들을 근거로 다양한 결론을 속단내린다는 것을 깨닫고 나서 그에게 분노와 슬픔이 찾아왔다. 그리고 이것은 약간 다른 치료적 방식으로 조명되어질 필요가 있었다. 그가 멀리 떨어져 소원해진 친척과 만나면서 이런 믿음을 실험해볼 수 있었고, 자신이 야쿠자 가족과는 관계가 없다는 것을 받아들이기 시작했다.

다시 반복되지만, 핵심적인 개념은 환자가 불편해하면 더 나아가지 않고, 그래도 더 나은 미래를 위한 희망을 유지하게끔 격려한다는 것이다. 믿음에 있어서 극단적인 변화를 일으키기 전에 그런 행동을 변화하려는 사회화의 시도로 인정해주면, 환자가 받는 지지와 자존감이 향상될 것이라 생각된다.

공격적인 행동의 위험을 다루기

정신치료자는 첫 회기에 환자에 대한 사전정보를 모른 채 들어가는 것이 나은지 사전에 환자의 정신건강요원이 알려주거나 요약된 정보를 검토하고 들어가는 것이 더 나은지 상의한다. 회기의 자발성 측면에서 치료자가 사전정보를 인지하지 않고 들어가는 것이 더 나은 것 같다. 하지만, 환자가 자해와 타해의 과거력이나 관련된 위험성이 있다면, 이점을 분명히 알 필요가 있다. 그래서 우리 치료진은 환자가 첫 회기에 들어가기 전에 환자가 가진 특정한 위험성을 고려하면서 정신건강 요원과 치료노트를 검토하고 충분한 논의를 하는 편이다. 공격성은 물질남용하는 조현병 환자들에서 상당히 흔한 증상인데, 즉 물질남용과 급성기 조현병을 동반한 환자의 첫사례나 재발에서 공격성을 흔히 볼 수 있다. 다른 위험한 증상으로는 지시환청, 피해망상, 신체적 수동성이 있는 경우를 들 수 있다. 이런 모든 증상에 특정 위험도 평가가 인지치료자와 정신건강요원에 의해 정규적으로 시행되고, 논의되어야 한다. 상기 열거한 증상들 중

하나라도 있거나 재발경고신호가 있거나, 환자가 당면한 스트레스가 증가하거나 물질 남용이 늘어나는 경우에는 치료진이 상당한 정도의 주의를 기울여야 한다. 증상에 대한 대응전략이 분명히 식별되고 회기내에서 실제 연습을 해보는 식으로 다뤄져야하고, 시간이 지나서 증상에 대한 행동화가 나타나더라도 다른 전략들이 안전하다고 평가될 때까지 이런 연습을 계속 해봐야 한다.

지시환청을 경험하는 환자들은 분산기법이나 안전행동 실험과 같은 다른 자극에 집중하는 시간을 거친 후 그 상황으로부터 완전히 벗어날 수 있을 것이다. 이런 기법은 단기적으로 위험을 줄인다는 측면에서 안전추구행동이고, 이런 행동을 옹호한다는 것은 합리적으로 보인다. 하지만 이런 기법은 증상을 유지하는 결과를 낳는다. 지시환청은 우리가 1장에서 논한 강박적 사고모델을 사용해서 회기내에서 다루어질 수 있다. 이 모델에서 나오는 기법은 지시환청이 있는 환자에게 노출과 반응차단을 회기 내에서 심상으로 시연해보고 나중에 다양한 상황이 벌어지는 일상생활에서 해볼 것을 제안한다. 또한 '난 내 생각을 조절해야한다', '이런 생각만 해도 나쁜 사람이다' 혹은 '그런 생각을 하고 듣는 것은 행동만큼 나쁘다'와 연관된 스키마 작업을 할 수 있다. 정상화 해석 기법은 모든 사람이 스트레스를 받게 되면 자동적이고 강박적인 사고를 일상적으로 할 수 있음을 깨닫게 해주고 이런 정상적인 강박사고는 환청경험과 유사한 주제, 즉 성적,공격적, 종교적 내용을 포함한다. 대개는 정상화해석을 사용해서 환자는 타인들도 이런 생각을 하면 조금 불안해하지만 이런 행동을 거의 실행하지는 않는다는 것을 알게 된다. 이것은 심상기법, 역할연기, 스키마 수준의 작업을 통해 회기내에서 다루어지고, 다루기 어려운 지시환청인 경우에는 회기가 끝난 후에도 숙제를 통한 작업을 통해 도움을 줘야 한다. 환자의 지시환청이 실제로 점진적으로 안정화되기 전까지 초기 작업은 항상 회기 안에서 이뤄져야 한다. 이런 이유로 지시환청은 중기에 걸쳐 증상을 유지시키고 악화시킬 수 있기 때문에, 지시환청을 합리적 반응기법 혹은 사고 억제를 사용해서 다루지 않는 것이 최선일 수 있다.

자신과 타인에게 해를 끼치는 지시환청에 대한 작업은 이전에 환자가 환청에 대해 행동화를 한 적이 있었다면 비숙련된 치료자나 지도감독자없는 치료자에 의해서 시도되어서는 곤란하다. 피해망상 혹은 종교망상과 관련된 공격성의 위험은 물질남용이나 탈억제, 환경적인 단서 혹은 생활 사건 등과 항상 연관되기 마련이다. 자신이 '지금 희생양이다'라는 피해망상 체계를 갖은 환자는 시끄러운 이웃이 이사오는 사건으로 망상이 촉발될 수 있다. 망상체계 밑에 있는 스키마를 다루기 위해선 그런 환경적 단서를 잘 알고 있는 것이 매우 중요하다. 자신이 섣달 그믐날에 아마겟돈 전쟁을 시작하는 메시야라 믿는 환자는 실제로 TV 월드뉴스에서 보도되는 비이성적인 테러영상을 보고 행동을 개시할 수 있다.

신체적 수동성은 특정한 사건과 연관된 촉발인자와 결부된 감정을 기록한 일지에 효과적인 반응을 보인다. 정상화 해석을 통해 환자는 많은 신체적 활동들이 완전히 우리 의식의 통제하에 있지 않다는 것을 알게 된다. 중대한 위험과 관련이 있는 경우에 보호입원과 자의입원 과정이 적절하게 이뤄질 수 있도록 정신건강의학과 전문의와 정신건강요원과의 지속적인 대화가 필요하다. 항상 상존하는 명백한 공격적 위험에도 불구하고 저자들은 인지치료자들이 정신증 환자들과 작업을 하는 동안에, 치료전과 후이든 환자로부터 신체적인 공격을 당했던 적은 없었음을 밝혀둔다.

자살 사고를 다루기

대부분의 조현병환자는 거의 적극적인 자살사고를 보이지 않는다. 물론 초발인 환자에서 자살의 평생 위험율은 상승한다. 하지만, 특정한 시기에 자살계획을 세우는 환자들은 5~10% 정도 되는 것으로 알려져 있다. 따라서 치료기간 동안 자살사고 및 자살계획을 정기적으로 묻는 것이 상당히 중요하고 치료기록지에 자살의도와 성향에 대해서 적어야 한다. 충동성, 수동성을 동반한 지시환청(지시환청대로 환자가 따라야 한다고 믿는 경우)과 물질남용은 종합적인 위험관리의 측면에서 모두 고려되어야 할 필요가 있다.

자살성향을 평가하는 데 있어서 망상의 대안적 해석이 받아들여져 환자가 조금씩 병식이 생길 때가 오히려 조심해야 할 시기다. 특히 급격히 현실감을 찾는 환자는 조현병이라고 하는 낙인에 아주 부정적인 영향을 받아 신경쇠약과 우울감이 찾아오고, 급기야 자살사고가 증가할 수 있다. 조현병 환자들은 삶의 질이 떨어지고 자신의 인생에서 많은 상실을 경험한다. 병을 지속적으로 앓게 되었을 때 생기는 장단점을 살펴보면서, 적극적인 자살사고를 갖고 있는 환자의 관점에서 실제적으로 무엇이 삶을 힘들게 하는 지 명백히 주의깊은 고려와 환자에게 도움이 되는 조치가 필요하다. 특별히, 치료를 받는 것의 장점은 현실적으로 고려되어야 할 필요가 있지만 개인의 장점과 잠재능력에 대한 토론 그리고 더욱 넓게는 최신 약물의 출시, 심리사회적 치료법이나 평가도구의 개발 등과 같은 영역에서 발전 등을 열거하면서 환자에게 치료에 대한 희망을 고취시킬 필요가 있다. 조현병의 전반적인 예후가 호전되고 있다는 근거들을 제시해주는 것도 좋다. 장기추적 연구는[2] 잘 짜여진 정신건강 재활서비스를 받은 조현병 환자의 60%가 20년 이후에 훌륭한 임상적 경과를 보였음을 보고했다. 더욱 포괄적인 서비스가 환자에게 제공될 때 이런 긍정적인 결과들의 보고는 더 늘어날 것으로 전망된다.

자살에 대해 환자가 갖고 있는 철학적이고 종교적인 태도가 무엇인지 파악하는 것이 특히 중요하다. 기독교를 비롯한 종교적 교리는 자살을 엄격히 반대하고 종교적 공동체는 일반적으로 따뜻한 분위기를 지니고 있다. 불교적 교리는 고통을 어떻게 영적인 의미로 받아들일 수 있는 지에 대한 통찰을 제공해 환자들에게 도움이 된다. 일반적으로 사람들은 자신들이 주변 사람에게 짐이 된다고 느낄 때, 그리고 자신들이 없어지는 것이 가족들에게 더 나을 것이라고 느낄 때 자살을 고려한다. 하지만, 자살이 주변사람에게 미치는 악영향, 즉 지인이 자살로 생을 마감했다는 일을 겪고서 잘 살아가는 것이 어렵다는 점을 고려함으로써 자살사고와 자살계획을 갖고 있는 사람들도 힘든 시기를 견딜 용기를 얻게 된다.

'작은 문(trapdoor)'으로서의 자살의 개념은 많은 사람들이 절망과 고통의 긴 밤을 통과할 수 있도록 해주었다. 그들은 자살을 하나의 옵션으로 여기지만 그들은 그것을 특정한 시기에 사용할 필요는 없다. 그런 특권으로 삶을 지속해야 할 이유는 예를 들면 그들이 키우는 반려동물의 존재 혹은 그들에게 관심을 갖고 자신들을 방문하는 친한 친구와 친척들 때문일 것이다. 자살성향에 대한 그런 문제들이 인지치료 작업중에 확인이 되면, 어떤 이유들은 삶을 지속해야 하는 이유로 역부족일 수 있으므로 개인적 유용함의 관점에서 삶을 지속해야 하는 여러 다른 사소한 이유들을 조명해주는 것이 중요하다.

또한 치료자는 자살성향 즉 무망감과 같은 자동적 사고를 보이는 환자들에 유용한 합리적 반응을 제공할 수 있다. 예를 들어

"나는 괜찮은 사람이다- 내 여자친구와 고모들은 여전히 나를 좋아한다."

---

2. Harrison, G., Hopper, K., Craig, T., et al.(2001). Recovery from psychotic illness: A 15 and 25 year international follow-up study. *British Journal of Psychiatry*, 178, 506-517.

"연구들을 보니 어떤 새로운 약물이나 치료법이 내 상태를 좀 더 개선시킬 것이라고 하더라."

"여전히 내가 즐기지 못한 것들이 남아있다. 나는 일요일에 집에 오는 동생이랑 놀 것이다."

자살사고를 가진 개인마다 인지적 변화를 포함하는 개인화된 전략이 수립될 필요가 있고, 환자가 이런 긍정적 인지들을 잘 숙지하기 위해서 관련된 설명을 녹음해서 들려주거나 대처카드에 적어 둘 필요가 있다. 인지치료기간동안 자살로 인한 사망과 자살행동은 상당히 드물고 최근의 연구에서[3] 조현병 환자들에게 인지치료가 시행되었을 때 자살예방의 긍정적인 결과들이 있었다. 하지만, 자살성향이 높아지는 시점에서는 환자의 안전을 담보하기 위해서 정신건강서비스와 밀접한 연계 및 협조가 매우 중요하고, 자살 위험성이 분명히 관련되어 있을 때, 치료가 환자의 불편감을 증가시킨다면 추가적인 인지치료는 잠시 중단될 필요가 있다.

치료자가 망상에 말려들 때

치료자가 망상에 말려드는 것은 거의 없는 일이지만 체계화된 편집성 망상에서는 치료자에게도 혼란이 일어날 수 있고, 이런 것은 가끔 치료적인 관계가 잘 맺어지지 않았음을 반영한다. 예를 들면, 치료자가 너무 바쁘거나 치료진행이 잘 안되었거나 혹은 환자의 태도가 편집증을 유도할 수 있을 가능성도 있다. 치료자가 보이는 분명한 따뜻함과 솔직함의 태도는 거의 그런 믿음이 유지되지 않게끔 하지만, 가끔 불신하며 방어적이고 상대적으로 무반응적인 태도는 치료적 관계를 그르칠 수 있다. 당신이 망상에 빠져드는 것 같다면, 동료나 지도감독자와 상의할 필요가 있다.

하지만, 그런 일이 생기면, 두 개의 독립된 작동방식을 고려해볼만하다. 일정 기간 동안 좀더 여유로운 '친구되어주기' 태도를 취하고, 좋아하는 것과 흥미있는 것이 무엇인지 적절한 자기노출이 유용할 수 있다. 물론 개인적 자료에 대한 노출은 피해야 한

---

3. Sensky, T., Turkinton, D., Kingdon, D., et al. (2000). A randomised controled trial of cognitive-behavioural therapy for persistent symptoms in schizophrenia resistant to medication. *Archives of General Psychiatry, 57,* 165-172.

다. 다른 하나는, 결과적으로 밑에 깔린 관련된 스키마에 상대적으로 빨리 토론하는 관점으로 옮겨가는 것을 고려해볼 수 있는데 예를 들면, 9장에서 설명한 유추적 연결을 통해, 좀 더 피상적인 작업부터 하는 것이 증상을 덜 유발할 수 있다. 치료가 좀 더 피상적인 수준에서 지속되면 관련된 숙제를 내준다. 물론 이런 방법은 그런 환경에서 직면적 소통이 높아질 가능성이 있을 것이다. 관련된 스키마를 다루는 것은 환자와 치료자가 상호협조적인 태도를 갖게 하는데, 물론 이것은 힘든 작업이지만, 힘들더라도 그 회기는 가능한 우호적으로 마무리할 필요가 있다, 회기가 지속되면 천천히 작업을 하는데, 환자가 많이 힘들어한다면 환자가 이 주제를 다시 토론할 수 있을 때까지 관련된 부분을 미룰 수도 있다.

이런 작업방식이 성공적이지 않으면, 치료자가 변화를 주는 것이 필요하다. 제기된 위험이 주의깊게 평가될 필요가 있고 치료자에 대한 특정한 위협이 명백히 존재한다면, 이런 문제들은 매우 주의깊게 고려될 필요가 있다. 지시환청은 치료자에게 향할 수 있고 관련된 위험성은 그들이 실제로 일어날 가능성에 근거해서 적극적으로 사전에 고려될 필요가 있다.

회기 중에 나타난 환각을 다루는 법

치료회기 중에 환자에게 환각이 생기면, 다양한 기법을 사용해 볼 절호의 기회일 수 있다. 하지만 회기중 경험한 환각은 또한 환자가 치료의 진행으로 인해서 힘들어했음을 알려주는 신호일 수 있고, 환자가 좀 덜 불편해할 내용으로 대화를 전환하거나 점차 그 회기에 긴장을 풀고 이완하는 것이 필요하다는 의미도 될 수 있다. 하지만 환각을 실제적으로 경험하는 환자가 치료를 지속할 수 있을 것처럼 느껴지면, 환청을 좀 더 잘 이해하며, 다른 통합적 대응방법을 모색하기 위한 작업이 회기 내에서 이뤄져야 한다. 환자는 다른 사람들이 환청을 들을 수 있는지 없는지 직접 실험해 볼 수 있을 것이다. 환청이 들리는 위치는 회기 내에서 치료자와 환자와 함께 탐색될 수 있고, 환청의 근원에 대한 가능한 기전이 논의될 수 있다. 환자의 감정적, 그리고 행동적 반응은 분명히 확인될 수 있고 이런 강력한 감정반응과 관련된 자동적 사고를 기록하며 합리적 반응을 도출하는 작업을 해야 한다. 다양한 대응전략이 회기 내에서 환청에 대한 조절감을 주는데 효과적인지를 실험해볼 수 있다.

가끔 환각은 너무 침습적일 수 있으며 다음과 같이 환청이 "그에게 닥치라고 해." 혹은 "그가 너한테 거짓말을 하고 있어." 와 같이 대화의 흐름을 방해할 수 있는데, 이런 경우에는 이런 진술에 대한 논의를 즉시 해야 효과를 볼 수 있으며, 환자와 우호적인 치료동맹을 맺었다면, 좀더 호전적인 치료반응을 도출해낼 수 있을 것이다.

환자의 호전이 거의 일어나지 않는다고 느낄 때

전혀 진전이 되지 않는 느낌은 사례도식화가 분명하지 않는 초반에 자주 있는 일이다. 치료자는 초기단계에서 환자의 증상이 별로 좋아지지 않았다는 것을 받아들여야만 한다. 신뢰가 쌓여감에 따라 사례도식화는 점차적으로 명확해지기 시작하고, 사례도식화로부터 변화를 위한 전략이 수립될 수 있을 것이다. 치료 초기에 PSYRATS과 같은 평가척도에 점수를 매기는 것이 유용할 수 있다. 이것을 반복하다보면, 정신병적 경험의 측면에서 미묘하지만 중요한 호전의 근거들을 확인할 수 있다. 호전반응이 아주 느린 경우 가장 훌륭한 접근법은 병전 시기로 되돌아가서 개인력 등을 좀 더 자세하게 들여다보고 사례도식화를 다시 살펴보는 것이다. 환자의 삶에서 핵심적 인물과의 현재 관계와 같은 요인은 환자의 삶에서 지속인자로서 상당히 관련이 있지만, 주의 깊은 재평가가 이뤄지기 전까지는 상당부분 알 수 없게 감춰져있다.

상호작용에 사용된 기법들도 재고되어야 할 필요가 있다. 망상에 관한 합리적 반응하기-합리적 추론은 제한점이 있다. 물론 완전히 직면시켜 평가해 보는 것이 중요할 수 있다. 쉽게 바뀌지 않는 체계화된 믿음 밑에 감춰진 걱정을 다루는 것도 필수적이다. 하지만 이것 역시 상당히 어려운 작업이다. 핵심적 주제는 한 발짝 물러나서 환자와 보호자의 이야기를 잘 듣고 환자가 자신의 삶에서 병과 관련없는 중요한 주제들을 확인하도록 할 때 명확해진다. 이것들은 개인의 삶에서 전반적인 영향을 주는 사회적 고립, 가족간의 불화, 불량한 자존감과 같은 문제들을 돌아볼 때 확인될 수 있을 것이다. 또한 다른 정신건강요원들이 이런 평가에 도움을 줄 수 있다. 유추적 연결 역시 치료자가 이런 핵심적 주제에 도달하고 치료 작업을 할 수 있는데 도움이 된다. 환각를 경험하는 환자는 자신의 환청이 자신의 질환의 일부임을 깨닫고, 적어도 자신의 마음속에 나오는 소리임을 알더라도 환청이 초래하는 생활의 불편감이 확 와닿는 수준으로 줄어들지 않을 수 있다. 미래를 위해 환청과 관련해서 환자의 대처능력을 강화시키는 방법을 개발하는 것이 가장 중요한 방법이지만 상당한 시간이 소요된다. 환청에 대한 반응을 기록하고 환청에 대한 자기주장적인 대화를 개발시키는 것도 도움이 된다.

치료자가 회기 동안에 녹음이나 녹화한 것을 검토해보는 것이 치료자에게 제기된 문제를 좀 더 냉정하게 볼 수 있도록 허락해줄 것이다. 중요한 점은 치료자가 겪는 어려움을 개인지도감독이나 집단지도감독을 통해 논의하는 것이 치료자가 흥미를 잃지 않고 인지치료에 관해 앞으로 더 나은 방향을 모색할 수 있는 기회를 줄 수 있다는 점이다.

재발이 되었을 때

재발의 초기 징후가 있고, 행동치료나 스키마 접근법이 완전재발이나 입원을 막는 것이 어렵다고 여겨진다면, 치료자가 환자와 계속 만나는 것이 중요하다. 치료자가 환자와 만나고, 가능하다면, 집을 방문하거나 이런 어려운 시기에 치료가 유지될 수 있도록 모든 노력을 기울여야 한다. 치료자는 환자에 대한 상세한 내력과 환자의 어려움에 관한 사례도식화를 통해 입원병동 내에서 환자의 급성기 관리에 도움되는 많은 자료들을 확보할 수 있을 것이다. 인지행동치료는 환자에게 항정신병약물을 과도히 쓰지 않고 환자에 대한 문제를 이해하는 것을 통해 증상 호전을 보일 수 있도록 치료진을 격려할 수 있고, 잦은 병동입원과 병동내 환경으로 인한 추가적인 외상적 경험을 최소화할 수 있을 것이다. 환자가 일정기간동안 입원하기를 원한다면, 병동 내에서 이뤄지는 환자에 관한 모든 다학제적인 검토가 치료자에게 소중한 자료로 쓰일 것이고, 사례개념화를 통해서 인지행동치료자들은 심리적 이해를 보다 풍부히 할 수 있고, 치료에 상당한 도움을 줄 수 있을 것이다.

마무리

우리는 동료와 편집자와 무엇보다 환자와 함께 본 매뉴얼을 만들면서 많은 것들을 배울 수 있었다. 이 책이 당신의 임상진료에 도움이 될 수 있었으면 좋겠고, 당신이 환자들과 효과적인 치료기법들을 배워나가고, 당신이 발전시킨 훌륭한 치료기법들이 공유되기를 바란다. 그런 점에서 이 책이 보다 유용하게 활용하기를 바란다.

전국민 정신건강 평가 척도 (Health of the Nation Outcome Scales(HoNOS)[1]

항목

1. 과도하고, 공격적이고, 파괴적인 초조성 행동

2. 의도적 자해

3. 문제성 음주 혹은 약물 남용

4. 인지 문제

5. 신체질환이나 장애 문제

6. 환각이나 망상으로 인한 문제

7. 우울한 기분으로 인한 문제

8 다른 정신문제나 행동문제

9. 관계의 문제

10. 일상생활 문제

11. 주거 환경으로 인한 문제

12. 직업이나 다른 활동의 문제

각 항목을 다음과 같은 기준으로 채점한다.

0. 문제없음

1. 사소한 문제이기는 하나 개입이 필요하지는 않음

2. 약간의 문제가 확실히 존재함

3. 중등도로 심각한 문제

4. 중증이거나 매우 심각한 문제

---

1. Wing, J. K., Curtis, R. h.,& Beevor, A. S. (1996). *HoNOS: Health of the Nation Outcome Scales:Report on research and development, July 1993- December 1995*. London:Royal College of Psychiatrists. Reproduced with permission of the Research Unit, Royal College of Psychiatrists.

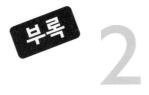

정신증상 평가 척도(정신증상 평가척도)[2]

A 환청

1. 빈도

0. 소리가 들리지 않거나 혹은 일주일에 한 번 이하로 들린다.

1. 소리가 적어도 일주일에 한 번은 들린다.

2. 소리가 적어도 하루에 한 번은 들린다.

3. 소리가 적어도 한 시간에 한 번은 들린다.

4. 소리가 계속해서 들리거나 혹은 거의 계속해서 들린다. 즉 몇 초 또는 몇 분 동안만 멈춘다.

2. 지속시간

0. 소리가 없다.

1. 소리가 스쳐가는 정도의 음성으로 수초 동안 지속된다.

2. 소리가 수 분간 지속된다.

3. 소리가 적어도 한 시간은 지속된다.

4. 소리가 한 번 들리면 몇 시간동안 지속된다.

3. 위치

0. 소리가 없다.

1. 소리가 머리 안에만 있는 것 같이 들린다.

2. 소리가 머리 밖에서 나지만 귀나 머리에서 가깝다. 소리가 머리 안에서도 들릴 수 있다.

---

2. 본 척도의 한국어판번역은 J Korean Neuropsychiatr Assoc 2007;46(3):201-13 정순민 등이 번안한 정신증상 평가척도의 신뢰도와 타당도의 연구를 참조했음.

3. 소리가 귓속 또는 귀 근처, 그리고 귀에서 멀리 떨어진 머리 밖에 있는 것처럼 들린다.

4. 소리가 단지 머리 밖에서만 있는 것 같이 들린다.

4. 크기

0. 소리가 없다.

1. 소리가 자신의 목소리보다 작고, 속삭이는 정도다.

2. 소리가 자신의 목소리와 거의 같은 크기다.

3. 소리가 자신의 목소리보다 크다.

4. 소리가 매우 크고, 고함을 지르는 정도다.

5. 소리의 기원에 대한 믿음

0. 소리가 없다.

1. 소리가 전적으로 내부적으로 생겨났고, 자신과 관련이 있다고 믿는다.

2. 소리가 외부적인 원인으로 인해 생겨났다고 50% 미만으로 확신한다.

3. 소리가 외부적인 원인으로 인해 생겨났다고 50% 이상(100%미만)으로 확신한다.

4. 소리는 전적으로 외부적인 원인에 의해서 생긴 것이라고 100% 확신한다.

6. 소리 중 부정적인 내용의 양

0. 불쾌한 내용이 없다.

1. 때때로 불쾌한 내용이 있다.(10%미만)

2. 소리의 내용 중 일부는 불쾌하거나 부정적이다.(50% 미만)

3. 소리의 내용 중 대부분이 불쾌하거나 부정적이다.(50% 이상)

4. 소리의 모든 내용이 불쾌하거나 부정적이다.

7. 부정적인 내용의 정도

0. 불쾌하거나 부정적이지 않다.

1. 약간 부정적인 내용이지만 자신이나 가족과 관련된 개인적인 언급은 없다.
   예) 자신에게 하는 것이 아닌 욕설의 단어나 언급. 예: 나쁘고 경우 없는 녀석

2. 행동에 대한 개인적인 욕설이나 언급
   예) 그렇게 하지마라. 또는 그렇게 말하지 마라.

3. 자아상과 관련된 개인적인 욕설
   예) 너는 게으르다. 너는 못났다. 너는 미쳤다. 너는 비뚤어졌다.

4. 자기에 대한 개인적인 위협
   예) 자기 자신, 가족에게 해를 끼칠 것 같은 위협
   　　자기 자신 또는 다른 사람들에 대해 해를 끼치는 극단적인 지시나 명령

8. 괴로움의 양

0. 소리로 인해 전혀 괴롭지 않다.

1. 소리로 인해 가끔 괴롭지만 대부분은 괴롭지 않다(10% 미만).

2. 소리 중 일부가 괴롭다(50% 미만).

3. 소리 중 대부분이 괴롭지만 일부는 괴롭지 않다(50% 이상).

4. 소리는 항상 괴롭다.

9. 괴로움의 강도

0. 소리 때문에 전혀 괴롭지 않다.

1. 소리 때문에 약간 괴롭다.

2. 소리 때문에 보통 정도로 괴롭다.

3. 소리 때문에 매우 괴롭지만, 환자는 그보다 더 나쁘게 느낄 수 있다.

4. 소리 때문에 대단히 고통스러우며, 환자가 느낄 수 있는 최악의 상태를 느낀다.

10. 소리로 인한 기존 생활의 장애

0. 기존생활에 장애가 없고, 사회와 가정에서 관계를 유지할 수 있다. (만약 유지하고 있는 관계가 있다면).

1. 소리로 인해 기존 생활에 아주 작은 장애를 초래한다. 예) 낮 시간의 활동이나 사회, 가정 내 관계를 유지할 수 없고, 도움 없이도 독립적으로 살 수 있지만, 집중력의 장애가 있다.

2. 소리로 인해 낮 시간의 활동이나 사회, 가정 내 관계를 유지하는데 약간의 혼란을 초래하는 중등도의 장애를 초래한다. 환자는 입원은 하지 않고, 도움을 받을 수 있는 주거시설에 살거나, 일상생활기술에 대한 추가적인 도움을 받을 수 있다.

3. 소리로 인해 기존 생활에 심각한 장애를 초래하여 입원이 종종 필요하다. 환자는 병원 내에서 어느 정도 일상적인 활동, 자기관리나 관계를 유지할 수 있다. 환자는 도움을 받을 수 있는 주거시설에 살 수 있지만, 활동, 일상생활기술과(또는) 관계 측면에서 기존생활에서 심한 장애를 겪는다.

4. 소리로 인해 일상생활에 완전한 장애가 초래되어 입원이 필요하다. 환자는 어떠한 일상활동이나 사회관계도 유지하지 못한다. 자기관리도 역시 심각한 장애를 받는다.

11. 소리로 인한 조절가능성

0. 환자는 소리를 조절할 수 있어서 언제나 자기 뜻대로 소리를 불러올 수도 있고, 사라지게 할 수도 있다고 믿는다.

1. 환자는 대부분의 경우에 소리를 어느 정도 조절할 수 있다고 믿는다.

2. 환자는 약 절반 정도의 경우에서 소리를 어느 정도 조절할 수 있다고 믿는다.

3. 환자는 특정한 경우에만 소리를 조절할 수 있다고 믿는다. 대부분의 경우에는 조절할 수 없는 소리를 경험한다.

4. 환자는 소리가 들릴 때 조절할 수가 없고, 전혀 소리를 사라지게 하거나 불러올 수 없다.

B. 망상

1. 망상에 대한 집착의 양

0. 망상이 없다. 혹은 환자가 일주일에 한 번 이하의 정도로 생각하는 망상들.

1. 환자는 적어도 일주일에 한 번 망상에 대해 생각한다.

2. 환자는 적어도 하루에 한 번 망상에 대해 생각한다.

3. 환자는 적어도 한 시간에 한 번 망상에 대해 생각한다.

4. 환자는 계속해서 또는 거의 계속해서 망상에 대해 생각한다.

2. 망상에 대한 집착의 지속시간

0. 망상이 없다.

1. 망상에 대한 생각이 스쳐가는 정도로 수초동안 지속된다.

2. 망상에 대한 생각들이 수분 간 지속된다.

3. 망상에 대한 생각들이 적어도 한 시간은 지속된다.

4. 한번 생기면 보통 몇 시간 동안 망상에 대한 생각들이 지속된다.

3. 확신

0. 전혀 확신할 수 없다.

1. 믿음의 현실성에 대해서는 확신이 거의 없다.(10%미만 정도 확신한다.)

2. 믿음에 대해 확신하기에는 약간의 의문이 있다.(10~49% 정도 확신한다.)

3. 믿음에 대한 확신이 대단히 강하다.(50~99% 정도 확신한다.)

4. 100% 확신한다.

4. 괴로움의 양

0. 믿음으로 인해 전혀 괴롭지 않다.

1. 일부의 상황에서만 믿음으로 인해 괴롭다.

2. 50% 미만의 경우에서 믿음으로 인해 괴롭다.

3. 50~99% 정도의 대부분의 경우에서 믿음으로 인해 괴롭다.

4. 믿음이 생각날 때마다 항상 괴롭다.

5. 괴로움의 강도

0. 전혀 괴롭지 않다.

1. 믿음 때문에 약간 괴롭다.

2. 믿음 때문에 중간 정도로 괴롭다.

3. 믿음 때문에 심하게 괴롭다.

4. 믿음 때문에 더 나빠질 수 없을 만큼 심하게 괴롭다.

6. 믿음으로 인한 기존 생활의 장애

0. 기존생활에 장애가 없고, 일상생활기술 상에 아무런 문제없이 독립적인 생활을 유지할 수 있다. 사회와 가정에서 관계를 유지할 수 있다(만약 유지하고 있는 관계가 있다면).

1. 믿음으로 인해 기존생활에 아주 작은 장애를 초래한다.
   예) 낮 시간의 활동이나 사회, 가정 내 관계를 유지할 수 있고, 도움 없이도 독립적으로 살 수 있지만, 집중력의 장애가 있다.

2. 믿음으로 인해 낮 시간의 활동이나 사회, 가정 내 관계를 유지하는데 약간의 혼란을 초래하는 중등도의 장애를 초래한다. 환자는 입원은 하지 않고, 도움을 받을 수 있는 주거시설에 살거나 일상생활 기술에 대한 추가적인 도움을 받을 수 있다.

3. 믿음으로 인해 기존 생활에 심각한 장애를 초래하여 입원이 종종 필요하다. 환자는 병원 내에서 어느 정도 일상적인 활동, 자기관리나 관계를 유지할 수 있다. 환자는 도움을 받을 수 있는 주거시설에 살 수 있지만, 활동, 일상생활기술과 또는 관계 측면에서 기존생활에서 심한 장애를 겪는다.

4. 믿음으로 인해 일상생활에 완전한 장애가 초래되어 입원이 필요하다. 환자는 어떠한 일상활동이나 사회 관계도 유지하지 못한다. 자기관리도 역시 심각한 장애를 받는다.

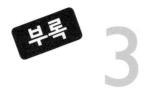

정신증 평가 척도에 대한 설명[3]

섹션 1

1. 초기 개입의 발생

채점

0. 치료자가 과도히 말이 많은 경우, 환자는 자신의 생각을 표현할 시간이 없거나 피드백하지 못하며, 지나친 직면으로 여겨지거나 다른 정신병적 내용과 충돌한다. 치료자가 말이 거의 없는 경우, 따뜻하게 받아들여지지 않는다고 느낀다.

1. 치료자가 환자가 얘기할 시간을 주지만, 피드백을 주지 못하거나 과도하게 감정적으로 되거나 개입을 하지 않는다. 직면이나 충돌은 목소리의 톤이나 질문 스타일로 알 수 있다.

2. 치료자는 적절한 질문을 하지만 속도나 깊이가 부적절하거나 직면이나 충돌이 존재한다.

3. 치료자는 대부분의 치료 회기동안 훌륭한 협력적인 태도를 유지한다. 정상화 해석기법을 적절히 사용하거나 스스로 깨우치는 방법이 사용된다.

4. 치료자는 적절한 질문을 하되 직면이나 충돌없이 온화한 태도로 개입시키는 시도를 한다. 적절한 정상화해석과 스스로 깨우치는 방법을 능숙하게 사용한 증거들이 있다.

2. 평가

이것은 다음을 식별하는 증거들을 포함할 수 있다.

a) 핵심 문제

b) 핵심 증상

c) 초기와 이후의 정신증 삽화의 선행사건

---

d) 취약 인자

e) 지속 인자

채점

0. 평가가 시행된 근거가 없는 경우 (현재 회기나 이전 회기에서); 핵심문제와 핵심증상을 확실히 확인하지 못했고, 선행인자들의 탐색이 전혀 없는 경우

1. 평가가 시행된 근거가 제한되거나 부적당한 경우; 핵심문제와 핵심증상이 잘못 정의되거나 선행인자의 탐색이 없었거나 혹은 아주 제한된 탐색이 이뤄진 경우

2. 대부분의 영역에서 평가가 시행된 근거가 있는 경우

3. 다음 영역들에서 훌륭한 협력적인 평가 작업의 근거가 있는 경우, 특히 일부 선행인자에 대한 작업과 함께 다른 중요한 영역에서도 탐색이 이뤄진 근거가 있는 경우

4. 모든 핵심적 영역에서 정확하고 지속된 평가의 근거가 있는 경우, 환자에 의해 논의된 내용이 치료자에게 다시 전달된다.

3. 사례도식화

사례도식화를 갖고 있고 이를 기반으로 협력적이고 상호 협의된 치료계획이 치료의 기본이다. 사례도식화를 근거로 각각의 회기에서 의제설정을 해본다.

채점

0. 사례도식화가 없고 상호협의된 치료계획이 없는 경우

1. 기본적인 사례도식화와 치료계획은 있으나 치료가 이를 바탕으로 논리적으로 수행되지 못한 경우

2. 치료자가 사례도식화을 하려고 시도하나 여기에 온전히 집중할 수 없고 확인된 문제들을 다룰 수 없을 정도로 혹은 사례도식화가 너무 융통성이 없어서 회기 내에서나 핵심문제애 대한 접근을 하지 못한 경우,

3. 사례도식화와 치료계획이 분명한 경우, 예를 들어, 회기 내에서 의제설정이 명확하고 종결기에는 사례요약이 정리되고 이런 작업을 위한 노력이 유연한 경우.

4. 사례도식화와 치료계획이 분명하고 이것을 치료자가 능숙하게 사용하며, 치료동안의 기본적인 안내서로 사용할 수 있으며 치료가 지속적으로 피드백을 받는 경우.

섹션 2

채점자는 다음의 어떤 영역들이 잘 다뤄지고 즉시로 채점할 수 있는 지를 선택해야한다.

4. 환각과 망상의 재해석

증상과 환각경험의 정상화해석 및 탈낙인화

현실검증: 대안적 해석을 탐색할 수 있도록 예를 들어 가능한 발생기전을 도출해낼 수 있도록
장단점의 근거를 모으는 것

채점

0. 재해석하려는 시도는 전혀 없음

1. 약간 시도는 하지만 전혀 계획적이지 않다. 예를 들면, 너무나 많은 증상에 신경을 쓰거나
지나친 직면을 시도한다.

2. 일부 유용한 시도의 증거가 있으나 변덕스럽거나 여전히 너무 직접적으로 다뤄진다.

3. 일부 증상에는 유용하며, 그런 시도는 협력적인 방식으로 이뤄진다.

4. 증상이 사례도식화로 식별되어 치료계획에 반영된다. 치료단계별로 적절한 개입이 이뤄지
고, 협력적인 방식의 피드백이 오간다.

5. 근원적인 주제의 탐색

변화에 저항하는 지점에서, 망상과 환각에 깔린 주제를 탐색한다. (예: 추론적 연결기법)
과거의 경험에서 부정적인 내용을 적절히 살펴보라.
낮은 자존감, 사회적 소외나 죄책감과 같은 근원적 주제를 다루라.

채점

0. 유용하게 이뤄진 작업이 없고 환자는 고통스러워하며, 이를 누그러뜨리는 노력이 전혀 없는
경우

1. 작업을 하기는 하나 초점이 없어서 너무나 적은 증상이나 많은 목표증상으로 환자가 고통스
러워하는 경우

2. 일부 유용한 작업이 있으나, 치료자는 적절한 CBT 기법을 사용하지 못하는 경우

3. 유용한 작업을 하며, 일부 증상이 따라오는 경우, 소크라테스식 문답법이 사용되지만, 전적
으로 치료자가 주도하는 경우,

4. 주제들이 적절하고 민감하게 탐색되며, 핵심주제들이 사례도식화에 반영된다. 소크라테스
식 문답법이 일관되게 사용되며 추론적 연결기법이 사용된다.

6. 기타 작업

대응전략, 재발방지와 사회성 기술
미래의 계획, 역량과 관계에 관한 기대
단기, 장기 목표

채점

0. 유용한 작업이 시도되지 않는 경우

1. 시도는 해보았으나 적절하지 않거나 분명한 도움이 필요한 부분에서 목표를 잘못 잡은 경우

2. 일부 유용한 작업이 이뤄지나 상호협력이 제한적인 경우

3. 사례도식화와 치료계획을 통해 분명하고 협력적인 방식으로 이런 영역에서 유용한 작업이 이뤄지는 경우

4. 가장 적절한 사안이 제기되고, 사례도식화를 숙지하며 치료단계별로 능숙한 방식으로 치료가 이뤄지는 경우

전반적 점수

당신은 이 회기에서 임상의사에게 몇 점을 주겠는가?

0	1	2	3	4	5	6
형편없음	부족	보통	만족	좋음	매우 좋음	탁월함

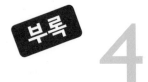

4

정신건강교육 자료집

무엇이 문제일까요?   262

정신증의 인지치료란 무엇일까요?   264

환청을 이해하기   266

다른 사람의 생각을 이해하기   268

의욕적으로 되어보기   270

무엇이 문제일까요?

당신에게 스트레스가 되는 문제가 생길 때, 당신 말고 다른 이들도 문제를 겪을 수 있으며, 무엇이 문제인지를 알고 설명할 수 있다면 무척 도움이 됩니다. 이 유인물은 이런 목적으로 제작되었습니다.

일반 용어 설명

- **우울증**- 기분이 처지고, 불행하다는 기분이 들고 자주 잠못들고, 식욕이 없고, 가끔은 내 자신이 초라하고, 쓸모없고, 절망적으로 느껴지며, 나에게 뭐라고 하는 사람은 없지만 왠지 나쁜 일을 한 것 같이 느껴집니다. 죽고 싶다는 생각이나 심지어 누구를 해치려는 생각이 들 수 있고, 심하면 나에게 뭐라고 말하는 말소리(환청)도 들을 수 있습니다.

- **불안**- 불안은 스트레스, 걱정, 가끔은 다음과 같은 신체적인 불편감을 동반하기도 합니다. 가슴두근거림, 호흡곤란, 현기증, 쑤시는 느낌, 두통, 소화불량과, 온몸이 아픈 느낌이 불안의 증상일 수 있습니다.

- **강박**-어떤 생각이 머리 주위를 맴돌며, 자신이 보기에 합리적인 생각은 아닌 것 같지만, 정작 생각을 안하려고 해도 자꾸 생각이 납니다.

- **환청**(목소리,말소리)- 누군가 나에게 직접 말하는 것 같고, 나를 두고 수군거리는 것 같은데, 정확이 말하는 사람이 누구인지 알아내기 어렵습니다. 말소리가 들리는 곳은 당신이 있는 방안인데, 말하는 사람은 보이지 않습니다.('환청을 이해하기'편 참조)

위와 같은 증상에 대한 정의가 도움이 되지만, 이런 증상들이 전반적 불안장애, 조울병, 조현병 등으로 설명될 수 있는 어떤 일정한 패턴을 갖는 것으로 봅니다. 그러나 이런 용어들 중 일부는 낙인화 되는 경향이 있어 아주 좋은 용어들은 아니라고 생각됩니다. 특히 조현병은 상당히 넓은 범위의 문제를 기술하는데 사용되었고, 수년에 걸쳐 매우 부정적인 낙인을 받은 것도 사실입니다. 그래서 이런 문제들을 다른 각도로 접근하기 위한 새로운 연구들은 정신증에 보다 적절하고 수용가능한 다음과 같은 4가지 분류를 제안합니다.

그룹 1: 민감성 정신증- 스트레스성 사건이나 상황에 대한 특별한 취약성이 관련이 있을 때
그룹 2: 약물 관련 정신증- 초기 증상들이 암페타민, 마리화나, LSD 혹은 엑스타시 같은 불법 환각약물을 복용한 뒤 생겼을 때
그룹 3: 불안성 정신증- 스트레스가 누군가의 삶에서 쌓이고 난 뒤, 불안한 이유를 찾았다고 믿지만, 불행히도 그들 주위의 다른 사람들은 그 이유에 동의하지 않는 것 같을 때
그룹 4: 외상성 정신증- 생생한 회상 혹은 말소리가 과거의 외상 사건에 관련되어 생길 수 있고 심각한 장애를 유발할 때

정신증이란 용어는 사람들이 환청을 듣거나 망상이 있을 때 흔히 쓰입니다. 이런 증상들은 언뜻 이해할 수 있지만, 항상 타인에게 쉽게 설명할 수 있는 것은 아닙니다.

민감성 정신증

느리고, 점진적인 발병이 특징입니다.

- 상당한 부담감을 느끼지만 쉽게 사라지지 않습니다.
- 음성 증상- 뭔가를 해보려고 하는 것이 어렵고, 감정도 느끼기 어렵습니다. 대화하기도 어렵습니다.
- 다양한 문제들- 특히 스트레스가 있을 때, 편집증, 환청, 이상한 믿음, 뒤죽박죽된 생각들을 볼 수 있습니다.

초반에는 스트레스에 대한 압박감을 줄여주고 현실적인 목표를 설정함으로써, 스트레스에 대한 내성을 강화시키는 것에 집중합니다.('목표를 갖기'와 '다른 사람의 생각을 이해하기'를 참조하세요.)

약물 관련 정신증

- 환각성 약물(암페타민, 코카인, 엑스타시.LSD, 대마초)를 복용한 후 증상이 생깁니다.
- 환청과 생생한 회상(환각재현)을 경험하고, 이상한 느낌이 들 수 있는데, 이런 증상은 약물 복용한 후 처음으로 느꼈던 증상들과 거의 유사합니다.
- 환각제를 계속 복용하게 되면 다시 재발될 수 있거나 심지어 더 악화될 수 있습니다. 때로는 환각제를 복용했던 기억들을 떠올리는 경험만으로도 생길 수 있다고 보고됩니다. 예를 들면, 예전에 약물을 복용했던 친구를 만나거나 관련된 텔레비전 프로그램을 봐도 증상들이 나타날 수 있습니다.

원래 복용했던 환각약물이 정신증상과 관련이 있다는 사실을 알고 이 증상에 대한 직접적인 개입이 도움이 될 수 있습니다. ('환청을 이해하기'편과 '다른 사람의 생각을 이해하기'편을 참조하세요.)

불안성 정신증

- 문제는 주로 10대에 생기나, 가끔은 30-40대 이후에도 생길 수 있습니다.
- 거의 직장이나, 대인관계 등에서 스트레스를 겪고 나서 생깁니다.
- 자신에게 일어나는 일의 이유에 관해 설명해주는 것 같은 망상이 생기고, 주위의 다른 이들은 이 현상을 믿어주지 않아서, 갈등과 고통이 초래됩니다.

이들이 갖고 있는 믿음을 이해하는 것이 도움이 될 수 있습니다. (정신증의 인지치료 편을 참조하세요.)

외상성 정신증

외상의 시기나 사건을 겪은 직후에 생기나, 간혹 사건발생 수년이 지나서 생기기도 합니다.

- 환자에게 불쾌한 내용으로 들리는 환청이 나타납니다.
- 내용이 상당히 강력하고 피해자에게 불쾌하고 유해한 것을 이야기합니다.
- 목소리의 주인공은 과거 본인이 당한 사건의 관련자로 쉽게 알아차릴 수 있습니다.

환청을 이해하고, 대처할 수 있는 방법을 배우고, 환청에 대해 자기주장을 할 수 있도록 하는 것이 고통을 줄일 수 있는 비결입니다. 밑바닥에 깔린 외상 사건에 대한 느낌도 탐색하는 것이 필요합니다.

정신증의 인지치료란 무엇일까요?

많은 사람들이 자신들이 외롭고, 불안하고, 어리둥절할 때 왜 이러는지 누군가와 이야기하는 것이 상당히 도움이 되는 것을 알고 있습니다. 우울증이나 불안이 있는 사람들을 돕는 방법 중 하나는 그런 느낌이 올 때 스쳐지나간 생각에 대해서 이야기해보는 것입니다. 누군가 기분이 우울할 때, 예를 들어, 돌아가신 어머니를 생각하거나 자신에게 일어난 일에 대해서 생각하기 때문입니다. 누군가가 자신의 삶속에 일어난 일에 대해서 어리둥절하고 걱정이 된다면, 무슨 생각이 그런 감정과 관련이 있는지를 찾기위해 노력하는 것이 좋습니다. 그래서 만약에 어떤 사람이 화가 난다는 것은 자신들을 누군가가 미행하거나 피해를 준다고 하는 생각을 굳게 확신하기 때문에 그럴 수 있습니다. 그렇다면 왜 이런 생각을 하게 되는 지를 찾아 보려고 시도하는 것이 분명 의미가 있습니다.

인지치료는 이런 생각을 알아내고, 이해하는 치료입니다. 겉으로 보이는 생각은 합리적인 것 같지만, 감춰진 두려움은 개인마다 다르게 나타날 수 있습니다. 어떤 상황에서 찬성과 반대를 따져보는 것이 다른 시각을 갖게 하는데 도움을 줄 수 있습니다. 그런 불편감을 초래하는 어떤 결론에 대안을 제시해 줄 수도 있습니다. 불안증상은 다양한 종류의 이상한 느낌을 주기도 합니다. 예를 들면, 마비되는 것 같거나 저린감이나 통증이나 숨이 가쁜 증상인데, 이런 것들을 가끔 전기충격, 타인에 의한 신체간섭과 같이 전혀 엉뚱한 의미로 해석할 수 있어서 이런 걱정들을 맘편히 이야기해보는 것도 좋습니다.

가끔은 사람들의 마음속 세계관을 형성하는 오래 지속된 믿음의 실체와 만나기도 합니다. 어떤 분이 어렸을 적에 부모로부터 못났다고 비난을 받거나 끊임없이 비교를 받으면서 자랐다면, 마음속에는 '나는 쓸모 없는 인간'혹은 '못난 인간'이라는 믿음이 자리잡고, 자신이 잘못한 일이 아닌데도 자신의 잘못인양 자신을 탓하게 됩니다. 가끔은 이런 자신을 비난하는 생각이 크게 들리는 환청으로 나올 수 있고, 이때 인지치료는 이런 고통을 이해하고, 이런 문제가 있을 때 이것을 잘 이겨내도록 해줄 수 있습니다.

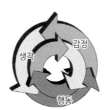

인지치료가 뭐지요?

기본적으로 인지치료는 의사와 간호사, 심리사나 다른 정신보건전문가에게 걱정과 염려를 토로하면서 이걸 더 잘 이해하려 노력하는 치료라고 볼 수 있습니다. 다시 말해 이것은

- 문제가 어떻게 해서 시작되었는지에 관해 말하고
- 그것을 어떻게 해석할 수 있는지 논의하며
- 이상하고 헷갈리는 일들을 이해하고,
- 우리가 하고 걱정들을 알아내는 것입니다.

주변에 아무도 없는데 말소리가 들리거나, 길을 걷고 지나가는데, 때로는 TV나 라디오에서 사람들이 나에 대해 이야기하는 것을 경험할 수 있습니다. 이와 비슷한 다른 일들도 논의를 통해서 도움을 받을 수 있습니다. 예를 들어, 어떤 사람이나 어떤 조직에서 자신을 해칠 것 같은 느낌 혹은 자신의 마음 속 생각을 훤히 다 알고 있을 것 같은 것을 논의해 보는 것입니다.

다른 한편으로, 다른 사람들이 선뜻 받아들이거나 이해하기 어려운 생각 즉 망상을 갖고 있을 수 있습니다. 예를 들면, 자신은 엄청난 능력을 소유한 인물이라는 것이지요. 인지치료를 통해서

- 이런 생각을 종이에 적게 하고
- 특정 문제를 식별할 수 있도록 하며
- 그런 망상과, 그런 망상이 자신들에게 미치는 영향을 알아낼 수 있도록 하고
- 특별히 어떤 삶의 요소가 악화나 호전을 갖게 하는 지를 깨닫게 합니다.

주변에 다른 사람들이 자신을 안 믿어주는데, 문제가 되는 믿음에 올바로 대처하는 것은 매우 힘든 일입니다. 정신보건전문가들과 이런 문제를 논의하는 것은 이런 치료작업을 가능하도록 돕습니다.

인지치료를 받으면 환청이나 망상도 치료가 되나요?

가끔 정신증을 겪고 있는 환자분이 말소리를 듣거나 여럿이 대화하거나 크게 외치는 말소리를 듣는데도 주변에선 전혀 못들은 것처럼 보입니다. 이런 말소리는 환자에 대한 모욕적인 내용을 담거나 불쾌한 일을 말하기에 상당히 괴롭습니다. 인지치료는 이런 말소리(환청)가 보통은 환자가 갖고 있는 생각이거나 기억이 들리는 것임을 이해하도록 도와줍니다. 그리고 왜 이런 일이 생겼는지, 이런 일을 겪을 때 어떻게 대처해야 하는지를 알려줍니다. 불안과 두려움을 줄이기 위해서는 증상을 이해하는 것이 중요합니다. 또한 다양한 대처방식을 숙지함으로써 도움을 얻을 수 있습니다. 강한 믿음의 형태인 망상은 스트레스와 취약성이 어떻게 상호작용하는지를 검토하면서 이해될 수 있습니다.

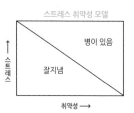

스트레스 취약성 모델

병이 있음

잘지냄

↑ 스트레스

취약성 →

음성 증상은 무엇입니까?

무언가를 하고 싶은 의욕이 떨어지면 모든 것이 귀찮아지고, 부정적일 수 있는데, 이것을 우리는 음성 증상이라고 부릅니다. 음성 증상이 생기는 이유는 여러 가지를 들 수 있는데, 가끔은 우울증으로 인해, 또는 환청과 망상 때문일 수 있습니다. 때로는 이런 증상이 다시 찾아올 것 같은 두려움이 있어서 모든 스트레스나 외부의 자극을 회피하게 됩니다. 질환의 급성기 삽화이후에는 회복과 힐링의 시간이 필요할 수 있습니다. 이 시기에는 현실적인 기대를 갖고, 가끔은 생각을 다시 해보는 것이 필요합니다. 전에는 식은 죽 먹기나 다름없었던 TV를 시청하고 전화를 받는 것 같은 일도 해내는 것이 힘듭니다. 무엇보다 작지만 쉽게 달성할 수 있는 목표를 통해 자신감을 회복해야 합니다. 치료자는 처음에 증상이 안정이 되는 대기시간을 견뎌보도록 조언해 줄 수 있는데 물론 이것은 항상 쉬운 일은 아닙니다. 인지행동치료가 환자가 갖는 부담을 줄이는데 도움이 된다는 근거들이 많이 있습니다.

인지치료가 환청과 망상을 더 악화시키는 것은 아닙니까?

의사와 간호사들조차도 '환청과 망상에 대해 이야기하면 증상에 몰입해서 증상이 더 악화될 것이라고 오해하고 있습니다. 일부 정신의학 교과서에서는 그런 논의를 하지 않는 게 좋겠다고 한 적이 있었을 정도였습니다. 하지만 이런 주장에 대한 직접적인 근거는 없는 것으로 보여집니다. 누군가가 뭔가를 말하도록 강요해서 고통을 주는 것은 분명 잘못된 일이지만, 인지치료에서 시행되는 것처럼, 말할 수 있도록 하는 분위기를 만드는 것은 전혀 다른 차원의 이야기로, 인지치료는 인간적이며 지지적인 치료라고 할 수 있습니다. 만약, 환자가 말하는 것을 힘들어한다면, 대화가 중단될 것이고, 그러면 나중에 하면 됩니다. 논의가 진전되지 못하고 반복되기 시작되면 숙련된 인지치료자는 아마도 '차이점을 인정하기'방법을 통해 그런 장벽을 극복할 수 있을 것입니다.

약물치료를 하지 않고 인지치료가 해도 됩니까?

인지치료가 효과적임을 보여주는 모든 연구에서 인지치료를 약물과 같이 병합한 경우가 가장 결과가 좋았습니다. 물론 이런 약물들은 클로자핀과 리스페리돈과 올란자핀을 이용한 연구들이었습니다. 가끔 사람들이 인지치료는 하지 않고 약물만 먹고, 반대로 인지치료만 하고 약물은 복용하지 않으려고 하는데, 다시 한번 말씀드리지만 약물치료와 인지치료를 같이 하는 경우가 가장 효과가 좋습니다.

인지치료가 정말 효과가 있나요?

현재 영국, 캐나다, 네덜란드, 이탈리아와 벨기에 등에서 시행한 연구들에서 인지치료가 증상을 감소시켰다는 훌륭한 긍정적 근거들이 쌓이고 있습니다. 인지치료는 기본적인 치료와 병합할 수 있고, 사람들이 왜 약물을 복용해야 하는지에 대한 이유에 대한 교육과 지지를 통해 환자들이 더욱 약물복용을 잘하도록 도와줍니다. 또한 환자들이 의사와 정신보건전문가와 이야기하고 싶은 욕구를 만족시켜줍니다.

인지치료를 받으려면 어떻게 하나요?

처음부터 정신과의사와 현재의 정신보건전문가와 상의하는 것이 가장 좋습니다. 아직까지는 조현병과 망상의 인지치료가 생소할 수가 있어서, 미국이나 많은 다른 나라에서도 훌륭한 치료자가 아직까지도 적은 것이 사실입니다. 물론 영국에서는 좀 더 인지치료가 여러 치료기관을 통해 널리 알려진 부분이 분명 있습니다. Academy of Cognitive Therapy(www.academyofct.org), Association for Advancement of Behavior Therapy(www.aabt.org) 영국의 경우에는 British Association for Cognitive Psychotherapies(www.babcp.org)와 같은 단체를 통해 정보를 더 얻을 수 있고,(역자주: 한국의 경우, 대한조현병학회와 세브란스정신건강병원 청년클리닉 For You(GRAPE 인지치료. http://web.yonsei.ac.kr/clinicforyou/index.htm) 등에서 관련정보를 얻을 수도 있습니다.)

환청을 이해하기

이 유인물은 환청으로 고통받는 환우들을 위해서 제작한 것으로 아주 유용합니다. 하지만, 어떤 환자들은 환청을 듣고도 꽤 즐거워하는 경우를 보이기도 하는데, 그런 분들은 환청을 통해 만족을 얻는 경우라고 보여집니다. 환청의 영향을 줄여주고 좀 더 잘 대처할 수 있는 다양한 방법들이 있습니다.

환청이란....

주변에 아무도 없는데 어떤 말소리를 듣거나 적어도 아무도 당신이 듣는 그 단어를 말해준 적이 없는데도 어떤 소리를 듣는 것은 상당히 흔한 일입니다. 가끔은 말소리가 이웃이나, TV, 라디오 혹은 당신이 길에서 지나치는 사람들로부터 나오는 것 같습니다. 어떤 때는 공기 중에서 들리는 것 같습니다.

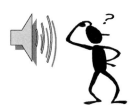

그런데 이 소리가 아주 사실적으로 들리고 아주 크게 들리기도 합니다. 당신에게 고함치는 것 같기도 하고 가끔은 속삭이든 작게 들리기도 합니다. 환청에서 들리는 내용은 매우 다양합니다. 가끔은 특별히 화나게 하는 것은 아니지만, 대부분 사람들에게 걱정이나, 위협이 되며, 욕설을 담을 수 있습니다.

말소리가 당신과 대화하는 것 같고 당신에게 당신이 하고 있는 일이나 생각하는 것을 말해 주기도 합니다. 이런 경험은 나만이 알고 있는 개인적인 것을 누군가가 알고 있다는 느낌을 주어 상당히 곤혹스럽게 합니다. 말소리가 당신에게 직접적으로 저속한 욕을 하거나 무례히 군다면, 상당히 고통스럽습니다. 가끔은 말소리가 당신에게 무시무시한 것을 하라고 시키기도 합니다.

당신이 그걸 하기를 원치 않더라도 말소리가 그것을 하도록 강요하는 힘이 있는 것처럼 아주 확신있게 들리기도 합니다. 말소리가 어디서부터 나오는지 알아내는 것은 매우 어려운 일입니다. 그래서 다른 사람들이 말소리를 들었는지 확인해보는 것이 의미있을 수 있습니다. 다른 사람들이 말소리를 들을 수 있다면, 당신이 말소리에 대해 뭔가를 할 수 있도록 도움을 줄 것입니다. 가끔 그들이 이런 것을 당신에게 누가 말하는지, 말하는 내용에 대해서 해결할 수 있도록 도울 수 있습니다. 그들도 말소리를 듣지 못했다면, 당신은 왜 이런 일이 생겼는지 알아낼 필요가 있습니다. 말소리가 들릴 때 주변에 아무도 없어 확인해 줄 사람이 없었다면, 그 때 무슨 소리가 들렸는지 녹음을 해보는 것도 좋습니다. 그 말소리가 오직 당신 혼자 있을 때만 들린다고 생각할 수도 있지만, 왜 이런 일이 생기는지 주변에 당신에게 도움이 될 말한 의사,간호사,심리사, 교회 목사님 등을 만나 상의해 보십시오. 목소리가 어디서 들리는지 목록을 적어보십시오. 말소리가 당신의 뒤에서 들리거나 벽 안쪽에서, 확성기를 통해서도 들리는 것 같습니다. 혹은 누구도 들을 수 없는 말소리를 가끔 다른 소리를 잘못 들었거나 생각이 크게 들리는 것으로 믿기란 상당히 어려울 수 있습니다. 목소리가 당신 자신의 목소리로 들리지 않을 수 있습니다. 그것은 다른 누군가의 목소리에 대한 기억일 수 있고, 당신도 모르는 목소리일 수 있습니다. 남성의 목소리나 여성의 목소리일 수 있습니다. 꿈속에서 당신이 사람들이 이야기하는 것을 들을 수 있듯이, 그렇게 목소리의 정체는 당신의 생각이 크게 들리는 것입니다. 다른 사람들이 말하는 것에 대한 기억 혹은 당신의 머릿속에 기억된 어느 노래의 멜로디가 당신이 가끔 아주 생생히 기억할 수 있는 소리의 예라고 볼 수 있습니다.

말소리(환청)가 당신이 뭔가를 하게 만들 수는 없다는 것을 이해하는 것이 중요합니다. 환청이 당신을 통제할 수 없다고 생각하면 환청이 처음에는 더 심해지는 것처럼 느껴지기도 합니다. 하지만 말소리가 당신의 마음속에서 나온다면, 당신이 들리는 말소리(당신이 생각하는 것)에 당신이 행동할지는 전적으로 당신에게 달려있습니다. 하지만 환청이너무 세게 느껴진다면 도움을 받으십시오.

환청의 영향을 줄여주고 좀 더 잘 대처할 수 있는 다양한 방법들이 있습니다.

환청은 어디서 들리는 것일까요?

- 잠들기 전이나 잠에서 깨어날 때
- 애도반응 이후에
- 마약- 암페타민,엑스타시, LSD와 코카인 복용
- 고열이 나고, 다른 신체질환이 있을 때
- 물 한 방울 없는 사막처럼 심한 고립과 결핍상황에 처할 때
- 심각한 우울증 혹은 조현병이 있을 때,
- 주변 감각 자극이 완전히 없는 곳 (예) 감각박탈이 생기는 질환에서)
- 인질로 잡힌 아주 심각한 스트레스 상황에서
- 공격적인 상황, 사건, 위협을 당하는 아주 심한 스트레스 상황이 마음속에 환청으로 각인되어 활성화 될 수 있습니다.

> 미국의 한 연구에 의하면 인구의 4~5% 정도가 일생에 단 한번 환청을 듣는다고 알려져있습니다. 환청은 다양한 많은 상황에서 들릴 수 있습니다.

환청이 들릴 때는 어떻게 하죠?

다음의 방법들이 도움이 되기는 합니다. 물론 어떤 이들에게는 별로 도움이 안될 수도 있습니다.

- 라디오를 켭니다.
- 음악을 듣고, 헤드폰을 낍니다.
- 따뜻한 물로 목욕을 합니다.
- 친구와 이야기해 봅니다.
- 신문이나 잡지를 읽어봅니다.
- 차를 한잔 타서 마십니다.
- 이완할 수 있도록 합니다. 당신에게 맞는 방법을 찾아서 말이죠.
- 환청이 어디서 들리는지 어떻게 시작되었는지 일지에 적어봅니다. 그러면 당신이 증상을 잘 다룰 수 있는 방법이 생길지 모릅니다.
- 어떤 이들은 '환청이랑 사귀어 보라'고 얘기합니다. 환청에게 왜 말하고 있는지 물어보도록 하는 것이죠.
- 아마도 같이 이야기해보거나 혹은 당신의 마음속에서 왜 나를 괴롭히는지 물어보는 것이요. 무슨 권리로 내 사생활을 침해하느냐?고 따져보세요.
- 일부사람들은 하루 중 일정시간만 환청에 집중할 수 있도록 하고 다른 시간에 다른 할 일을 하며 환청을 회피하는 것이 도움이 된다는 것을 알았습니다.
- 환청이 당신이 하기 싫은 뭔가를 말한다면, 질문을 해보세요- 당신이 그런 것을 들을 이유가 없다고 설명해보시고 자신의 삶에 주도권을 가지세요.
- 약물치료가 환청에 도움이 되는지 의사와 상의해 보세요.
- 환청을 이해하는 방식을 배우고, 다른 대처방법을 만들기 위해서 간호사,의사와 심리사와 대화를 나눠 보세요.

초자연적 혹은 종교적 음성

환청이 신이나 초자연적인 존재, 혹은 귀신, 외계인의 목소리처럼 들리는 경우에 당신이 왜 그렇게 생각하는지, 어디서 들리는지 치료자와 대화를 나눠볼 수 있습니다. 그걸 당신에게만 이야기합니까? 그렇다면, 그걸 믿을 만한가요? 신이 우리에게 그런 고통스런 것을 말씀하실까요? 혹은 들리는 내용이 너무 나쁘고,끔찍해서 당신은 그걸 귀신한테서 나온다고 단정짓는 것은 아닌지요?

그런 무시무시한 목소리는 우울증이나 환각약물을 복용한 이후에도 들릴 수 있습니다. 당신이 종교적 신앙을 갖고 있다면 당신의 영적 지도자와 상담을 통해 추가적인 도움을 요청할 수 있습니다.

> 환청을 듣는 사람의 뇌기능 영상연구에서 환청이 활성화될 때 정상적으로 말하는 뇌영역에서 활성화가 일어나는 것으로 밝혀졌습니다. 이 결과는 환청은 적어도 문자적으로는 '자신과 나누는 내적 대화'임을 시사하는 소견입니다.

다른 사람의 생각을 이해하기

우리는 가끔은 상당히 혼동스런 생각을 할 수 있고, 가끔은 사람들이 대화하는 방식에서 오해를 품을 수 있습니다. 다음의 유인물은 당신이 이런 방식으로 혼동이 올 때 도움이 되는 내용입니다.

당신은 타인의 생각을 읽을 수 있습니까? 그들도 당신의 생각을 알 수 있습니까?

수년 동안, 많은 이들이 누군가의 마음 속 생각을 알아낼 수 있는 것이 가능한지에 대해 알려고 노력해 왔습니다. 가끔 어떤 쌍둥이나 형제나 자매들은 다른 형제가 예를 들어 사고를 당하는 때를 멀리 떨어진 곳에서도 알아냈다는 신기한 일화를 대중매체에서 소개하기도 합니다.

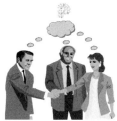

사람들은 이것을 텔레파시라고 하며 많은 사람들이 텔레파시가 존재한다고 믿기도 합니다. 과학자들은 1950년대와 60년대에 이를 실험해 보았습니다. 그들은 자원하는 실험자를 뽑아 한 방에 앉히고 생각을 다른 방에 있는 사람들에게 전달해 보라고 해 보았습니다. 예를 들어, 한 방에서 카드패에서 뽑아진 카드를 보고 있으면, 다른 방에 있는 사람들이 그 사람이 어떤 카드를 들고 있는 지 알아내 보라는 과제를 주기도 했습니다. 모양이나 색깔이 있는 카드를 사용했는데 이런 실험의 결과들이 그리 극적이지 못했습니다. 일부의 경우에서 어떤 사람의 추측이 우연이 일어날 확률보다 높았던 경우도 있었지만, 대부분의 결과에서 텔레파시가 존재한다는 것을 증명하지는 못했습니다.

물론, 일부사람들은 영매와 심령술사들이라면 타인의 마음을 읽을 수 있는 특별한 능력이 있다고 믿습니다. 당신이 그들에게 어떤 특정 사람의 마음을 읽어보라고 한다면, 그들은 그걸 하려고 하지 않을 것입니다. 그래서 그들이 실제로 할 수 있다고 말하는 것이 진실인지에 대한 근거들은 전혀 없습니다. 일부 사람들은 속임수를 쓰기도 하고, 다른 이들은 그들이 말하는 바를 맹신하는 것 같기도 합니다. 열린마음을 갖되 동시에 합리적인 생각을 해보는 것이 필요합니다.

당신이 이런 능력을 갖고 있다고 믿을 수도 있습니다. 당신에게 이런 능력이 있다면, 그것은 당신이 모든 사람들의 마음을 읽을 수 있다는 것을 의미합니까? 그렇다면, 아마도 당신은 이것을 가까운 친척이나 친구, 치료자와 간호사와 의사와 함께 확인해 보는 것이 좋

습니다. 우리는 늘 합리적인 생각만을 하지는 않습니다. 가끔 생각은 상당히 신비스러운 방식으로 움직일 수 있습니다. 생각은 우리의 존재를 나타내는 것이지만 가끔은 혼동이 올 수도 있습니다. 당신은 정확히 누군가의 생각을 정확히 알고 있다고 느낀 적이 있습니까? 그것은 당신이 한 뭔가일 수도 있고, 이것이 당신에게 어떤 신호를 준다고 생각하며 확신을 가질 수도 있습니다.

아마도 그들이 당신이 믿는 것처럼 당신의 생각을 읽는다면, 당신만이 알 수 있을 만한 뭔가를 말했을 것입니다. 당신은 그것을 이미 사실로 여기기 때문에, 당신의 믿음을 지지할만한 뭔가가 필요한 것은 아닙니다.

반면에, 당신은 다른 누군가가 당신이 무엇을 생각하고 있는지를 알 수 있을 것이라고 생각할 수 있습니다. 가끔은 당신이 갖고 있는 생각은 폭력적이거나 성적인 내용이기 때문에 상당히 당황스러울 수 있습니다. 아마도 당신이 그들을 쳐다보고 그들이 당신을 바라보는 것을 보고 당신은 확신하게 되는 식입니다.

그들이 당신의 생각을 알 수 있다고 생각하는 근거가 있는지 찾아보도록 노력해 보십시오. 우리가 전에 얘기한 것처럼, 사람들이 다른 사람의 생각을 읽을 수 있다는 믿음을 지지할만한 근거는 거의 없습니다. 누군가가 자신의 생각이 당신 주위의 사람들에게 방송될 수 있다고 생각할만한 근거는 전혀 없습니다. 당신이 그런 일이 일어날 수 있다고 절대적으로 확신할 수 있다고 할지라도 말입니다. 누군가 사고를 주입할 수 있다거나 탈취할 수 있다고 믿는 것도 마찬가지입니다.

이런 일이 있을 때 정신보건전문가와 상의하십시오. 당신의 생각이 맞는지 확신이 들지 않는다면, 당신의 생각이 맞는지 실험해 보십시오. 당신이 아주 민감하다면 이런 믿음들이 생길 수 있고 당신을 걱정하게 만들 것입니다. 그들은 실제로 당신이 갖고 있는 감정적이고 실제적인 문제를 다루는데 있어서 불행한 우회로입니다.

TV, 음악이나 라디오가 당신에게 어떻게 이야기할 수 있나요?

TV, 라디오나 음악은 우리 삶에서 중요한 부분을 차지하고 있습니다. 이들 매체는 우리들 삶에 이완을 주고 필요한 정보를 주지만 가끔은 이들 매체가 방송하는 내용들이 너무나 개인적으로 느껴지는 순간이 있기도 합니다.

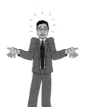

예를 들어, TV 진행자가 당신에게만 직접 뭔가를 말하는 것 같이 들릴 수 있다는 것이지요. 그들은 당신이 했던 어떤 부끄러운 행동이나 당신만이 알 수 있는 어떤 생각을 다 아는 것 같습니다. 당신의 이름을 부르는 것 같이 느껴질 수도 있습니다. 정말 이런 것이 믿어지고 크게 들릴 수도 있습니다. 시사뉴스, 다큐멘터리나 시사고발프로그램 등은 이런 경험을 더 일으키는 것 같이 보입니다.

노랫말이 이상한 방식으로 당신이 생각하고 있는 것과 직접적으로 관련될 수 있습니다. 이럴 때는 노랫말이 당신만이 아니라 대중을 위해서 쓰여졌다는 것을 믿기가 어렵습니다.

이런 일이 생길 때 함께 있는 사람과 그들도 이런 이상한 것을 들었는지 확인해보는 것이 필요합니다. 다음처럼 이야기해보세요. "누군가 내 이름을 불렀다고 생각이 드는데, 너도 혹시 들었어?"

현재 시간과 프로그램 이름을 적어보고, 당신이 들었던 말이나 노랫말의 가사를 적어보는 것이 좋습니다. 이것을 가지고, 당신의 치료자와 이야기해보는 것입니다.

물론, 가끔은 사람들도 TV에 언급이 되곤 합니다. 그들이 그럴만한 일을 한 경우에는 말이죠. 하지만 생각이 뒤죽박죽일 때도 있습니다. 잘못 듣기도 하구요. 말소리가 들릴 때도 있습니다. 말소리가 문제라면 앞서 설명한 '환청을 이해하기'유인물을 참조해 주세요.

당신에게 지속적으로 말하는 것이 특별히 비난이나 욕설이 담겼다면 끊어낼 수도 있습니다. 당신은 어떤 스트레스나 우울증에 걸렸을 경우에, 그 일이 당신에게 상당히 예민하게 다가올 수 있으며, 이때는 상당히 혼동스러울 수 있습니다. 어쨌든, 왜 TV에서 당신에게 이야기를 할까요? 당신은 그럴만한 일을 한 적이 있습니까? 이런 걱정과 두려움을 다른 사람들과 일단 상의해보세요. 물론 당신을 도와줄 수 있는 사람들이어야 하지만, 그들이 당신에게 일어난 이상한 일을 같이 고민해 주는 것만으로도 당신에게는 도움이 될 수 있습니다.

낯선 사람들이란?

당신은 길을 걷거나 공공장소를 다닐 때, 가끔은 사람들이 당신에 관해 말하는 것 같거나 비웃는 것을 느낄 수도 있습니다. 이것은 상당히 열받는 것이고 당신을 걱정하게 하는 것이며, 당신이 외출을 하지 못하게 하는 것일 수 있습니다. 그들이 당신을 쳐다보고 말하고 웃었기 때문에 그들이 당신에게 주목하는 것처럼 여겨지는 것이 당연할 수 있습니다. 하지만 그들은 그 순간 다른 것을 생각했었을 수도 있습니다. 왜 그들이 당신을 주목한다고 생각하십니까? 당신이 만약 이상한 옷을 입거나 이상한 행동을 했다면 그럴 수도 있겠죠. 하지만 그런 일이 없었다면 왜 그럴까요? 당신이 스트레스를 받을 때, 당신이 매우 예민해질 수 있고, 과도히 예민해지면 이런 믿음이 생길 수 있습니다.

관계사고 혹은 사고 전파에 대처하기

- 그런 일이 있을 때 일지에 적어보고 치료자와 상의해 볼 수 있습니다.
- 가족이나 친구나 다른 정신보건전문가와 적은 것을 갖고 논의할 수 있습니다.
- 그것이 너무 힘들거나 당신의 지인들이 TV 보지 말라거나 외출을 삼가라고 한다면, 당신의 삶에 제한이 올 수도 있습니다.
- 그것이 왜 당신과 관련이 있을까요? 가능한 이유에 대해서 치료진이나 가족, 친구와 대화를 해 볼 수 있습니다.
- 약물이 도움이 될 수 있습니다. 전문의와 상의해 보세요.

의욕적으로 되어보기

스트레스와 정신건강문제가 있을 때 우리가 하는 일과 우리가 일을 하는 방식에 심각한 영향을 줄 수 있습니다. 삶의 모든 영역에서 영향을 받을 수 있고, 직장 업무나 학업도 당신이 심란해지면 집중하기 어려워 계속 밀고 나가기 어렵고, 뭔가를 하려고 하는 의지도 약해지며 완전히 방전된 느낌을 갖기 쉽습니다.

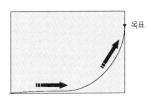

이런 일은 우리 삶의 어떤 시기에 모든 이들에게 생기는 일일 수 있습니다. 반면에 어떤 이들에게는 수주나 수개월동안에 지속되는 문제가 되고, 단지 좋아질 것이라는 기대만으로 충분히 좋아지지는 않는 문제로 남습니다.

대인관계에 영향을 줄 수 있습니다. 왜냐하면 당신이 대화하는 것을 좋아하지 않고, 어떤 단어를 밖으로 내뱉을 수 없다는 생각이 들기 때문이죠. 당신이 괴로워하거나 멍해질 때 다른 이들과 가까이 지내는 것도 어려울 수 있습니다.

취미와, 스포츠, 음악, TV, 외출, 친구나 다른 사람들에 대한 관심이 줄여들고, 이런 활동이 점점 줄어듭니다. 이것은 점점 고립되어 감을 의미하는데, 전에는 친구가 많았던 이들도 점점 단절되며 사회적으로 위축되어갈 수 있습니다.

가끔은 조금 편안해지는 때도 있겠지만, 장기적으로는 둔해지고, 재미없고, 우울해짐을 느낍니다.

이런 증상은 음성 증상이라고 하며 음성 증상은 삶에서 상당한 지장을 주는 것이 사실입니다. 음성 증상을 이겨내기 위해 의욕적으로 되어보는 것이 좋습니다. 그러기 위해서는 스트레스 받는다는 느낌을 줄이면서 치료자와 함께 당신이 할 수 있는 범위내에서 목표를 설정하는 것이 매우 중요합니다.

• 당신이 쉬거나 회복할 수 있는데 걸리는 시간은 얼마입니까?　(　　)개월/년

• 좀 더 편안한 느낌이 들었을 때, 당신이 정상적으로 회복하기 위해 당신이 우선적으로 해야 할 일은 무엇입니까? (혹시 준비가 안되었다면 적지 않으셔도 됩니다.)

• 5년이나 10년내에서 당신의 장기적인 목표를 세워보세요.
  - 직장이나/학업
  - 대인관계
  - 취미나/레저
  - 주거환경이나 재정적인 분야

음성 증상은 무엇입니까?

음성 증상이란 용어는 상당히 장애를 주며 이해하기 어려운 다양한 문제점을 설명하는데 쓰이고 있습니다. 음성 증상은 환청. 망상과 같은 양성 증상에 반대말이기도 합니다만 양성 증상도 음성증성으로 이어질 수 있습니다. 그래서 음성 증상은 양쪽의 원인이 다 섞여있고, 질환의 결과 자체와 약물 부작용이나 우울증도 영향을 줍니다. 간단히 이해하기 위해서 몇 가지 중요한 핵심용어를 설명해 보겠습니다. 자세한 설명은 본문 12장에 음성 증상 단원을 참조해 보십시오.

- **감정의 둔화**: 감정을 소통하는 것을 어려워하거나 자신의 느낌을 얼굴표정을 통해 표현하기 어려운 것을 말합니다. 생물학적인 원인이 있지만 환경적인 요인도 관여됩니다. 사람이 어떤 일로 큰 충격을 받았을 때, 이것은 과거 외상적 사건과 관련될 수 있으며, 예를 들면, 애도반응은 현재에 그 사람이 처해진 상황에서는 적절한 행동일 수 있습니다. 가족에게 보이는 감정표현도 줄어들 수 있겠죠. 욕설을 하거나 불쾌한 내용의 환청에 직접적인 반응으로 얼어붙는 반응은 사실 과도한 외부 지각에 대처하려는 시도로도 볼 수 있습니다. 우울증은 그 자체로 감정이 둔화된 특징을 갖고 있습니다. 약물도 이런 상태를 초래할 수 있습니다. 항정신병 약물의 부작용 즉 얼굴이나 신체의 움직임에서 근긴장이나 운동 저하가 올 수 있습니다.
- **무논리증**: 생각이 없어지는 것으로 생각되지만 사실 대화하는 것이 무척 어렵습니다. 실제적인 비난을 받거나 비난을 받을 것을 예상해서, 입을 닫아 버리는 반응으로 일견 생각할 수 있습니다. 불안이나 외부압력을 느끼고 대화를 차단하고, 대화의 흐름이 끊기고, 심지어는 사고의 중단으로도 나타날 수 있습니다.
- **무의욕증**: 의욕이나 동기의 결여는 음성 증상 중에서 가장 심한 증상이라고 볼 수 있습니다. 확실히 가장 무력하게 만드는 증상 중 하나입니다. 환자는 느릿하고, 게을러보이고 뭔가를 하려고 하지 않으려 해 '옴짝달싹 안한다'는 표현이 알맞을 것 같습니다. 어떤 노력도 하지 않으려고 하는 것이 문제점으로 보이는 경우가 많지만, 항상 다 그렇지는 않습니다. 다양한 재능이나 성취를 이뤄낸 사람들도 무의욕증을 보일 수 있습니다. 할 수 있는 수행 능력의 급격한 저하가 흔하며 기대하는 결과도 달성하기 어려워 이런 일을 앞두고 불안과 압박감을 느낄 수 있습니다. 뭔가를 더 잘해보려고 할수록, 성공적으로 해내는 것이 더 적어져서 악순환에 빠지면 더욱 좌절감과 황폐감을 느낄 수 있습니다. 그들 주위를 둘러싼 다른 이들도 더 잘해보라고 하는 것도 일종의 압박으로 작용할 수 있습니다. 우리 사회도 결혼해라, 취업하라고 하는 사회적 압력을 끊임없이 줍니다. 많은 사람들에게 이것은 어려운 일이 아니지만, 병을 앓는 어떤 이들에게는 끔찍한 악몽과도 같습니다.
- **무쾌감증**: 우울증과 혼동될 수 있지만 본질적으로 공허하고, 기본적으로 감정증상이라기보다는 음성 증상이라고 생각됩니다. 황폐화, 절망감 스트레스로 인한 멍해지는 상태와도 관련이 있습니다.
- **주의력 결핍**: 정신건강문제가 생길 때, 집중이 안되고 주의력이 떨어지는 것에는 상당한 근거가 있습니다. 환자들은 일반인들보다 심리검사에서 낮은 점수가 나옵니다. 환청이 너무 생생하고, 침습적이라면 환각으로 인해서 주의분산과 증상에 몰입하는 일이 흔합니다. 또한 다른 생각, 망상적이나 강박적인 주제에 집착하지만, 단순히 걱정만 하고 있거나 자기 자신에게만 몰두하는 경우도 흔합니다. 당신이 만약 경찰이 당신을 추적하거나 세상의 종말이 온 것 같이 생각한다면, 당신은 지금의 치료나 평가나 심리검사에 집중하기보다 이런 생각에 빠져들게 됩니다. 과도한 자극도 주의력 결핍에 영향을 줍니다. 사람이 좀 더 집중하면 할수록 이런 생각 자체에 대한 생각도('제기랄, 나는 쓸모없는 존재야!') 많아지게 되면서 주의력이 흐트러집니다.
- **사회적 위축**: 이것은 과도한 자극에 대한 적절한 대응기전으로 생각되지만, 재활의 측면에서 중요한 주제로 부각되고 있습니다. 사회적으로 과도한 자극은 특별히 불쾌한 스트레스로 작용할 수 있습니다.

어떻게 도울 수 있을까요?

영국이나 캐나다의 연구에서 인지치료가 양성 증상과 음성 증상를 줄여준다는 충분한 근거들이 발표되었습니다. 일반적인 치료와 함께 인지치료가 뭔가를 해 주는 측면도 있지만, 사람들이 약물이 왜 필요한지를 이해시키며, 약물복용을 좀 더 잘 할 수도 있도록 준비시키는 면도 있다고 보여집니다. 약물은 환청과, 사고장애 강한 망상과 같은 양성 증상을 감소시키는데 분명한 도움을 주며, 최근에는 우울증, 동기부여에도 좋은 영향이 있음이 알려져 있습니다. 클로자핀은 이런 경우에 음성 증상에 직접적으로 작용하는 가장 강력한 약물입니다.

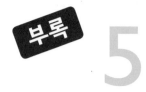

사례도식화 시트와 일지

부록 5.1. 도식화장면 구성하기   274

부록 5.2. 관계 일기   275

부록 5.3. 사고 전파 일기   276

부록 5.4. 환청, 환시 일기   277

선행 요인　　유발 요인　　지속 요인　　보호 요인

현재의 걱정거리

생각　　감정　　행동

사회적　　신체적

마음 속 걱정

관계일기

누군가가 당신을 주목하거나 당신에 대해서 수군거리는 느낌이 들 때, (길거리를 걷거나 TV나 라디오를 들을 때) 무슨 일이 있었는지를 아래에 적어 보십시오.

날짜/시간	누가 당신을 본 것 같습니까?	들은 내용은 무엇입니까?	그것이 의미하는 바는 무엇입니까?	또 다른 의미는 없었습니까? 왜 그 사람들이 당신을 본 것 같습니까?

부록 5.3. 사고 전파 일기

당신이 누군가 당신이 생각하고 있는 것을 알고 있다고 생각이 들 때가 있을 때, 무슨 일이 있었는지를 아래에 적어보십시오.

날짜/시간	누가 당신의 생각을 읽은 것 같습니까?	당신이 생각한 내용은 무엇입니까?	왜 그들이 당신의 생각을 읽었다고 생각합니까?	달리 설명해 볼 수 있을까요?

부록 5.4. **환청일기, 환시일기**

환청이나 환시가 다시 오거나 심해질 때, 무엇이 일어났는지 아래에 적어 보십시오. 이런 작업은 우리가 그런 증상을 더 잘 이해하는 데 도움이 됩니다.

날짜/시간	환청이나 환시에서 말한 내용과 본 장면은 무엇입니까?	누구의 목소리였습니까? 누구의 음성이었습니까? 그 당시에 무엇을 하고 있었습니까?	환청과 환시를 겪은 후 당신은 어떤 행동을 했습니까?	당신이 할 수 있었던 다른 대처법은 없었습니까?

찾아보기

국문

ㄱ

가설적인 반박 ·······················149

가족 치료 ···························· 41

감정의 둔화 ·························· 35

강박증··································· 32

건강염려증적 망상 ···················163

경계성 인격장애 ·····················216

계획 관리 ····························197

공격적인 행동의 위험을 다루기 ···········240

과대망상·······························156

과대적이고 체계적인 망상을 다루기 ·········236

괴이한 망상 ··························161

국제 질병분류 체계(ICD-10) ············· 3

기립성 저혈압 ························ 40

기타 인격장애 ·························217

ㄴ, ㄷ

낙인화································125

담합거부의 원칙 ······················ 67

대마초································· 86

대처기술 향상법 ······················ 43

도파민································121

동기부여가 안되고 무논리적이고 자기방임적인 환
자를 대할 때 ······················234

ㅁ

망상 ·························· 28, 29

망상을 논의하기 ·····················145

망상을 토론하기 ·····················151

망상의 인지모델 ······················ 6

망상의 인지치료 적용근거 ·············· 49

망상의 전통적인 정의 ·················135

망상의 정의 ·································136
망상적 지각 ···································4
목표 설정 ·································102
무논리증································· 36
무의욕증································· 36
무쾌감증································· 37
문자 그대로의 정확함 ··············· 68
문제점 목록의 일차 도식화············· 88
문제해결 단계 ·························210
물질 남용 ·································211
물질 남용의 평가 ····················· 85
민감성 정신증의 도식화 ·············· 99
민감성 정신증의 조기중재 ·········· 54
민감성 정신증의 특징 ··············· 16

사고 전파 ·····································4
사고 철수 ·····································4
사실적 함의 ·····························154
사회적 위축 ····························· 38
사회적 취약성 ·····························8
생물학적 취약성 ···························6
수동 망상 ·····································4
수동 현상 ·································185
스키마 작업 ·····························154
스트레스-취약성 ······················ 96
신체적 환각 ························ 3, 175
심리적 취약성 ·····························8

ㅇ

아드레날린·······························121
안전행동································· 13
알코올································· 85
약물 관련 정신증의 관리·············105
약물관련 정신증의 도식화 ···········100
약물관련 정신증의 조기중재 ········· 55
약물 관련 정신증의 특징·············· 20
약물 전략 ·································205
완전 관해 ································ 40
외상성 정신증의 관리 ···············105
외상성 정신증의 도식화 ·············101
외상성 정신증의 조기중재 ·········· 56
외상성 정신증의 특징 ··············· 23
위험도 평가 ····························· 87
유발 인자 ································ 97
유추적 연결법 ·························152

ㅂ

반사회성 인격장애 ····················216
병식이 없는 급성기 환자를 대할 때 ·············234
보호 인자 ································ 97
불안성 정신증의 관리 ········· 104, 106
불안성 정신증의 도식화 ·············102
불안성 정신증의 조기중재 ·········· 56
불안성 정신증의 특징 ··············· 25
비직면적 접근 ························· 67

ㅅ

사고 방해 ·································179
사고장애·························· 4, 33, 187

음성 증상 ···································· 34

음성 증상의 보호적인 특성 ················196

음성 증상 치료 흐름도····················204

이해불가능함을 다루는 것의 중요성 ·········· 69

인격장애··································215

일관성의 중요성 ·························· 68

ㅈ

자동사고································130

자살 사고를 다루기 ····················242

재발 방지 ······························223

재발이 되었을 때 ·······················247

재발 징후 ······························224

전구기 증상 ···························· 52

전략적 후퇴 ···························· 70

정상화해석································ 13

정상화 해석하기 ·······················133

정상화 해석하기의 목적 ·················124

정상화 해석하기의 위험 ·················129

정신건강교육····························117

정신역동적 정신치료 ···················112

정신장애 및 진단 통계 편람(DSM-5)·········· 3

정신증의 공존 질환 ····················209

정신증의 취약성-스트레스 모델·············· 6

정좌불능증······························ 40

제 3자 환각 ·························· 3, 32

조발성 치매 ···························· 1

조현병과 연관된 정신장애 ·················· 5

조현병의 경과 ···························· 2

조현병의 인지모델 ······················ 5

조현병의 인지행동치료 ··················· 42

조현병의 증상 ····························· 3

조현병의 진단적인 환각 ··················· 32

조현병 인지치료의 적용근거 ··············· 48

종교망상·································160

주의력 결핍 ···························· 38

지금 여기에 ···························· 81

지나친 감정표출 ························ 41

지속 인자 ······························ 97

지시환각································· 33

지시환청································· 4

지연성 운동장애 ························ 40

진단적 면담 ···························· 88

진정 작용 ······························ 40

ㅊ

초기 목표 ······························188

추체외로 부작용 ························ 40

취약성-스트레스 모델 ···················· 12

취약성 인자 ···························· 96

치료 개입원칙 ·························· 66

치료도중에 생기는 새로운 감정을 다루기 ·····239

치료 시작 ··························· 59, 61

치료자가 망상에 빠져들 때················244

치료저항 망상 ·························154

치료 종결 ······························228

치료 중 생기는 어려운 문제···············233

치료회기 녹음 ·························· 73

친구되어주기·····························63

ㅋ, ㅌ

클로자핀·············· 40

탈파국화·············· 132

텔레파시·············· 182

통합적 평가 ·············· 80

ㅍ

편집망상·············· 158

평가 척도의 예 ·············· 92

ㅎ

항정신병 약물 ·············· 39

핵심적 고려요인 ·············· 29

환각·············· 30

환각의 인지치료 적용근거 ·············· 49

환시·············· 174

환자의 호전이 거의 일어나지 않는다고 느낄 때 246

환청·············· 167

환청에 대한 대응전략 ·············· 172

환청에 대한 치료작업 ·············· 168

환청의 재해석 ·············· 169

회기 중에 나타난 환각을 다루는 법 ·············· 245

회복기·············· 195

후각망상·············· 165

영문

A, B

ABC 모델 ·············· 143

Bleuler ·············· 1

Borderline Personality Disorder (BPD) ·············· 55

C

Complete remission·············· 40

Coping Skills Enhancement ·············· 43

Crow ·············· 14

D

Dementia praecox ·············· 1

DSM-5 진단기준 ·············· 3

Duration of untreated psychosis (DUP) ·············· 51

E

Engagement ·············· 59

Expressed Emotion ·············· 41

F, I, J, M

Factual implications ······································154
ICD-10 기준 ·· 3
Jaspers ·· 27
Morrison·· 6

N, S

Noncollusion ··· 67
Normalization ··· 13
SoCRATES 연구 ··· 53

기타

2인칭 환각 ·· 33